POCKET ATLAS OF ACUPUNCTURE AND TRIGGER POINTS

# 针灸与扳机点镇痛实用图解


主编 [德] Hans-Ulrich Hecker
[德] Angelika Steveling
[德] Elmar T. Peuker
[德] Kay Liebchen

主译 刘 伟 英振昊

Michael Hammes, Stefan Kopp, Gustav Peters,
Beate Strittmatter 参加编写



山东科学技术出版社
·济南·

图书在版编目（CIP）数据

针灸与扳机点镇痛实用图解 /（德）汉斯·乌尔里希·赫克尔（Hans-Ulrich Hecker）等主编；刘伟，英振昊主译. -- 济南：山东科学技术出版社，2021.1（2023.7 重印）

ISBN 978-7-5723-0219-0

Ⅰ.①针… Ⅱ.①汉… ②刘… ③英… Ⅲ.①疼痛—针灸疗法—图解 ②疼痛—穴位疗法—图解 Ⅳ.① R245-64

中国版本图书馆 CIP 数据核字 (2020) 第 015198 号

# 针灸与扳机点镇痛实用图解

ZHENJIU YU BANJIDIAN ZHENTONG SHIYONG TUJIE

责任编辑：李志坚
装帧设计：李晨溪

主管单位：山东出版传媒股份有限公司
出 版 者：山东科学技术出版社
地址：济南市市中区舜耕路 517 号
邮编：250003 电话：（0531）82098088
网址：www.lkj.com.cn
电子邮件：sdkj@sdcbcm.com
发 行 者：山东科学技术出版社
地址：济南市市中区舜耕路 517 号
邮编：250003 电话：（0531）82098067
印 刷 者：山东联志智能印刷有限公司
地址：山东省济南市历城区郭店街道相公庄村文化产业园 2 号厂房
邮编：250100 电话：（0531）88812798

规格：32 开（143 mm × 210 mm）
印张：11 字数：260 千
版次：2021 年 1 月第 1 版 印次：2023 年 7 月第 3 次印刷
定价：89.00 元

# 主　编

**Hecker, Hans-Ulrich, MD**
Medical specialist in general medicine, naturopathy, homeopathy, acupuncture. Lecturer in Naturopathy and Acupuncture, Christian Albrecht University, Kiel, Germany. Research Director of Education in Naturopathy and Acupuncture, Academy of Continuing Medical Education of the Regional Medical Association of Schleswig–Holstein. Certified Medical Quality Manager. Assessor of the European Foundation of Quality Management(EFQM).

**Steveling, Angelika, MD**
Department of Traditional Medicine and Pain Management, Grönemeyer Institute of Microtherapy, Bochum, Germany, Chair of Radiology and Microtherapy, University of Witten–Herdecke, Germany. Chiropractor, NLP practitioner, dietetic treatment. Lecturer for continuing acupuncture education of the Regional Medical Association of Schleswig–Holstein.
Lecturer of the German Medical Association of Acupuncture (DÄGfA).

**Peuker, Elmar T., MD**
Medical specialist in internal and general medicine, medical specialist in anatomy, acupuncture, chiropractic, naturopathy, special pain management, and osteopathy. Certified health economist.
Research Director of Education in Acupuncture, Academy of Contin–uing
Medical Education of the Regional Medical Association of Westfalen–Lippe. Author and coauthor of many books and articles.

**Liebchen, Kay, MD**
Medical specialist in orthopedics/ rheumatology, chiropractic, physiotherapy, special pain management, sports medicine.
Instructor at the German Society for Chiropractic (MWE) and at the Academy for Osteopathy, Damp, Germany.
Lecturer for Acupuncture, Academy of Continuing Medical Education of the Regional Medical Association of Schleswig–Holstein, Germany, with a focus on combining acupuncture with manual therapy, osteopathy, trigger point therapy, and acu–taping. Author and co–author of many books and articles.
Chairman of the German Society for Acu–Taping.

## 编　者

**Hammes, Michael G., MD**
Assistant physician, Neurological Clinic, Clinical Center Lippe–Lemgo, Germany. Acupuncture, special pain management. Postgraduate studies of TCM in China.
Lecturer and board member of the German Medical Association of Acupuncture (DÄGfA).

**Prof. Kopp, Stefan, DMD**
Chief Physician and Director of the "Carolinum" Dental Institute, Orthodontic Outpatient Clinic, Clinical Center of the Johann Wolfgang Goethe–University, Frankfurt, Germany.

**Peters, Gustav, MD**
Medical specialist in general medicine, acupuncture, homeopathy, and chiropractic, Hankensbüttel, Germany.
Lecturer of the German Medical Association of Acupuncture (DÄGfA).
Focus on ear acupuncture/auriculomedicine.

**Strittmatter, Beate, MD**
Medical specialist in general medicine and sports medicine; naturopath and acupuncturist; Director of Education at the German Academy for Acupuncture and Auriculomedicine (DAA).

**主　译**　刘　伟　英振昊

**副主译**　王晓燕　陈　云　张国丽

**译　者**　刘月露　管素梅　李春雨　付晨瑜

高珊杉　单垚焜　崔　滢　张岱康

李梦菡　朱巍明　王　静

# 序

目前，针灸已经成为一种临床应用广泛的治疗手段，被用于多种疾病的治疗。许多大学现设有针灸课程，甚或增设了针灸和（或）中医的教授职位。

符合“Lege Artis”标准的针灸，需要准确定位相关穴位。我们基于给定的、已经被确定为标准的解剖结构来介绍腧穴。

这本图解包括三部分内容：

第一部分是腧穴。这一部分详细论述了重要腧穴及其定位、针刺深度、适应证和主治等，并对腧穴的历史及其作用模式进行了概述。

第二部分是耳穴。这一部分根据 Nogier 和 Bahr 的西方针灸学派以及中国传统针灸医学理论对耳穴进行描述，并对相关差异加以阐释。本部分还包括 Peuker 等对耳郭神经支配的最新研究和发现。

第三部分是扳机点。这一部分介绍了临床治疗中最重要的扳机点，并探讨了它们与相应穴位的联系和相关理论依据。

在此，我们要感谢参与创作本书的全体员工，尤其感谢 Ruediger Bremert 和 Helmut Holtermann 为本书提供的精美绝伦的解剖插图。此外，我们还要感谢出版方——Thieme 全体员工对完成这本英文著作所做出的贡献。

Dr. Hans-Ulrich Hecker

Dr. Angelika Steveling

Dr. Elmar T. Peuker

Dr. Kay Liebchen

# 目　录

## 第一部分　腧穴



## 第二部分　耳穴

## 第三部分　扳机点

## 第四部分　附录

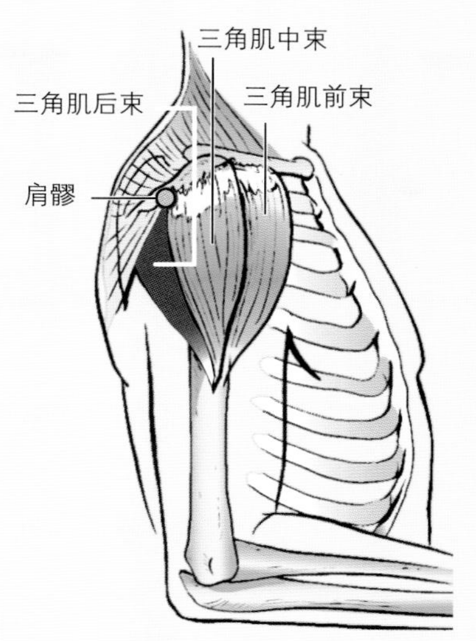


# 第一部分
# 腧穴

# 1 总论

针灸起源于中国，最早可追溯到公元前 90 年。最早的记录描述了肘、膝关节以下的 5 个腧穴，称为井、荥、输、经、合，合称为“五输穴”。

带有针灸经络的木像（木雕针灸）的发现可以将针灸出现的时间推送到更早。例如，在一个汉墓中就发现了与针灸相关的木像。按照中医理论，气在经络中循环。

随着时间的推移，越来越多的穴位被添加到经络中。目前的教科书中载有 362 个经典腧穴。

这些穴位的描述和传承很可能是遵循既往经验。例如，许多被验证有效的治疗局部疼痛的穴点被整合到经络体系中，这也解释了针刺穴位与扳机点的相关性绝非巧合的问题。后来，根据观察或理论分析，又进一步添加了相关穴位的其他功能和穴位配伍。

针刺用于治疗疼痛在节段水平或更高的功能水平上的机制现已为科学所证实。从节段水平上讲，针灸通过机械感受纤维（Aß 纤维）激活抑制性中间神经元和疼痛快速传导纤维（A δ 纤维）。在更高的功能水平上，针灸使下丘脑系统分泌内啡肽，激活血清素和去甲肾上腺素能通路。

也有证据表明，针刺可以减轻神经系统症状，激活免疫系统。这里起到连接作用的主要是下丘脑—垂体—肾上腺系统。

过去，人们曾多次试图确定穴位间的解剖关系。该领域最初的研究工作源自维也纳解剖学家 G. Kellner 的学术思想——针灸穴位的形成是基于某些受体密度的不同。然而，人们很难找到支持这种受体密度不同的观点的证据。

20 世纪 80 年代，学者们对关于针灸穴位的研究进行了回顾，认为针灸穴位是通过分布于体表浅筋膜的特定的血管和神经束之间的孔隙来确定的。这项理论首先由 Harmut Heine 教授带领的工作团队验证。其他研究团队也发现，此类筋膜孔隙通常位于针灸穴位附近。然而，因为这种孔隙分布于全身各处，所以并无具体意义。

更新的研究（如 Dung、Peuker 等、Ma 等）表明，针刺效应可能更多地与形态学相关而不是结构。考虑到针灸的不同作用，我们可以假设不同穴位的形态学基质也具有高度多样性。这一论点在英语国家被广泛接受，而筋膜孔隙理论在德语地区更为流行。

针刺所能达到的主要目标结构包括隔膜、结缔组织、筋膜、关节囊、周围神经节和神经鞘，从而形成了不同的针刺效应的靶点理论。

最新研究表明，针刺对纤维结缔组织具有直接影响（Langevin）。考虑到胶原纤维与在整合素作用下形成结缔组织细胞间的联系，其对细胞外基质的产生和合成的影响力，通过基础调节系统可将针灸与经典的自然疗法结合起来（Pischinger 和 Heine）。

# 2. 肺经

## 主要穴位（图 2.1）

- 中府（LU1）：募穴（肺、胃、脾气聚集身之前）。
- 尺泽（LU5）：镇静点，合穴。
- 列缺（LU7）：络穴、八脉交会穴，通任脉。
- 太渊（LU9）：原穴（原气经过和留止之处），补益穴，八会穴之脉会。
- 少商（LU11）：局部疾病治疗穴，井穴。

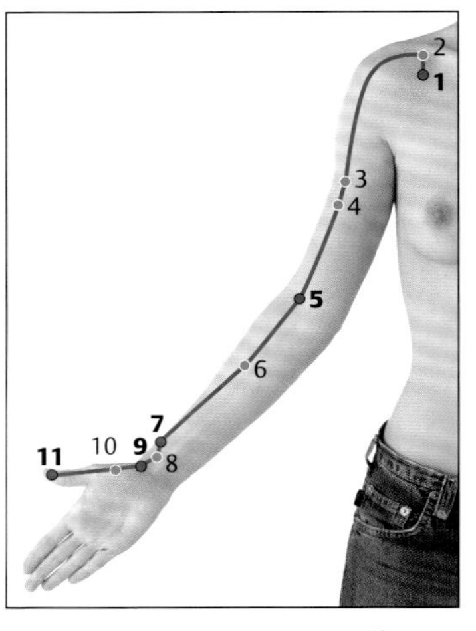


▲图 2.1　肺经的主要穴位

## 相关穴位

- 中府：肺之募穴。
- 肺俞：肺之背俞穴。

## 配伍关系（图 2.2）

**上下配伍：**肺经—脾经，临床常用同名经配穴治疗疾病，属于“同气相求”。

**阴阳配伍：**肺经—大肠经，临床常用表里经配穴治疗疾病，

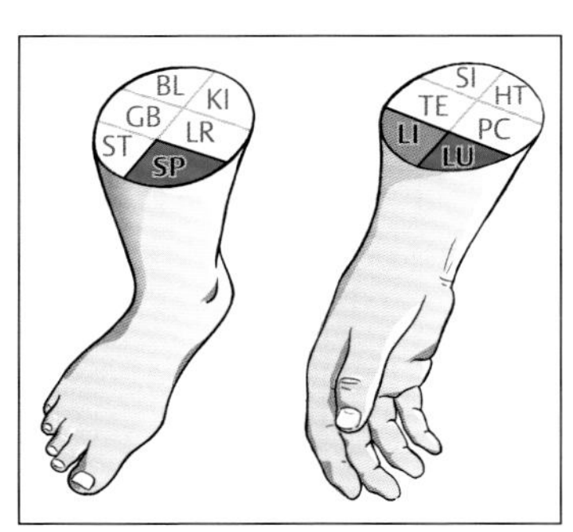


▲图 2.2　肺经的配伍关系

如原络配穴。

## 中府（LU–1）

**穴名含义：**脾、胃、肺之气合聚于此穴（募穴）。

**位置：**位于前正中线旁开 6 寸，锁骨下 1 寸，肩胛骨喙突前缘稍内侧，平第一肋间隙（ICS1），在喙突的尾部边缘稍内侧（图 2.3）。

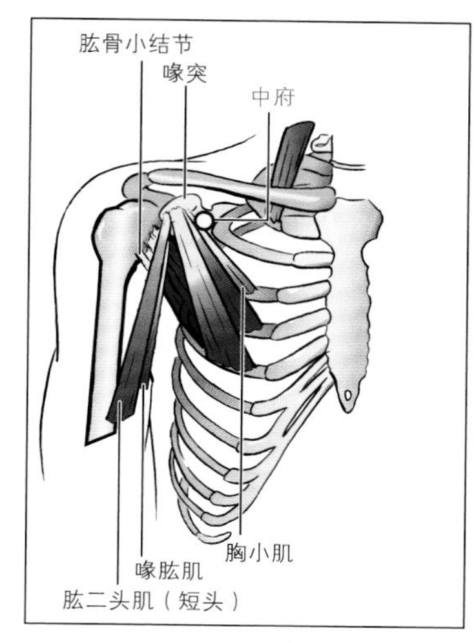


▲图 2.3　中府

### 注意

确定喙突时，沿腋前襞向上触诊，直到触及明显的骨性标记。

确定喙突最简便的方法是，在锁骨尾端侧方滑动手指，在到达所要寻找的骨性结构前，会滑入一个柔软的凹陷（肋骨上缘），喙突就位于此凹陷的稍外侧。

### 功能提示

喙突与肱骨小结节的区别：当上肢轻微外旋、肘部弯曲时，喙突不移动，而肱骨小结节会随其运动。

### 实用技巧

中府位于胸小肌、肱二头肌（短头）和喙肱肌的肌腱区；这些肌肉在胸廓姿势不良的体位下通常会缩短，并对压力敏感。

**针刺深度：**0.3~0.5 寸。

这是一个针刺有危险穴位，因为向内的不恰当针刺可能导致气胸（如患有囊泡性肺气肿的老年人），只能采用平刺或向外（即喙突）刺的方法。

**适应证：** 呼吸道疾病，咳嗽，支气管炎伴痰多，支气管哮喘，扁桃体炎，肩臂综合征，胸胁痛（胸痛）。

**中医功效：** 调节肺气运行，以防肺气郁滞。

## 尺泽（LU–5）

**穴名含义：** “肘横纹合水所聚之沼泽”，镇静点。

**位置：** 位于肘横纹上，肱二头肌腱桡侧凹陷中（图 2.4）。

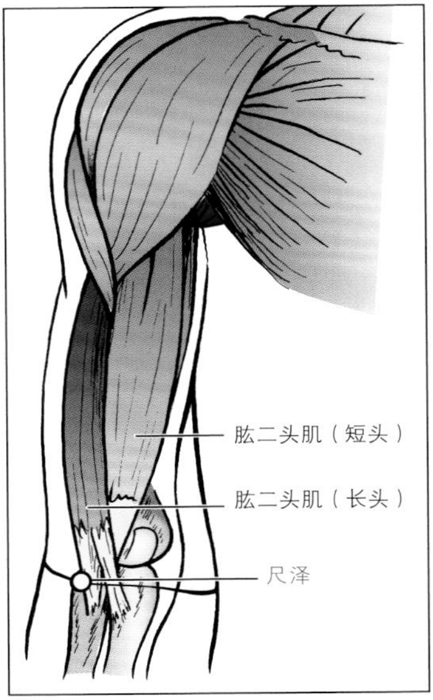

**注意**

当前臂弯曲或外旋时最易定位肱二头肌腱。

**针刺深度：** 直刺，0.5~1.0 寸。

**适应证：** 支气管哮喘，支气管炎，义膜性喉炎，扁桃体炎，肱骨髁上病，膝关节内侧肿痛，肩痛，皮肤病。

实证可点刺放血治疗，虚证可用艾灸治疗。

H. Schmidt：艾灸以防喉炎。

J. Bischko：治疗面部皮肤病。

**中医功效：** 清泻肺经痰热。



▲图 2.4 尺泽

## 列缺（LU–7）

**穴名含义：** “络脉由此列缺之处”（“经脉分支裂隙之处”），表里经连接点（络穴），八脉交会穴，与任脉交通。

**定位：** 位于前臂桡侧，在桡骨茎突近端呈 V 形凹陷，腕掌侧远端横纹以近 1.5 寸处（图 2.5）。

**注意**

这个凹陷是由肱桡肌腱形成的，位于桡骨附近，在拇长展肌腱之下。

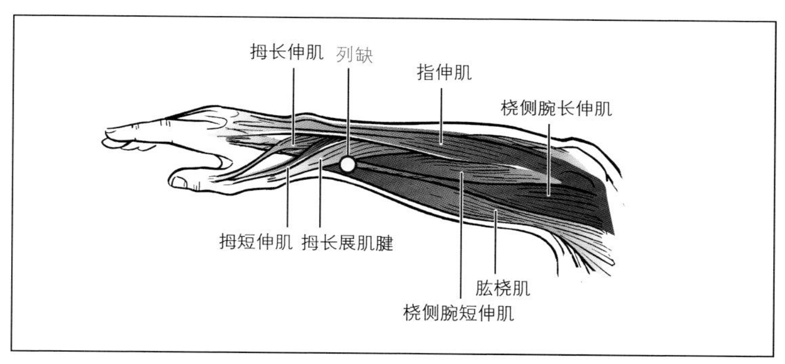


▲图 2.5　列缺

虎口交叉可用于简便取穴（图 2.6）。列缺穴位于前臂内侧和外侧交界处，在示指尖端的正前面。作为阴经上的腧穴，列缺位于阴经分布范围内。

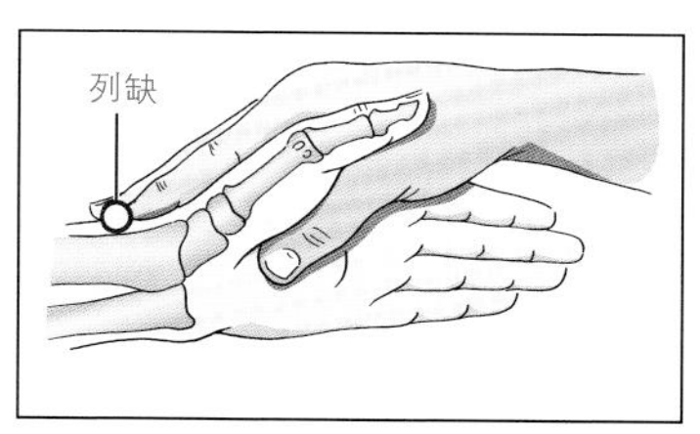


▲图 2.6　虎口

**注意**

虎口交叉取穴时，术者和患者都要保持前臂伸直，避免手腕弯曲。

**针刺法：**将皮肤提起，使其在桡骨茎突近端形成皮肤褶皱，然后将针刺向近端斜刺，深入褶皱处。

**针刺深度：**0.5~1.0 寸。

**适应证：**支气管哮喘，支气管炎，咳嗽，腕关节疼痛，偏头痛，头痛，自主神经失调，面肌痉挛，鼻塞，面瘫。

**中医功效：**

- 调节和肃降肺气。
- 调节因悲伤导致的肺功能失调。
- 祛除外邪。

## 太渊（LU–9）

**穴名含义：**“脉气大会，博大而深”，原穴，补益穴，八会穴之脉会。

**位置：**位于掌侧远端腕横纹桡侧，桡动脉外侧（图 2.7），桡骨茎突与舟状骨之间。

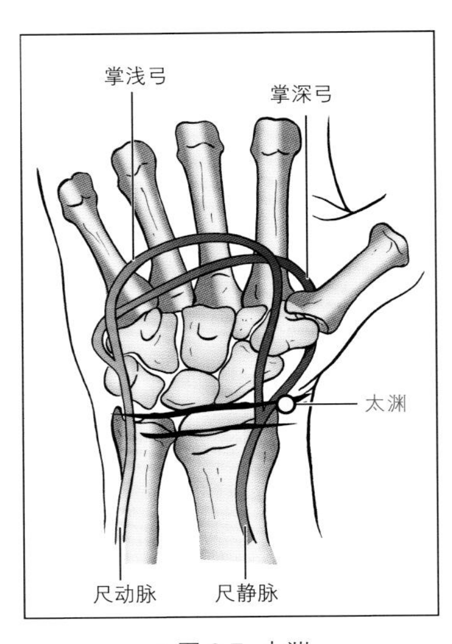


▲图 2.7 太渊

### 注意

最佳针刺位置为靠近桡动脉处。这可直接作用于血管周围交感神经丛（根据 König/Wancura 关于针刺作用的解释：太渊是八会穴之脉会）。因此，若针下得气，说明针刺部位正确，此后无须进行其他操作。对桡动脉进行过多的针刺无益。若意外刺伤桡动脉，由于存在通过尺动脉的旁路循环（通过先前对尺动脉的触诊来确定），只需压迫止血即可。

**针刺深度：**直刺，2~3 mm。

**适应证：**呼吸道疾病，支气管哮喘，慢性支气管炎，咳嗽，循环系统疾病，外周动脉闭塞性疾病，雷诺病，腕部疾病。

**中医功效：**

- 补益肺气，调节肺气循环。
- 促进气血循环。

## 少商（LU-11）

**穴名含义：**手太阴之末，经气尚微，名曰少；肺→金→商，故曰少商。

**位置：**位于拇指桡骨角（中医，拇指指甲尺侧角；J. Bischko）。如图 2.8 所示，拇指角位于沿着指甲的底部和侧面延伸交会处。

**针刺深度：**直刺，1~2 mm；点刺放血。

**适应证：**咽部炎性疾病。

J. Bischko：咽喉疾病的治疗要穴，可在急症时采用放血治疗。

**中医功效：**疏风散热。

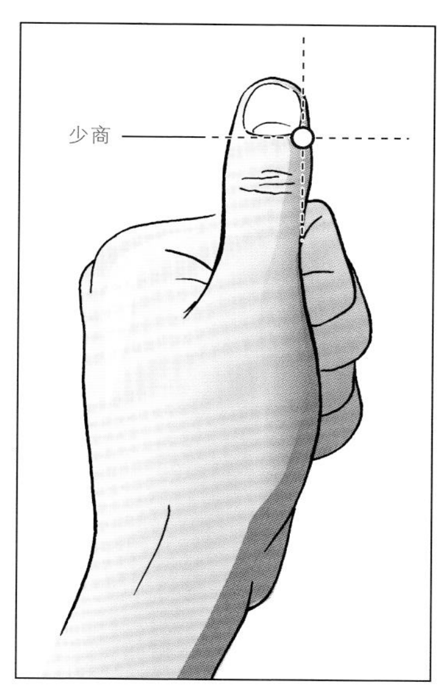


▲图 2.8　少商

### 附加信息

除了真正意义上的 8 个主要穴（LR-13 章门、CV-12 中脘、CV-17 膻中、BL-11 大杼、BL-17 膈俞、GB-34 阳陵泉、t GB-39 悬钟、LU-9 太渊），J. Bischko 还描述了约 40 个要穴。

# 3. 大肠经

## 主要穴位（图 3.1）

- 商阳（LI1）：局部疾病治疗穴。
- 合谷（LI4）：原穴。
- 手三里（LI10）：局部疾病治疗穴。
- 曲池（LI11）：合穴。
- 臂臑（LU14）：局部疾病治疗穴。
- 肩髃（LU15）：局部疾病治疗穴。
- 迎香（LU20）：局部疾病治疗穴。

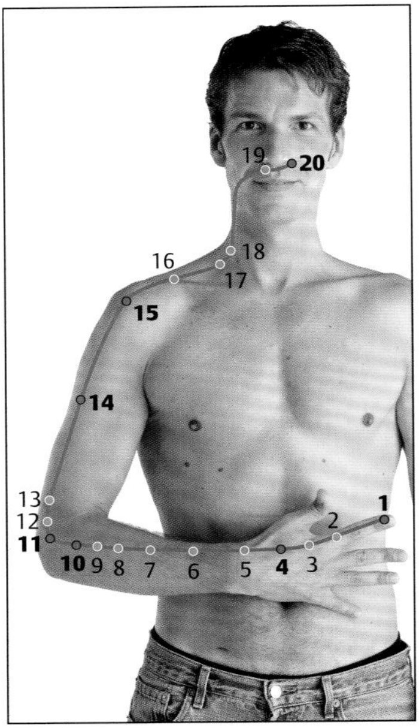

▲图 3.1 大肠经的主要穴位

## 相关穴位

- 天枢(ST−25):大肠募穴。
- 大肠俞（BL−25）：大肠之背俞穴。
- 上巨虚（ST−37）：大肠下合穴。

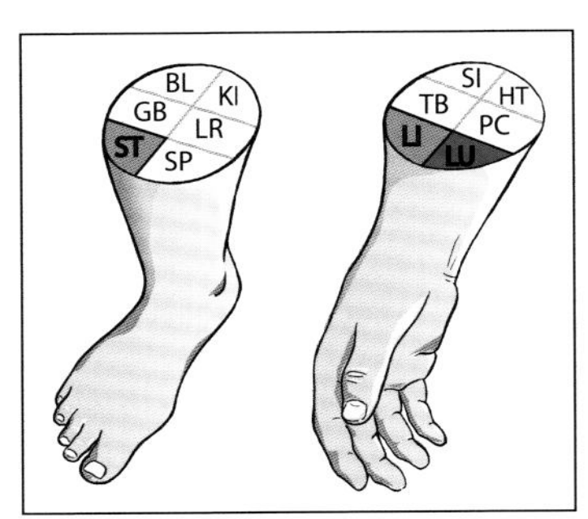


▲图 3.2 大肠经的配伍关系

## 配伍关系（图 3.2）

**上下配伍：**大肠经—胃经，

临床常用同名经配穴治疗疾病，属于“同气相求”；又因“大小肠皆属于胃”，故常用两经的腧穴配伍治疗胃肠疾病。

**阴阳配伍：**大肠经—肺经，临床常用表里经配穴治疗疾病。

## 商阳（LI–1）

**穴名含义：**大肠→金→商，金阳。

**位置：**位于示指桡侧甲根角（图 3.3）。要准确定位此腧穴，请参阅少商穴的具体定位方法。

**针刺深度：**直刺，1~2 mm；点刺放血。

**适应证：**急性发热，急性牙痛，急性咽喉炎。止痛要穴。

J. Bischko：治疗牙痛要穴。

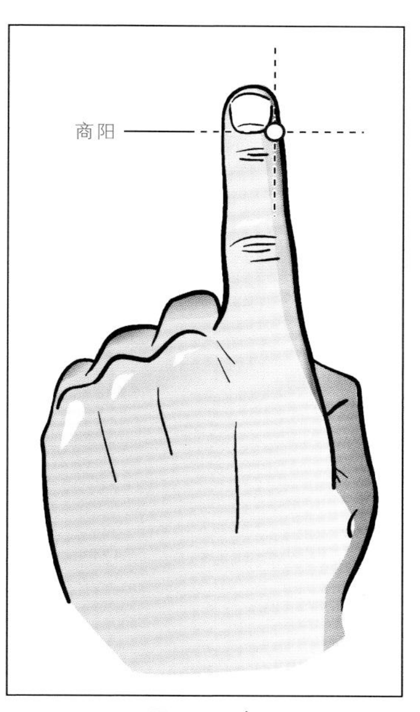

▲图 3.3　商阳

### 附加信息

J. Bischko 提出的更多穴位的详细内容，请参阅少商。

**中医功效：**祛风泻热。

## 合谷（LI–4）

**穴名含义：**“联合谷”（“连接谷”“邻近谷”，穴位在阴阳交错之处，开合形如山谷），原穴。

**定位：**有多种定位方法。

1. 拇指外展，腧穴在手背，第一、二掌骨间，第二掌骨桡侧中点处（图 3.4）。

2. 拇指内收，将针刺入第一骨间背侧肌的最高点，该肌肉在内收时收缩，由拇收肌向上推（图 3.5）。针刺入后，让患者放松手部肌肉，术者将针向前推进 0.5~1.0 寸，指向第二掌骨的中间。这种定位只适用于肌肉凸起的最高点位于第二掌骨中间时。

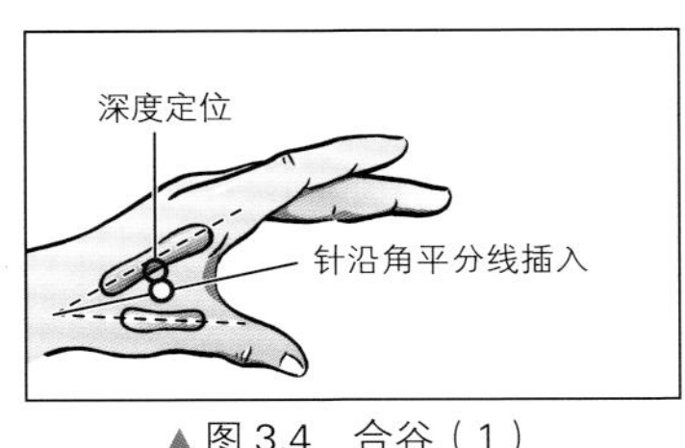

▲图 3.4 合谷（1）

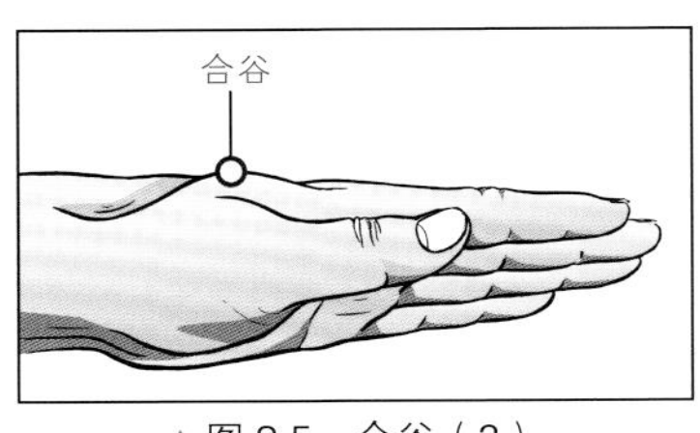

▲图 3.5 合谷（2）

3. 拇指外展，用另一只手的拇指指间关节横纹去触及第二掌骨，拇指下压所按之处即是合谷穴。这种按压定位方法可更好地辅助得气。弯曲的拇指可对第二掌骨进行适当的按压揣穴。图 3.6 中的合谷穴对应该点的深度定位。

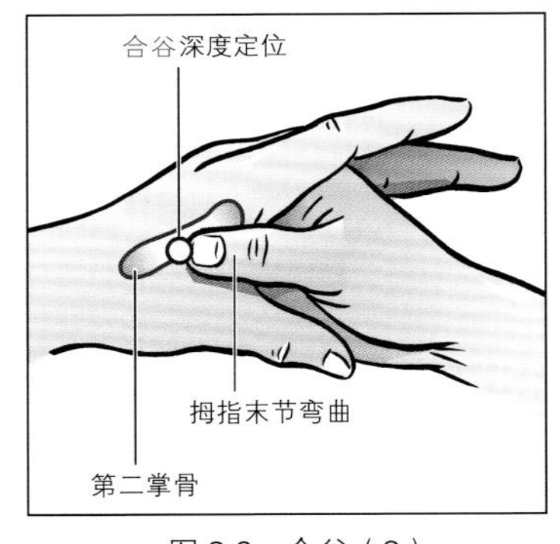

▲图 3.6 合谷（3）

**针刺深度：**0.5~1.0 寸，向手掌近端轻微斜刺。

**适应证：**这是最重要的镇痛穴，可作用于全身；也可用于发热、偏瘫、痤疮、湿疹、头部区域功能紊乱（疼痛、炎症、过敏反应、面瘫）、腹部疾病，以及促进或兴奋机体代谢，催产，痛经等。

**注意**

孕妇禁针。

**中医功效：**祛除外邪，镇静安神，调节肺气，祛瘀消滞。

## 手三里（LI-10）

**穴名含义：**“手”指该穴在手部，“三里”指气血物质所覆盖的范围。

**定位：**位于阳溪与曲池穴连线上，肘横纹下 2 寸（图 3.7，可深刺至旋后肌），前臂桡侧腕长伸肌中。

**注意**

取穴时，前臂稍微弯曲，拇指指向上方（呈立拳位）。

**针刺深度：**直刺，1~2 寸。

**适应证：**肱骨外上髁炎（网球肘），上肢痿痹；常用补益穴（艾灸）。

H. Schmidt：面部炎性皮疹，鼻疖。

J. Bischko：便秘治疗穴。

**中医功效：**祛瘀通络。

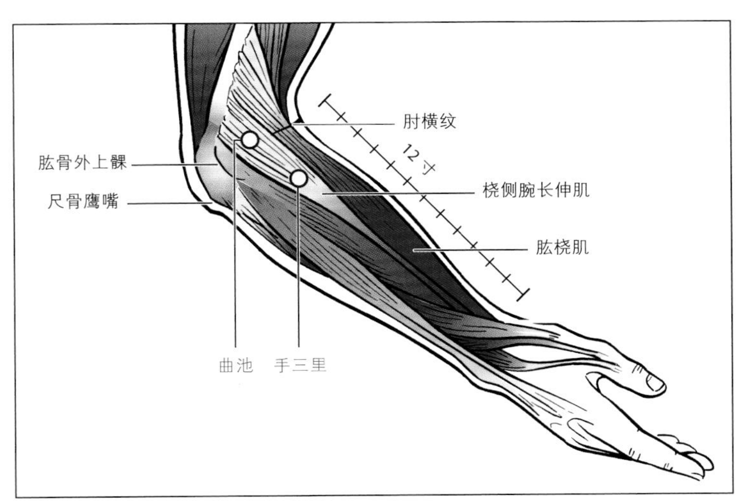


▲图 3.7　手三里和曲池

## 曲池（LI–11）

**穴名含义：**“肘弯合水入池”，补益穴。

**位置：**前臂屈肘呈直角，在肘横纹外侧端，肘横纹末端与肱骨外上髁之间的凹陷处，桡侧腕长伸肌中（图 3.7）。此穴位于尺泽和肱骨外上髁连线的中点。

**注意**

如果有两条肘横纹，将皮肤轻微向尺骨鹰嘴方向提拉，以确定需要的肘横纹。

**针刺深度：**垂直进针，1~2 寸。

**适应证：**肱骨外上髁炎；上肢痿痹；免疫调节；皮肤病；发热；过敏性疾病；腹部疾病，软便伴恶臭（旅行者腹泻）；治疗咽炎和喉炎（嘶哑）时，可行放血治疗。

**中医功效：**祛热。

## 臂臑（LI–14）

**穴名含义：**臂，手上也；臑，肩肘之间；臂臑，指上臂（上臂中部）。

**位置：**该穴位于曲池和肩髃连线上，腋前褶皱前纹头端下 2 寸（图 3.8），三角肌内侧。当上肢外展时，三角肌止点较容易定位。

**针刺深度：**垂直针刺，0.5~1.5 寸。

**适应证：**肩周炎、上肢痿痹与神经痛。

**中医功效：**通经活络。

## 肩髃（L1–15）

**穴名含义：**肩端两骨间。

**位置：**当上臂外展时，肩峰外侧端前后出现两个小凹陷。肩髃就位于前下方的凹陷处（图 3.8）。

### 附加信息

肩峰前下方和后下方的两个凹陷由以下解剖说明。

三角肌分为前束、中束和后束，于两条肌束之间，肩峰下方会有一个清晰可见的凹陷。

### 注意

要找到肩峰前下方最凹陷处，最简单的方法是沿锁骨区域横向触诊。肩峰后侧凹陷沿肩胛骨外侧可触及。

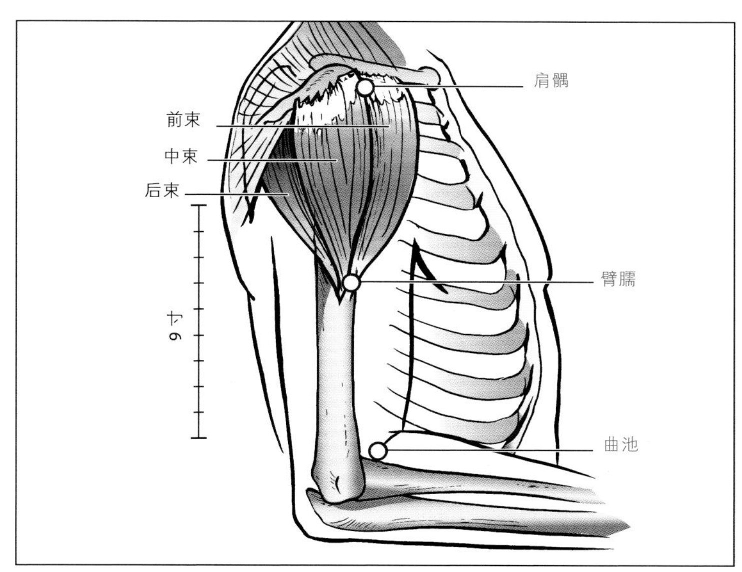


▲图 3.8　臂臑和肩髃

**针刺深度：** 直刺，0.5 寸；远端斜刺，1~2 寸。

**注意**

直刺易刺入肩关节。

**适应证：** 肩周炎（冻结肩），上肢痿痹，上肢神经痛。

J. Bischko：上肢痿痹的治疗要穴。

H. Schmidt：中风患者，自中风瘫痪 7 天后开始每日艾灸，可防止肌肉萎缩。

**中医功效：** 祛瘀通络。

## 迎香（LI-20）

**穴名含义：** “鼻从此迎香味而入”。

**位置：** 鼻翼中点外侧约 5 分，鼻唇沟内（图 3.9）。

**针刺深度：** 向颅内侧斜刺，3~8 mm。

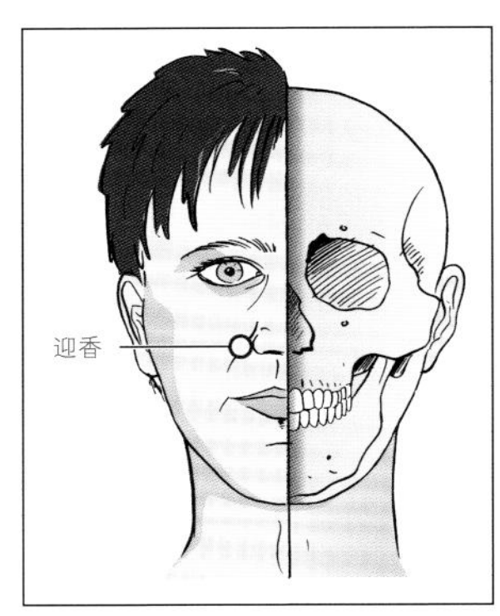


▲图 3.9 迎香

**实用技巧**

在任何情况下，感染区域不可针刺。因此，保持该区域清洁尤为重要。迎香邻近鼻旁内眦静脉。内眦静脉居于唇上方，与眼静脉吻合，与海绵窦相连。最严重情况是感染后形成静脉窦血栓和中心静脉炎。

**适应证：** 鼻炎，鼻窦炎，嗅觉丧失，牙痛，面瘫，三叉神经痛。

**中医功效：** 通鼻散热。

# 4. 胃经

## 主要穴位（图 4.1）

- 四白（ST−2）：局部疾病治疗穴。
- 颊车（ST−6）：局部疾病治疗穴。
- 下关（ST−7）：局部疾病治疗穴。
- 头维（ST−8）：局部疾病治疗穴。
- 天枢（ST−25）：大肠募穴。
- 梁丘（ST−34）：郄穴。
- 犊鼻（ST−35）：局部疾病治疗穴。
- 足三里（ST−36）：胃下合穴。
- 条口（ST−38）：局部疾病治疗穴。
- 丰隆（ST−40）：络穴。
- 解溪（ST−41）：原穴。
- 内庭（ST−44）：荥穴。

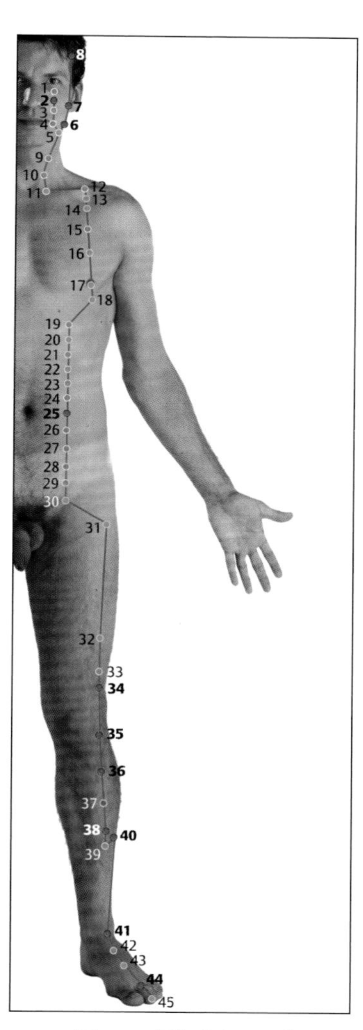


▲图 4.1　胃经的主要穴位

## 相关穴位

- 中脘：胃募穴。
- 胃俞：胃背俞穴。
- 足三里：胃下合穴。

## 配伍关系（图 4.2）

**上下配伍：**大肠经—胃经，临床常用同名经配穴治疗疾病，属于“同气相求”。

**阴阳配伍：**胃经—脾经，临床常用表里经配穴治疗疾病。

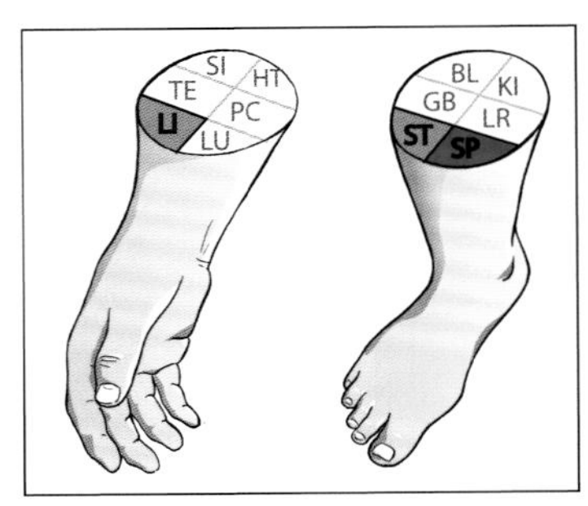


▲图 4.2 胃经的配伍关系

## 四白（ST–2）

**穴名含义：**目视四方而清晰明白。

**定位：**位于眶下孔中，正视前方瞳孔下方（图 4.3）。

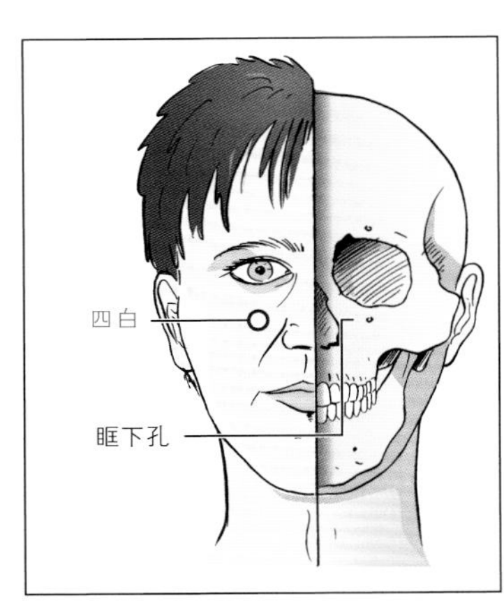


▲图 4.3 四白

### 注意

眶下孔通常位于瞳孔中垂线上。直视前方时，自瞳孔中心向下画一条垂线，长度约为鼻长的一半，眶下孔位于垂线的中点。

**针刺深度：**直刺，0.3~0.5 寸。

### 实用技巧

在内眦静脉引流区内针刺的危险同迎香。

**适应证：**眼疾，偏头痛，鼻炎，鼻窦炎，面部麻痹，三叉神经痛。

**中医功效：**清目养眼。

## 颊车（ST–6）

**穴名含义：**颊是指耳下牙骨，两颊如车之有辖（“位于下颌角之处”）。

**定位：**下颌角前方上 1 寸。咀嚼时，咬肌隆起时可以较容易触及（图 4.4）。

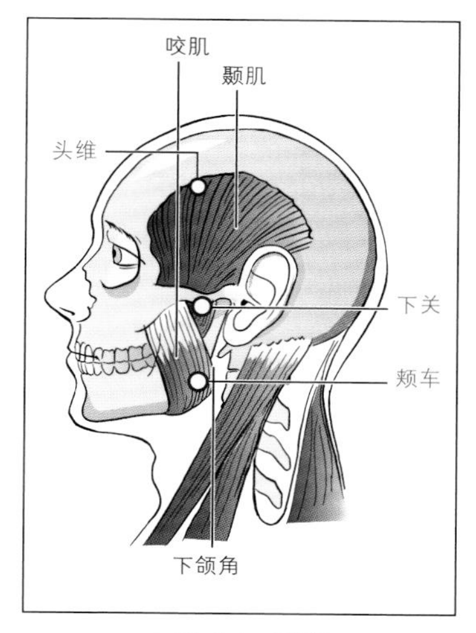


▲ 图 4.4　颊车

### 注意

颊车定位与咬肌深处常见扳机点的定位相对应。

**针刺深度：**直刺，0.3 寸。

**适应证：**肌颌面疼痛和功能障碍（颞下颌关节功能紊乱，Costen 综合征），面痛，面瘫，三叉神经痛，牙痛，颌骨疾病，磨牙疾病。

J. Bischko：口周皮肤疾病。

**中医功效：**祛瘀通络。

## 下关（ST–7）

**穴名含义：**在下颌关节颧弓下方，与上关相对。

**定位：**在颧弓下方凹陷的中点，冠状突和髁突之间的下颌切迹处。下颌骨髁突在耳屏前很容易被触及（张口时会向前滑动），下关位于前方凹陷处（图 4.5）。该穴位应闭口取穴、针刺。

**注意**

深刺该穴可达翼状肌外侧。下关穴与翼状肌外侧的扳机点相对应。

**针刺深度：** 直刺，0.3~0.5 寸。

**适应证：** 肌颌面疼痛功能障碍（Costen 综合征），非典型面痛，颞下颌关节疾病，面瘫，耳鸣，耳痛。

**中医功效：** 祛瘀通络。

## 头维（ST–8）

**穴名含义：** 在额角，犹抵角之作防御也。

**定位：** 额角发际直上 0.5 寸，在此发际与颞发际的夹角内（图 4.6）。头维位于神庭旁开 4.5 寸。

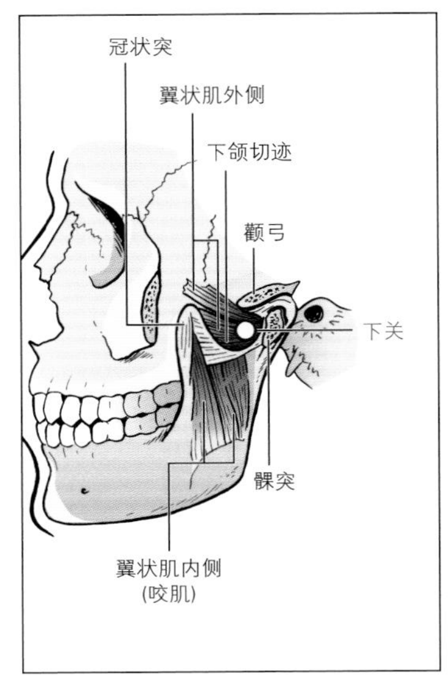


▲图 4.5　下关

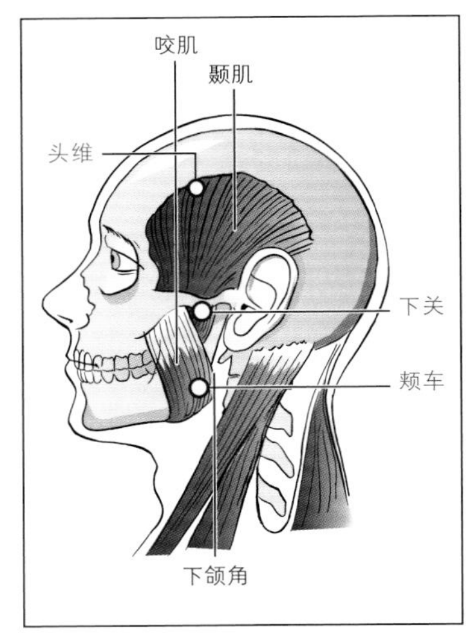


▲图 4.6　头维

**注意**

（图 4.4 中）颊车、下关和头维位于同一条铅垂线上。如果额发际线由于脱发而上移，可以通过让患者皱眉识别前额褶皱的边界来定位。

**针刺深度：**平刺，0.5 寸（2~4 mm）。

**适应证：**头痛，偏头痛，眼疾，非典型面部疼痛，眩晕。

**中医功效：**清热祛湿化痰，清利头窍。

## 天枢（ST–25）

**穴名含义：**人身上下之枢纽，大肠募穴。

**定位：**肚脐旁开 2 寸（图 4.7）。

**针刺深度：**直刺，0.5~1.5 寸。

**适应证：**便秘，腹胀，腹泻，十二指肠溃疡，克罗恩病，溃疡性结肠炎，胃肠功能紊乱。

**中医功效：**祛除肠道湿热。

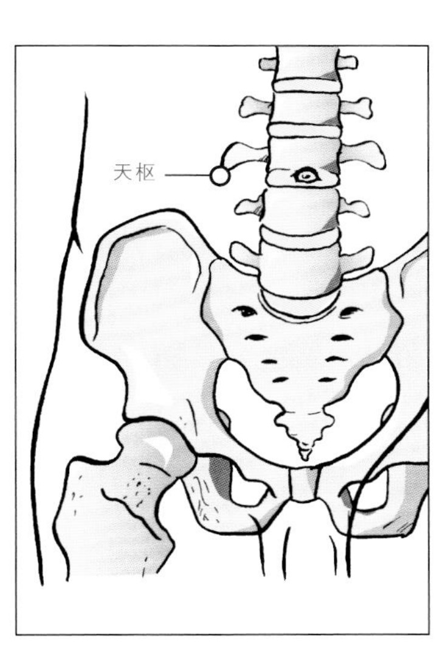


▲图 4.7　天枢

## 梁丘（ST–34）

**穴名含义：**穴前巨骨如梁，穴后肉隆如丘；郄穴。

**定位：**膝关节轻微弯曲，位于髌骨外侧上缘上方 2 寸，股外侧肌内凹陷处（图 4.8）。此穴

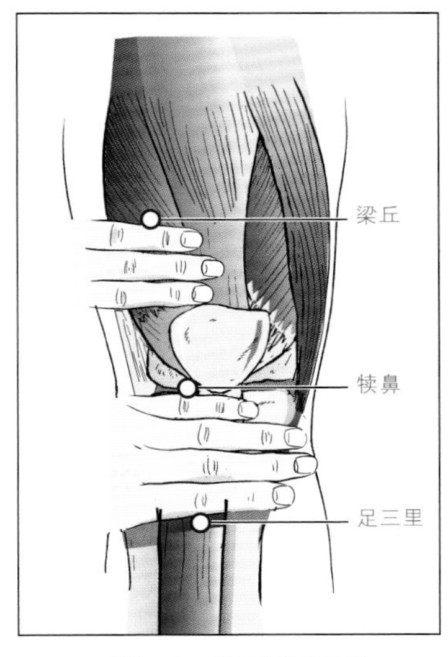


▲图 4.8　梁丘到足三里

位于髌前上棘和髌骨外上缘的连线上。

**注意**

所有膝关节附近的腧穴在揣穴和针刺时都应微微屈膝（可用衬垫等填充物支撑患者膝关节）。

**针刺深度：**直刺 1~2 寸。

**适应证：**急性胃肠道症状、膝关节疾病、恶心、呕吐，乳腺炎远端选穴。

**中医功效：**和胃降逆，疏经止痛。

## 犊鼻（ST–35）

**穴名含义：**髌韧带内、外侧凹陷处犹如牛犊鼻孔。

**定位：**膝关节轻微弯曲，位于髌骨之下，髌韧带外侧凹陷中（图 4.8 和图 4.9）；外侧“膝眼”（“膝眼”在髌尖的内侧和外侧）。

外侧的“膝眼”对应于犊鼻，内侧的“膝眼”对应于另外的“膝眼”（EX–LE–5）点。

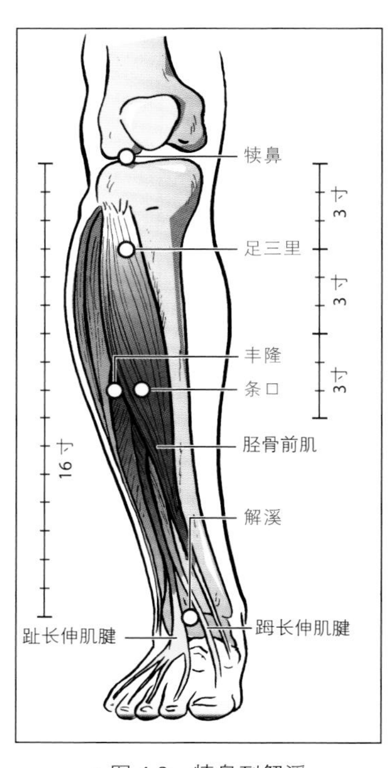

▲图 4.9 犊鼻到解溪

**注意**

不可深刺，以防将针滞留于关节内。外侧的“膝眼”相当于关节镜进入膝关节的位置。

**针刺深度：**向内斜刺，1.0~1.5 寸（3~6 mm）。

**适应证：**膝痛。

**中医功效：**通经活络，祛风散寒。

## 足三里（ST-36）

**穴名含义：**“下膝三寸”；胃的下合穴，胃经合穴。

**定位：**膝关节轻微屈曲，于犊鼻穴下 3 寸，大约在胫骨结节下缘水平，胫骨前肌边缘外侧约 1 寸（图 4.8 和图 4.9）。

**注意**

通过触诊，可以在足三里处明显感觉到一处凹陷。据德国文献记载，通常以胫骨边缘外侧至足三里的距离为 1 寸；而在中医文献记载中，以被取穴者的中指中节桡侧两端纹头（拇指、中指屈曲呈环形）之间的距离为 1 寸。

**针刺深度：**直刺，0.5~1.5 寸。

**适应证：**常用且应用广泛的穴位（仅次于合谷穴）；常用的保健穴（艾灸）；腹部疾病的远端选穴；调节体内代谢紊乱，具有安神定志的作用。

**中医功效：**健脾益胃，补益一身之气和卫气。

## 条口（ST-38）

**穴名含义：**穴位在条状肌肉处，犹如条口形状，即“条带状口”（“窄条口”）。

**定位：**在犊鼻和解溪连线的中点（图 4.10），胫骨外侧一中指的宽度或丰隆内 1 寸。

**注意**

根据König/Wancura的文献，用手跨法测定两穴之间的中点。（手跨法：将两手小指放在犊鼻和解溪上，并使用两手拇指定位中心。）

**针刺深度：** 直刺，1~2 寸。

**适应证：** 急性肩关节综合征的远端取穴。

**中医功效：** 祛风胜湿，止痛。

## 丰隆（ST-40）

**穴名含义：** 此处肌肉丰满而隆起（“肌肉丰厚之处”），连接表里两经的腧穴，络穴。

**定位：** 条口外一横指（图 4.10）。

**针刺深度：** 向内斜刺，1~2 寸。

**适应证：** 胃肠功能紊乱，多涎；痰湿诸证（痰湿咳嗽、痰

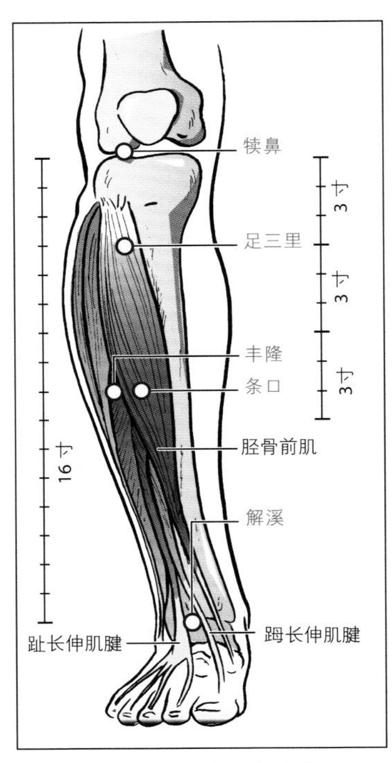


▲图 4.10　条口和丰隆

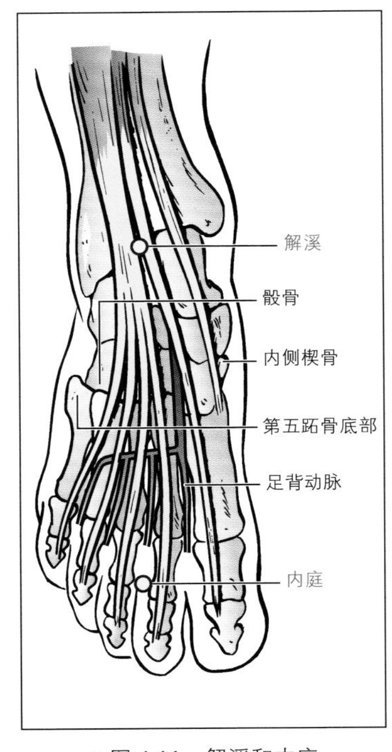


▲图 4.11　解溪和内庭

湿呕吐、痰湿泄泻）。

**中医功效：**祛湿化痰。

## 解溪（ST–41）

**穴名含义：**两筋之间凹陷如溪谷；补益穴，经穴。

**定位：**踝关节前面中央的凹陷中，约当外踝与内踝连线的中点、䟌长伸肌腱与趾长伸肌腱之间（图 4.11）。

**注意**

趾长伸肌腱可以通过翘趾显示。当大趾翘起时，可定位趾长伸肌腱，解溪位于肌腱外侧。深刺可达踝关节。

**针刺深度：**直刺，0.5~1.0 寸。

**适应证：**胃部疾病，踝关节损伤。

**中医功效：**散热，宁神。

## 内庭（ST–44）

**穴名含义：**位置隐蔽，犹如门内之厅堂也；荥穴。

**定位：**在第二、三趾的趾间襞末端，即趾蹼缘后方赤白肉际处（图 4.11）。

**针刺深度：**直刺，0.3~1.0 寸。

**适应证：**止痛要穴；前额痛，衄血，发热，上呼吸道感染。

H. Schmidt：胃部不适。

**中医功效：**清胃热，泻胃火。

# 5. 脾经

## 主要穴位（图 5.1）

- 太白（SP-3）：原穴。
- 公孙（SP-4）：络穴、八脉交会穴（通于任脉）。
- 三阴交（SP-6）：肝、脾、肾三条阴经交会于足部的穴位。
- 阴陵泉（SP-9）：远部疾病的治疗穴。
- 血海（SP-10）：远部疾病的治疗穴。

## 相关穴位

- 章门：脾之募穴。
- 脾俞：脾之背俞穴。

## 配伍关系（图 5.2）

**上下配伍：**肺经—脾经，临床常用同名经配穴治疗疾病，属于“同气相求”。

**阴阳配伍：**脾经—胃经，临床常用表里经配穴治疗疾病，如原络配穴。

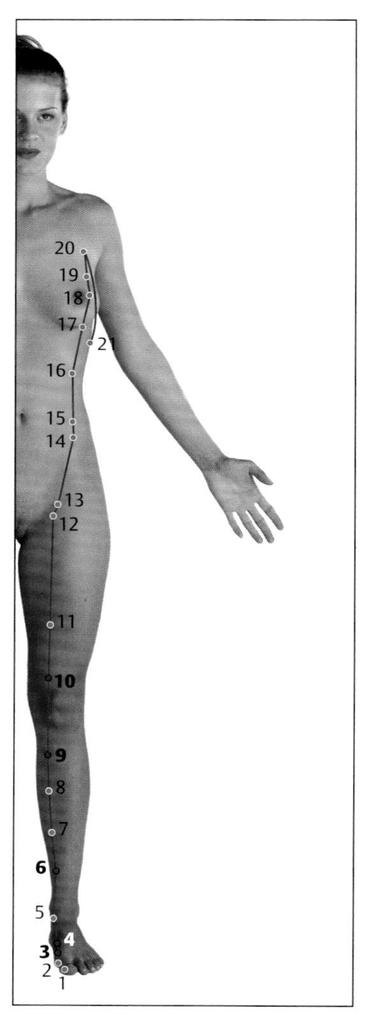


▲ 图 5.1　脾经的主要穴位

## 太白（SP–3）

**穴位含义：**太白，金星名。该穴五行属土，土生金，金色白。输穴、原穴。

**定位：**足部内侧，第一跖趾关节近端赤白肉际处（图 5.3）。

**适应证：**常见的腹部不适、食欲不振、胃炎、呕吐、顽固性便秘、痛经、胀气、眩晕、慢性疲劳综合征、体重节痛。

**针刺深度：**直刺，3~6 mm。

**中医功效：**健脾。

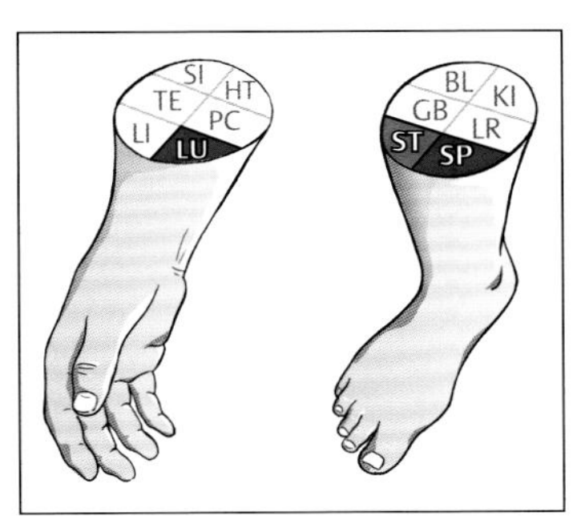

▲图 5.2　脾经的配伍关系

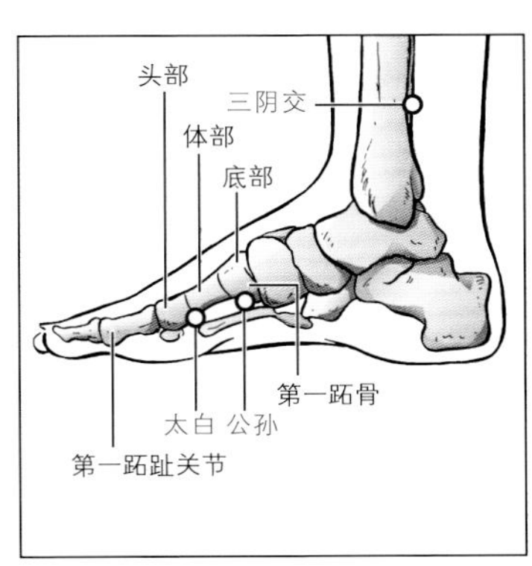

▲图 5.3　太白

## 公孙（SP–4）

**穴位含义：**公孙为“黄帝赐姓”。脾经与冲脉的气血相会后在此化为天部的水湿风气，其运行为横向输散脾、胃二经。络穴、八脉交会穴（通于奇经八脉之冲脉）。

**定位：**在第一跖骨底前方凹陷处（图 5.4）。

**针刺深度：**直刺，0.5~1.0 寸。

**适应证：**胃部疾病，胃炎，消化不良，便溏，痛经。

J. Bischko：腹泻要穴。

**中医功效：** 健脾益胃，调理冲脉与月经。

## 三阴交（SP-6）

**穴位含义：** “三阴经之交会”，足三阴经的交会穴。

**定位：** 位于足内踝尖上 3 寸，胫骨后缘（图 5.5），常可触摸到明显的凹陷处（女性尤其明显）。有时，此穴可能位于稍偏前方的胫骨区域。

**针刺深度：** 直刺，1~2 寸。

**适应证：** 临床最常用穴位之一，常用的补益穴（艾灸），所有妇科疾病的“皇家圣穴”。催产（能加速子宫收缩），胃肠功能紊乱，泌尿生殖系统疾病（勃起功能障碍、女性性功能障碍、痛经），过敏性疾病，免疫性疾病，皮肤病。

König/Wancura：基础穴位，配伍神门穴，可用于治疗心身疾病；配伍关元穴，是治疗泌尿生殖系统疾病的基本穴位。

### ❗ 注意

孕妇慎用，尤其是妊娠早期和晚期。

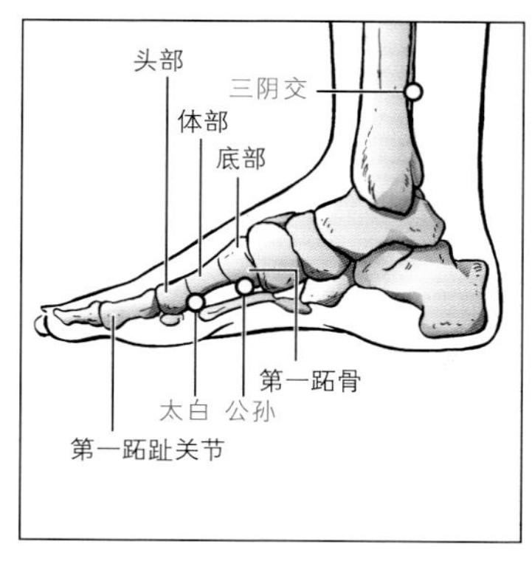


▲图 5.4　公孙

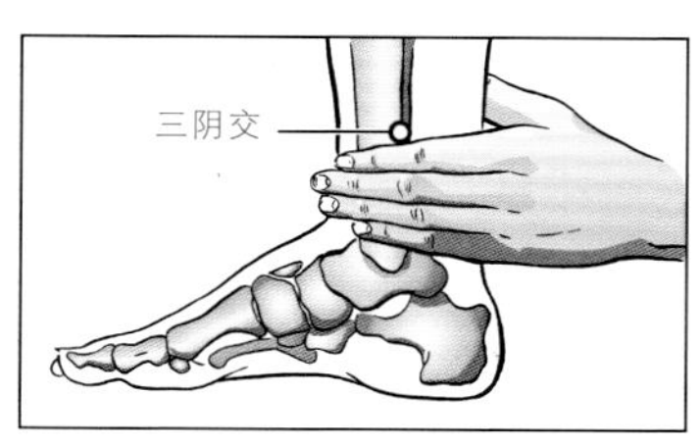


▲图 5.5　三阴交

**中医功效：**补益作用，脾胃、补血、滋阴；调节作用，调经、行气活血、减缓下腹痛、镇静安神作用。

## 阴陵泉（SP–9）

**穴位含义：**“阴侧陵下之深泉”，合穴。

**定位：**在胫骨内侧髁远端凹陷处，即胫骨内侧髁到胫骨体的过渡处，或胫骨内侧髁与胫骨内侧缘之间的凹陷中。在腓肠肌前腹前，与阳陵泉处于同一水平（图 5.6）。

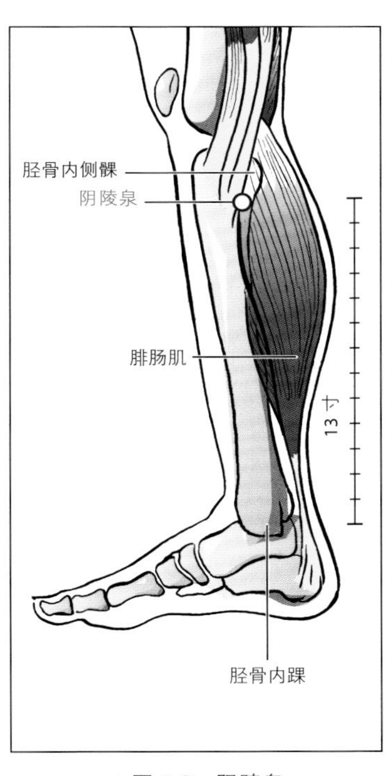

▲图 5.6 阴陵泉

**针刺深度：**直刺，0.5 ~1.0 寸。

**适应证：**祛湿消肿，尤其是下半身水湿。尿频，排尿困难，尿路感染，痛经，阴道分泌失调，泄泻，腹部拘急疼痛，淋病，膝关节骨关节炎。

H. Schmidt：遗尿（艾灸）。

**中医功效：**健脾利湿。

## 血海（SP–10）

**穴位含义：**“治疗血证之渊海”“血海”。

**定位：**膝关节弯曲，髌骨内侧缘上 2 寸，于股内侧肌上可触及明显凹陷（图 5.7）。另一种定位此穴的方法是将手掌放在髌骨上，拇指稍外展，血海穴位于拇指尖端前方（图 5.8）。

**针刺深度：**直刺，1~2 寸。

**适应证：**免疫调节要穴（与曲池配伍）。皮肤病，瘙痒，泌尿生殖系统疾病，痛经。

**中医功效：**活血祛瘀，凉血止血。

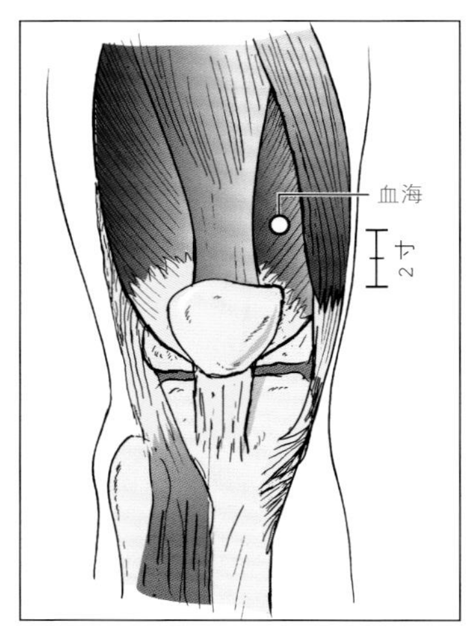

▲图 5.7　血海（1）

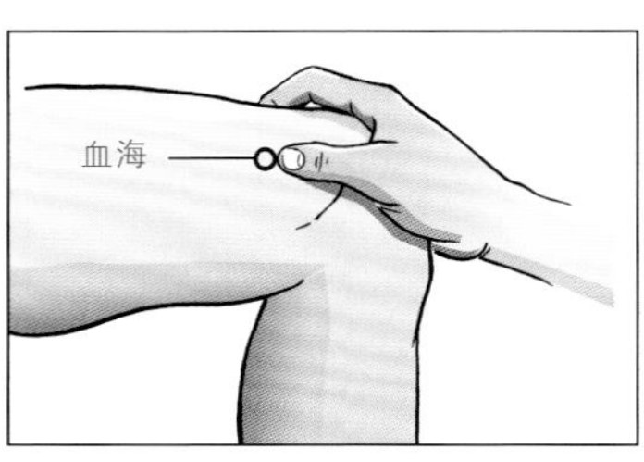

▲图 5.8　血海（2）

# 6. 心经

## 主要穴位（图 6.1）

- 少海（HT–3）： 合穴。
- 通里（HT–5）：络穴。
- 神门（HT–7）：镇静穴，原穴，输穴。

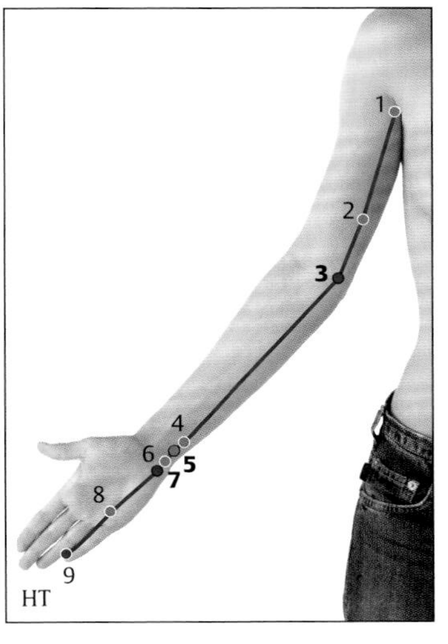

▲图 6.1　心经的主要穴位

## 相关穴位

- 巨阙：心募穴。
- 心俞：心之背俞穴。

## 配伍关系（图 6.2）

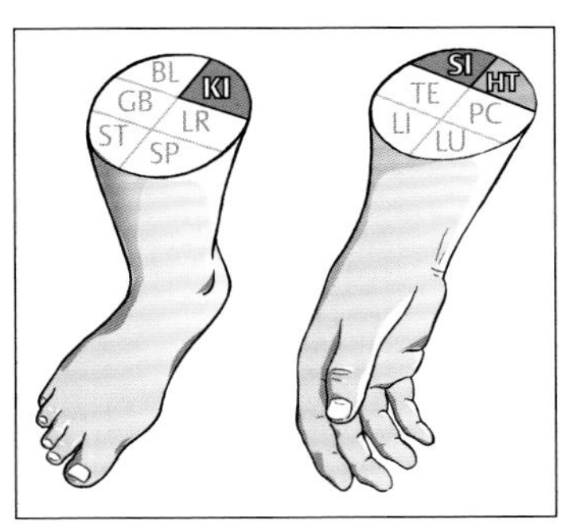

▲图 6.2　心经的配伍关系

**上下配伍：**心经—肾经，临床常用同名经配穴治疗疾病，属于“同气相求”。

**阴阳配伍：**心经—小肠经，临床常用表里经配穴治疗疾病。

## 少海（HT–3）

**穴名含义：**手少阴脉气汇聚之处，所入为合之海。合穴。

**定位：**屈肘，当肘横纹尺侧与肱骨内侧髁之间（图 6.3）。

**针刺深度：**直刺，0.5~1.0 寸。

**适应证：**精神错乱，睡眠障碍，精神亢奋（心火、急性期镇静），精神抑郁（谨慎使用镇静功能），眩晕，肱骨内上髁炎（高尔夫球肘），手颤。

**中医功效：**镇静安神。

## 通里（HT–5）

**穴名含义：**手少阴经通过此穴连接于手太阳经（图 6.3）。络穴。

**定位：**神门上 1 寸，尺侧腕屈肌腱的桡侧缘。

**针刺深度：**直刺，0.5 寸。

**适应证：**心源性失调，功能性心脏病，应试焦虑，焦虑不安，睡眠障碍，出汗。

**中医功效：**益心气，养心阴。

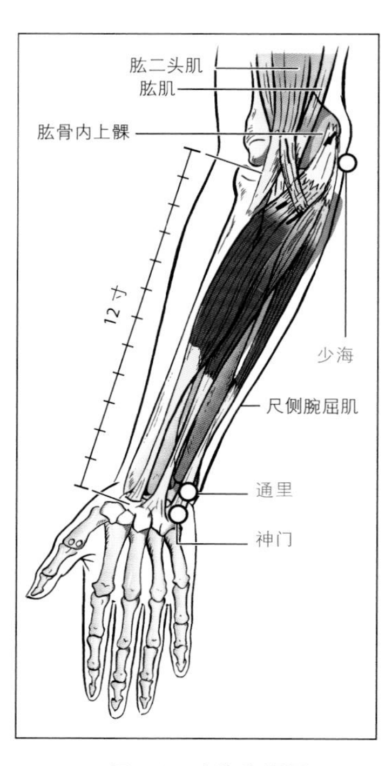

▲图 6.3 少海和通里

## 神门（HT–7）

**穴名含义：**心气转输出入之门户。原穴，输穴。

**定位：**在腕横纹上，尺侧腕屈肌腱桡侧缘（图 6.4）。

### 注意

定位此穴所需的腕横纹一侧在桡骨和尺骨远端，另一侧在腕骨之间。取穴时应使用远端腕横纹。

根据德国文献，偏尺侧针刺此穴是第二选择。他们首选的针刺方向是朝向腕横纹，相对于上述针刺方法，此法为直刺，针尖在尺侧腕屈肌背部。神门的定位较深，如果此时再从尺骨掌侧方向进针，两个针尖会相交（图 6.5）。这种针刺方向在中国不常见。

**针刺深度：** 从掌侧或尺侧直刺，0.3~0.5 寸。

**适应证：** 睡眠障碍，焦虑，循环失调，戒断症状期间成瘾治疗，多动症。

König/ Wancura：与三阴交配伍，为治疗身心疾病的要穴。

**中医功效：** 安神，滋养心血，调节心神。

## ❗ 注意

谨慎选择刺激方法；仅在确认符合实证时使用神门镇静，如舌尖红（心火）。

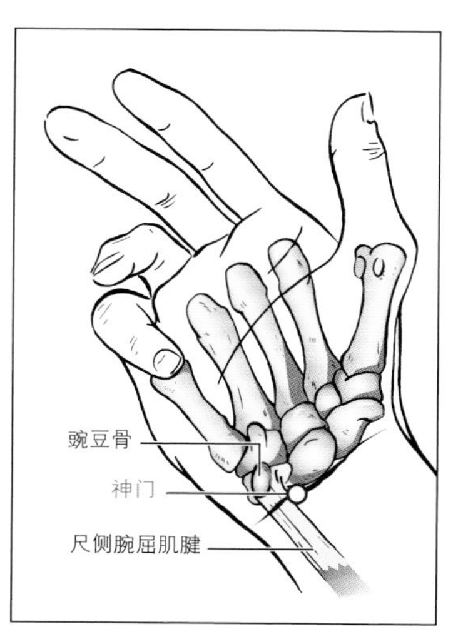


▲图 6.4　神门（1）

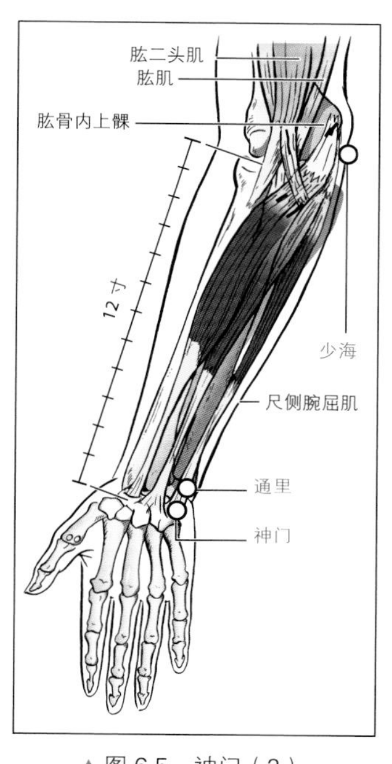


▲图 6.5　神门（2）

# 7. 小肠经

## 主要穴位（图 7.1 和图 7.2）

- 后溪（SI−3）：输穴，八脉交会穴（通督脉）。
- 小海（SI−8）：合穴。
- 天宗（SI−11）：局部疾病治疗穴。
- 秉风（SI−12），局部疾病治疗穴。
- 肩外俞（SI−14），局部疾病治疗穴。
- 颧髎（SI−18），局部疾病治疗穴。
- 听宫（SI−19），局部疾病治疗穴。

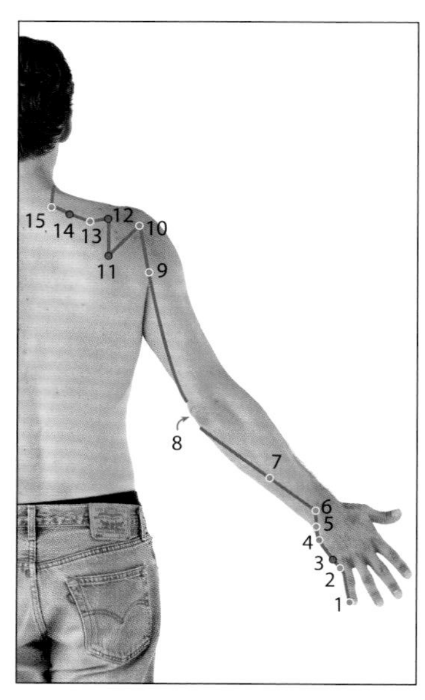

▲图 7.1　小肠经的主要穴位（1）

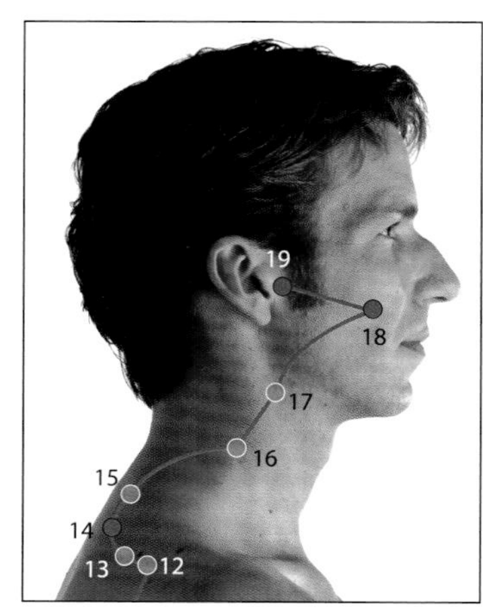

▲图 7.2　小肠经的主要穴位（2）

## 相关穴位

- 关元：小肠募穴。
- 小肠俞：小肠背俞穴。
- 下巨虚：小肠下合穴。

## 配伍关系（图 7.3）

**上下配伍：** 小肠经—膀胱，临床常用同名经配穴治疗疾病，属于“同气相求”。

**阴阳配伍：** 小肠经—心经，临床常用表里经配穴治疗疾病。

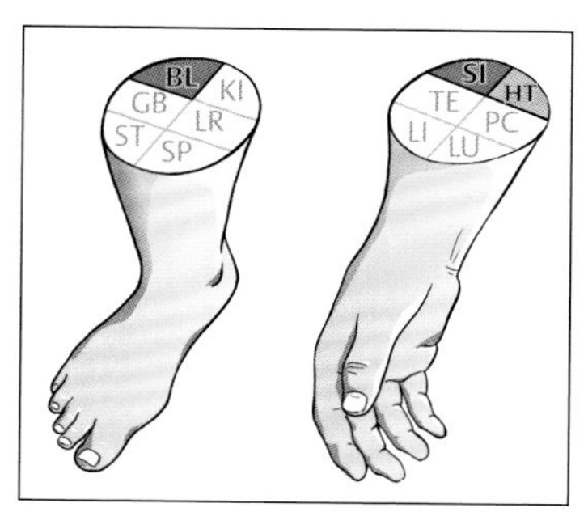


▲图 7.3　小肠经的配伍关系

## 后溪（SI–3）

**穴名含义：** “经气流行，如走溪谷”。输穴，八脉交会穴（通督脉）。

**定位：** 微握拳，在手掌尺侧横纹近端褶皱处，位于第五掌骨（Gleditsch，König/Wancura），即小指本节（第五掌指关节）后的远侧掌横纹头赤白肉际（图 7.4）。

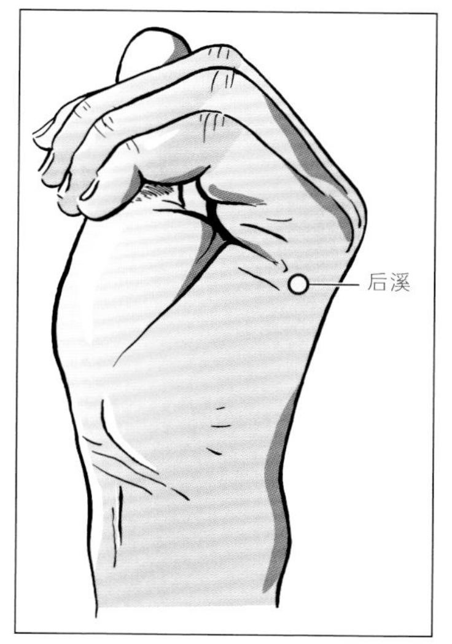


▲图 7.4　后溪

### 注意

微握拳，沿手掌远端横纹向尺侧移动，在褶皱的末端有皮肤凸起，后溪穴位于这个凸起的边缘和圆心区域的边缘，稍靠近近端和背侧。向掌心方向直刺。

根据中医文献记载，此穴在横纹远端，在手尺侧赤白肉际处，直刺进针。根据经典医籍记载，进针方向可稍偏外侧。这两种略有不同的定位可在深部相交，是气感起源之处。经过试验比较，发现 Gleditsch 的定位法较 König/Wancura 的疗效更佳。

**针刺深度：**向手掌方向斜刺，0.5~1.0 寸。

**适应证：**急性腰痛，坐骨神经痛；斜颈、上肢麻痹；耳鸣、耳聋；感冒发热，咽炎，喉炎，震颤，眩晕。

J. Bischko：此穴的主要适应证是痉证。

**实用技巧**

治疗急性斜颈、腰痛或坐骨神经痛（坐骨神经痛）时，可强刺激该穴，并妥善配合体能锻炼。

**中医功效：**通经活络止痛，强健颈项腰背。

## 小海（SI–8）

**穴名含义：**手太阳脉气汇聚之处，所入为合之海。合穴。

**定位：**当手臂弯曲时，在尺骨鹰嘴与肱骨内上髁之间（图 7.5）。

**针刺深度：**直刺，4~8 mm。

**实用技巧**

小海穴位于尺神经附近，针刺时可能会意外损伤该神经。出现此情况时，不要行针，应立即出针。

**适应证：**肱骨内侧髁炎（高尔夫球肘），咽喉，颈肩部疼痛。

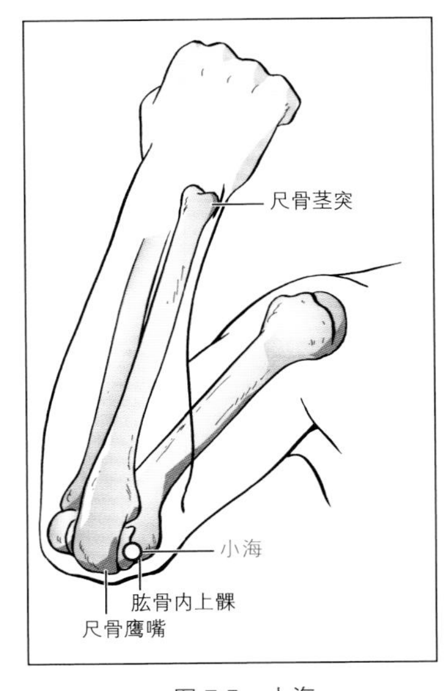


▲图 7.5 小海

**中医功效：**祛瘀通络。

## 天宗（SI-11）

**穴名含义：**受曲垣、秉风外绕，有天宗之象，即“天聚”（“天观”）。

**定位：**在冈下窝内，肩胛冈中点与肩胛骨下角连线上、中1/3交点处，秉风下方。平第4胸椎棘突下缘水平，并与肩贞穴、臑俞穴形成一个三角形（图7.6）。

**针刺深度：**直刺，0.5~1.0寸。

**适应证：**肩部疼痛，运动功能丧失（尤其外旋），胸闷；配合其他穴位治疗哺乳期失调和乳腺炎。

H.Schmidt：乳少的治疗穴。

**中医功效：**祛瘀通络。

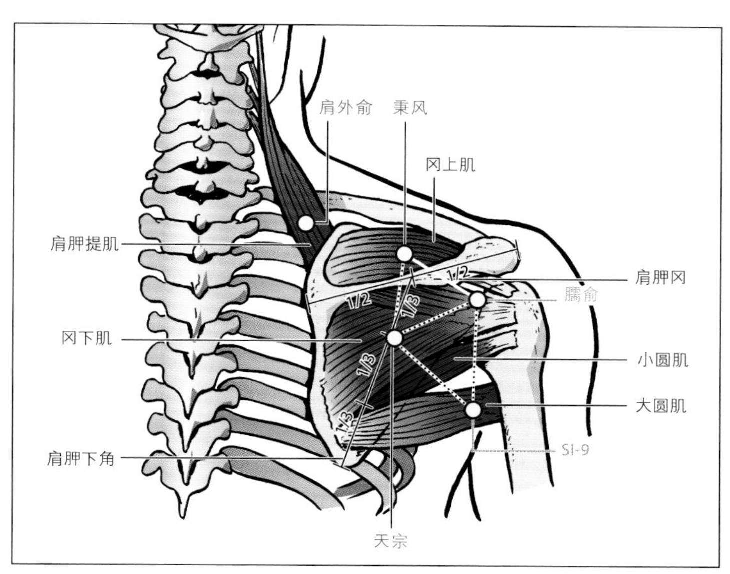


▲图7.6　天宗、秉风和肩外俞

## 秉风（SI–12）

**穴名含义：**秉掌风政。

**定位：**天宗穴垂直向上，肩胛冈中点上方的冈上窝中（图7.6），与臑俞、天宗形成一个三角形。常见的扳机点位于冈上肌。

**针刺深度：**直刺，0.5~1.0 寸。

**适应证：**肩部疼痛，运动功能丧失（尤其外旋、外展），冈上肌综合征，上肢疼痛和感觉异常，颈部僵硬。

**中医功效：**祛瘀通络。

## 肩外俞（SI–14）

**穴名含义：**“位于肩外”。

**定位：**第 1 胸椎棘突下，旁开 3 寸（图 7.6）。常见的扳机点位于肩胛提肌。

**针刺深度：**直刺，0.5~1.0 寸。

**适应证：**肩部疼痛，运动功能丧失，颈部僵硬。

**注意**

患者上肢于体侧下垂，后正中线（棘突）与肩胛骨内侧缘的距离是 3 寸。

**中医功效：**祛瘀通络。

## 颧髎（SI–18）

**穴名含义：**颧骨尖处之髎窠，即“颧髎”。

**定位：**在颧弓下缘、外眦正下方，咬肌的前缘（图 7.7）。

**注意**

咀嚼时可明显触摸到咬肌前缘。

**针刺深度：**直刺，0.3~0.5 寸。

**适应证：**肌颌面疼痛和功能障碍（颞下颌关节紊乱，Costen 综合征），三叉神经痛，面肌痉挛，面部麻痹，牙痛，鼻窦炎，颌骨病变。

**中医功效：**祛风止痛，清热。

## 听宫（SI-19）

**穴名含义：**耳司听。宫，深室也，以喻耳窍。“听力之宫”。

**定位：**位于耳屏前凹陷中（图 7.7 和图 7.8）。

### 注意

进针时，嘱患者微张口，使颞下颌关节下颌骨髁突向鼻方向移动，防止刺入颞下颌关节。进针后，即可闭口。

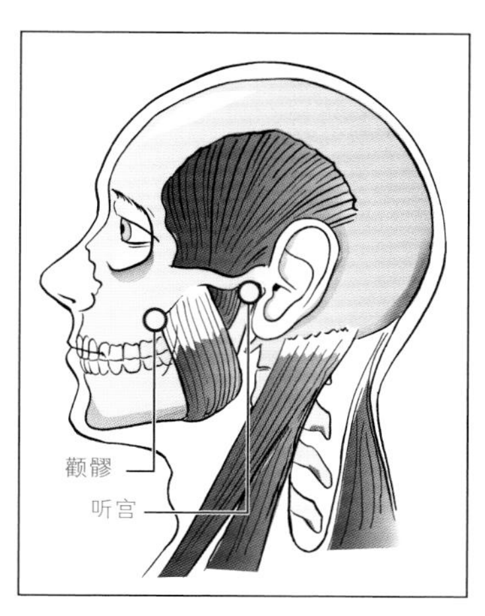


▲图 7.7　颧髎和听宫

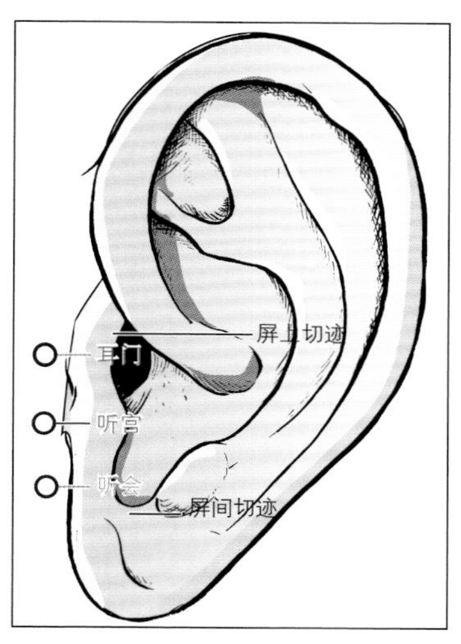


▲图 7.8　听宫

**实用技巧**

听宫位于颞浅动脉附近，针刺前可触及动脉搏动，应避免刺伤血管。

**针刺深度：**直刺，0.3~0.5 寸。

**适应证：**耳病，面瘫，三叉神经痛、Costen 综合征，颞下颌关节功能障碍。

**中医功效：**益耳聪，祛风。

# 8. 膀胱经

## 主要穴位（图 8.1 和图 8.2）

- 攒竹（BL–2）：局部疾病治疗穴。
- 天柱（BL–10）：影响副交感神经系统。
- 大杼（BL–1）：八会穴（骨会）。
- 肺俞（BL–13）：肺背俞穴。
- 厥阴俞（BL–14）：心包背俞穴。
- 心俞（BL–15）：心背俞穴。
- 膈俞（BL–17）：八会穴（血会）。
- 肝俞（BL–18）：肝背俞穴。
- 胆俞（BL–19）：胆背俞穴。
- 脾俞（ BL–20）：脾背俞穴。
- 胃俞（BL–21）：胃背俞穴。
- 肾俞（BL–23）：肾背俞穴。
- 大肠俞（BL–25）：大肠背俞穴。
- 小肠俞（BL–27）：小肠背俞穴。
- 膀胱俞（BL–28）：膀胱背俞穴。
- 承扶（BL–36）：局部疾病治疗穴。
- 委中（BL–40）：膀胱下合穴，合穴。
- 膏肓（BL–43）：局部疾病治疗穴。
- 秩边（BL–54）：局部疾病治疗穴。
- 承山（BL–57）：局部疾病治疗穴。
- 昆仑（BL–60）：经穴。

- 申脉（BL−62）：八脉交会穴（通阳跷脉）。
- 至阴（BL−67）：井穴。

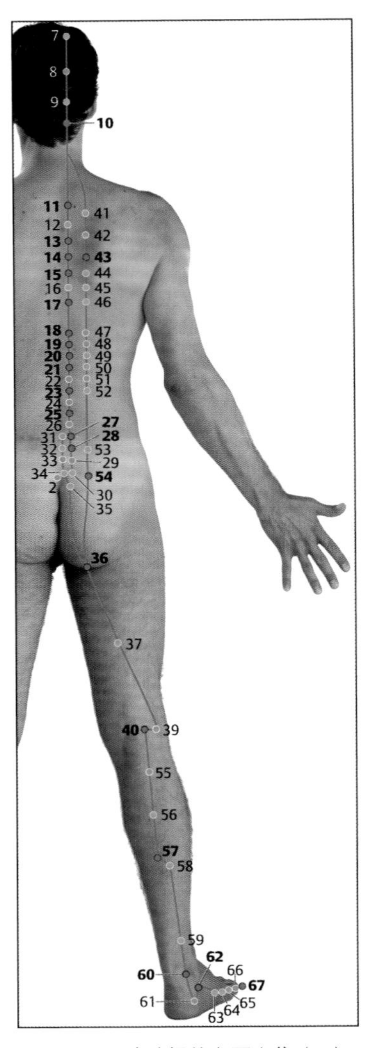


▲图 8.1 膀胱经的主要穴位（1）

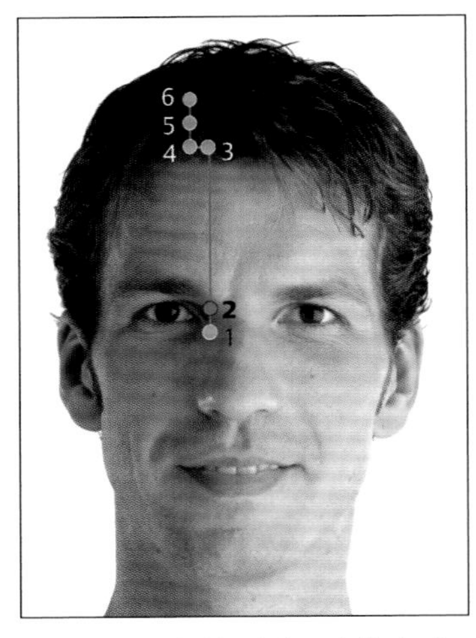


▲图 8.2 膀胱经的主要穴位（2）

## 相关穴位

- 中极：膀胱募穴。
- 膀胱俞：膀胱背俞穴。
- 委中：膀胱下合穴，膀胱经合穴。

## 配伍关系（图 8.3）

**上下配伍：**小肠经—膀胱经，临床常用同名经配穴治疗疾病，属于“同气相求”。

**阴阳配伍：**膀胱经—肾经，临床常用表里经配穴治疗疾病。

## 攒竹（BL–2）

**穴名含义：**眉毛聚结之处，犹竹叶之蒂柄，“聚集眉头之处”。

**定位：**在眉内侧、眼上方，眶上切迹处，通常可以触及（图 8.4）。

**针刺深度：**向鼻根或眉毛尾端方向斜刺，约 0.3 寸。

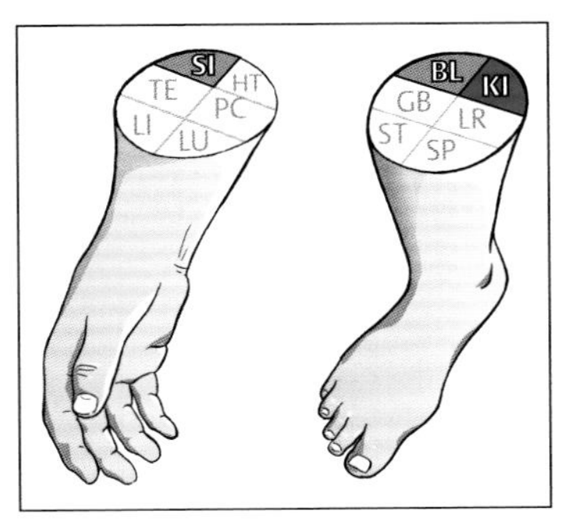


▲图 8.3　膀胱经的配伍关系

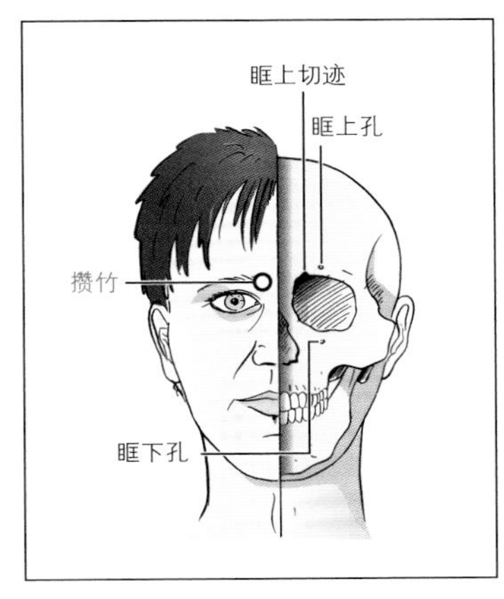


▲图 8.4　攒竹

**注意**

额切迹是滑车上动脉和眶上神经内侧支的出口。它不是眶上孔，很明显，它位于眶上孔侧面，内有滑车上动脉和眶上神经内侧支，两个出口点在形状、位置上各有变化。

**实用技巧**

中医文献还提到"眶上切迹"，它是眶上神经的内侧支，此切迹不同于眶上孔。

**适应证：**眼病，头痛，鼻咽部疾病，花粉病，喷嚏，青光眼，干眼综合征，眩晕，抽搐，额窦炎；左、右攒竹与印堂组成"正面三角区"，对鼻咽部疾病有良效（也可参照印堂穴）。

**中医功效：**祛风，清热。

## 天柱（BL–10）

**穴名含义：**人体以头为天，颈项犹其支柱，故曰"天柱"。

**定位：**垂直方向：后正中线（督脉）外 1.3 寸，在斜方肌腹部（开始下降的地方）。天柱位于后发际上 0.5 寸，哑门穴外侧，靠近枕大神经孔（图 8.5）。

水平方向：第 2 颈椎棘突水平上。

**注意**

天柱位于第 1、2 颈椎之间，第 2 颈椎棘突是脊柱触诊时从上方数第一个可触及的棘突（因为第 1 颈椎没有棘突）。项韧带通常处于紧张状态，当头部稍后伸以放松项韧带时，该穴更容易触诊。

**实用技巧**

天柱比风池更靠内侧。

**针刺深度：**直刺，0.5~1.0 寸。

**实用技巧**

为了防止损伤脊髓，尤其是病毒性脑膜炎患者，针刺深度不应超过 1.5 寸。

**适应证：**对鼻、眼疾病有良效，可增强攒竹作用（前后配伍）；调节迷走神经功能；嗅觉丧失，颈椎病，眩晕，偏头痛，感冒，扁桃体炎；调节机体整体功能（见风池）。

**中医功效：**祛风，清头目，利官窍。

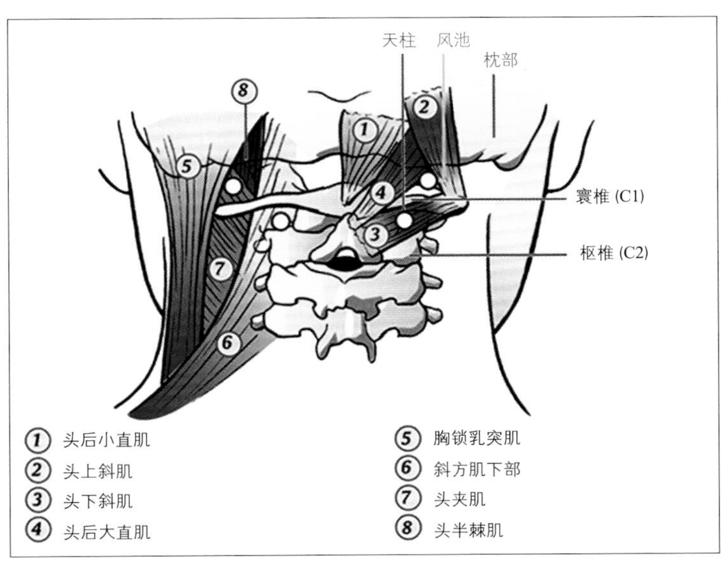


▲图 8.5　天柱

## 大杼（BL–11）

**穴名含义：**古称椎骨为杼骨，上椎犹大，本穴在其旁，即“大梭（大轴），骨骼的主点”。骨会。

**定位：**第 1 胸椎棘突下，后正中线旁开 1.5 寸（图 8.6）。

### 注意

手臂下垂，身体正中线与肩胛骨内侧缘距离为 3 寸（肩胛骨内侧可触及肌肉止点）。

膀胱经的大杼穴至膈俞穴的最后一个数字是所对应的胸椎（如大杼位于第 1 胸椎棘突下旁开，肺俞位于第 3 胸椎棘突下旁开）。

**针刺深度：**直刺或向内侧斜刺，0.5 寸。

### 实用技巧

当向内侧斜刺时，针尖要稍向后方。

**适应证：**颈椎病，肩臂综合征，鼻窦炎，“骨脱位”，头痛，支气管哮喘，感冒发热。

**中医功效：**祛瘀通络，止痛。大杼穴（双侧）与大椎穴形成“背部三角”，有放松和镇静作用。

## 肺俞（BL–13）

**穴名含义：**肺之气转输输注之处。肺的背俞穴。

**定位：**第 3 胸椎棘突下，后正中线旁开 1.5 寸（图 8.6）。

### 注意

患者手臂下垂，第 3 胸椎棘突下缘，通常于肩胛骨内侧缘可明显触及肩胛骨的肌肉止点。

### 附加信息

膀胱经的大杼至膈俞最后一个数字是所对应的胸椎体（如大杼位于第 1 胸椎下，肺俞位于第 3 胸椎下）。

因为背俞穴分段对应功能区的器官，所以胸部器官（肺、循环系统、心）的背俞穴位于胸部，消化器官（肝、脾、胰、胃）在腹部，泌尿生殖器官（肾、膀胱）在腰部。

**针刺深度：**直刺或斜刺，0.5 寸。

### 实用技巧

向内斜刺时，应注意避免伤及脏器。

**适应证：**呼吸道疾病，哮喘，咳嗽，呼吸困难，盗汗。

**中医功效：**调节肺气，肃降肺气。

## 厥阴俞（BL–14）

**穴名含义：**心包之气转输输注之处，是心包的背俞穴。

**定位：**第 4 胸椎棘突下，后正中线旁开 1.5 寸（图 8.6）。

**针刺深度：**直刺或向内下方斜刺，0.5 寸（见大杼、肺俞）。

**适应证：**功能性心脏病，呃逆（打嗝），身心失调，心绞痛，支气管炎，支气管哮喘，循环失调。

**中医功效：**调心。

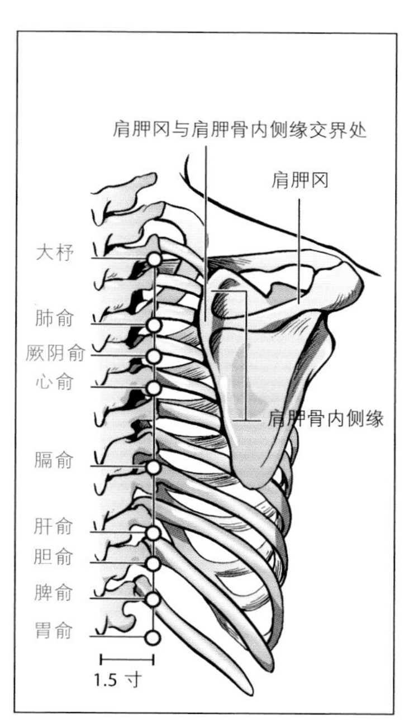


▲图 8.6　大杼、肺俞和厥阴俞

## 心俞（BL–15）

**穴名含义：**心之气转输输注

之处，是心的背俞穴。

**定位：**第 5 胸椎棘突下，后正中线旁开 1.5 寸（图 8.6）。

**针刺深度：**直刺或向内下方斜刺，0.5 寸（见大杼、肺俞）。

**适应证：**心功能紊乱，发热，盗汗，更年期综合征，失眠，烦躁。

**中医功效：**补心益脑，镇静安神。

## 膈俞（BL–17）

**穴名含义：**本穴内应于膈而为之俞，是膈的背俞穴，血会。

**定位：**第 7 胸椎棘突下，后正中线旁开 1.5 寸（图 8.7）。

**针刺深度：**直刺或向内下方斜刺，0.5 寸（见大杼、肺俞）。

**适应证：**对膈肌有重要作用。用于治疗呃逆、呕吐、支气管哮喘、血液系统疾病、呼吸困难、荨麻疹。

**中医功效：**活血，清血热，化瘀。

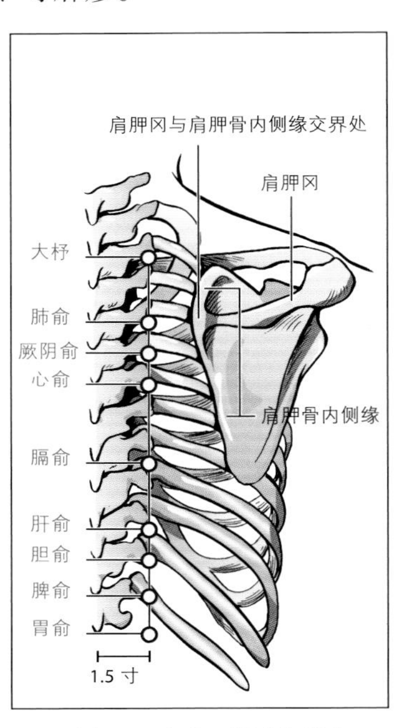


▲图 8.7　心俞、膈俞和肝俞

### 注意

患者站立手臂下垂，第 7 胸椎棘突下水平平肩胛下角。

### 附加信息

膀胱经的大杼至膈俞最后一个数字是所对应的胸椎（如大杼位于第 1 胸椎下，肺俞位于第 3 胸椎下）。

## 肝俞（BL–18）

**穴名含义：**本穴内应肝而为

之俞，是肝的背俞穴。

**定位：**第 9 胸椎棘突下，后正中线旁开 1.5 寸（图 8.7）。

**针刺深度：**直刺或向内下方斜刺，0.5 寸（见大杼、肺俞）。

**适应证：**肝脏代谢紊乱，视力障碍，眩晕，上腹和季胁部拘急不适，月经周期紊乱，肌肉紧张，肌肉抽搐，上腹部疼痛，情绪躁狂。

### 注意

患者取站立位上肢下垂，第 7 胸椎棘突下水平平肩胛下角。

### 附加信息

膀胱经的大杼至膈俞最后一个数字是所对应的胸椎（如膈俞位于第 7 胸椎下），从肝俞开始，椎骨数加 1（如肝俞在第 9 胸椎下）。

**中医功效：**疏肝理气。

## 胆俞（BL-19）

**穴名含义：**本穴内应于胆而为之俞，是胆的背俞穴。

**定位：**第 10 胸椎棘突下，后正中线旁开 1.5 寸（图 8.8）。

**针刺深度：**直刺或向内下方斜刺，0.5 寸（见大杼、肺俞）。

**适应证：**胆囊疾病，呕吐，口苦，反酸。

**中医功效：**疏肝利胆。

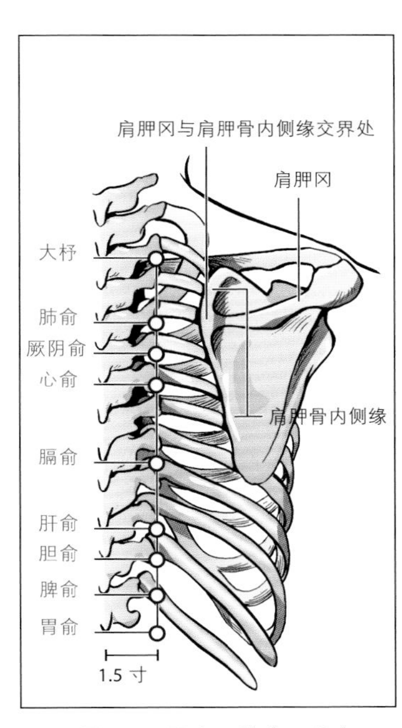


▲图 8.8　胆俞、脾俞、胃俞

## 脾俞（BL-20）

**穴名含义：**本穴与脾相应而为之俞，是脾的背俞穴。

**定位：**第 11 胸椎棘突下，后正中线旁开 1.5 寸（图 8.8）。

**针刺深度：**直刺或向内下方斜刺，0.5 寸（见大杼、肺俞）。

**适应证：**本穴为胃肠道重要穴位。主治臌胀、痢疾、食欲缺乏、胃和十二指肠溃疡、腹部充盈紧张、腹泻、水肿、呼吸道黏液失调，以及慢性疾病恢复期。

**中医功效：**补益气血，温脾阳。

## 胃俞（BL-21）

**穴名含义：**本穴与胃相应而为之俞，是胃的背俞穴。

**定位：**第 12 胸椎棘突下，后正中线旁开 1.5 寸（图 8.8）。

**针刺深度：**直刺或向内下方斜刺，0.5 寸（见大杼、肺俞）。

**适应证：**胃病，消化疾病，恶心，胃动力障碍，呃逆，食欲不振。

**中医功效：**通降胃气。

## 肾俞（BL-23）

**穴名含义：**本穴与肾相应而为之俞，是肾的背俞穴。

**定位：**第 2 腰椎棘突下，后正中线旁开 1.5 寸（图 8.9）。

**! 注意**

定位第 2 腰椎棘突，从髂骨（第 4 腰椎棘突）开始（见大肠俞）。

**针刺深度：**直刺，0.5~1.0 寸。

**适应证：**本穴为增强肾功能和肾循环的重要穴位。适用于所有慢性疾病，包括慢性虚弱乏力、慢性腰痛、慢性哮喘，以及泌尿生殖系统疾病、过敏、风湿。本穴是艾灸常用的重要穴位。

J. Bischko：用于治疗因阳虚而致的疾病。

**中医功效：**补肾强腰利尿。

## 大肠俞（BL-25）

**穴名含义：**本穴与大肠相应而为之俞，是大肠的背俞穴。

**定位：**第 2 腰椎棘突下，后正中线旁开 1.5 寸（图 8.10）。

**注意**

第 4 腰椎位于髂嵴水平（将手放在髂嵴防止皮肤褶皱，从外端触及），本穴位于棘突下缘稍深位置。

**针刺深度：**直刺，0.5~1.0 寸。

**适应证：**便秘，腹泻，大肠功能紊乱，腰痛。

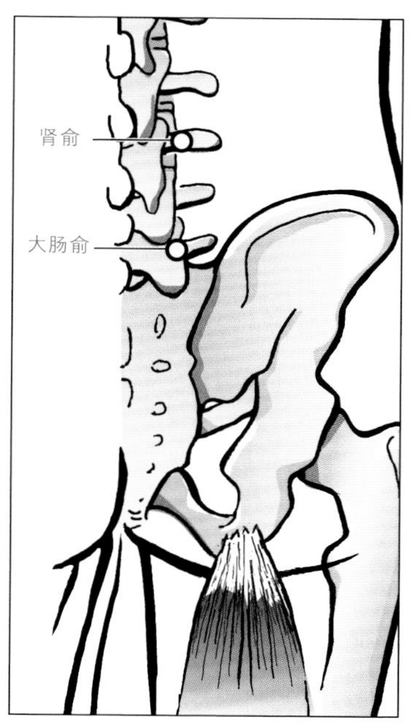

▲图 8.9　肾俞

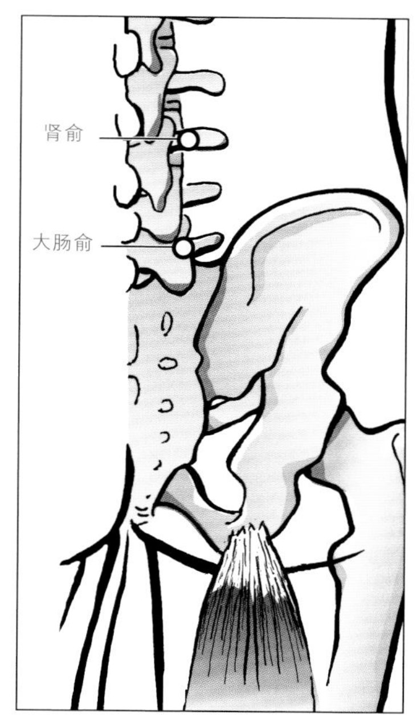

▲图 8.10　大肠俞

**中医功效：**调节肠道功能，祛瘀止痛。

## 小肠俞（BL–27）

**穴名含义：**本穴与小肠相应而为之俞，是小肠的背俞穴。

**定位：**平第1骶孔，骶正中嵴旁开1.5寸，位于骶骨与耻骨上部之间的凹陷内（图8.11）。

**注意**

触诊髂后上棘，小肠俞在其上方和内侧。因为脊柱尾部是弯曲的，髂后上棘触诊通常从末端进行。

协助定位髂后上棘：从骶骨裂口开始，向外侧成45°角可触及3个凹陷。

**针刺深度：**直刺，0.5~1.5寸；或轻微向骶髂关节斜刺。

**适应证：**腰痛，生殖系统疾病，遗精，遗尿。

**中医功效：**调节肠道和膀胱功能。

## 膀胱俞（BL–28）

**穴名含义：**本穴与膀胱相应而为之俞，是膀胱的背俞穴。

**定位：**平第2骶孔，骶正中嵴旁开1.5寸。膀胱俞位于髂后上棘（小肠俞）稍偏外（图8.11）。

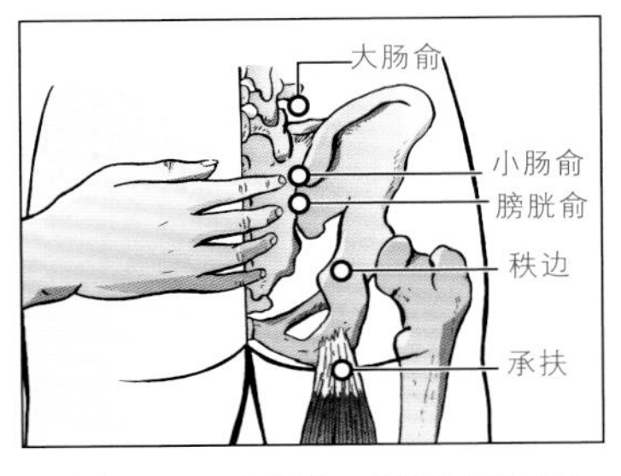


▲图8.11　小肠俞、膀胱俞和承扶

**针刺深度：**直刺，0.5~1.5寸；或轻微向骶髂关节斜刺。

**适应证：**腰痛、膀胱疾病。

**中医功效：**调节膀胱功能，利水。

## 承扶（BL–36）

**穴名含义：**承，承担；扶，扶助。承扶名意指膀胱经的地部经水在此大量蒸发外散。

**定位：**在臀横纹的中点（不是大腿）（图 8.11）。

### 实用技巧

该穴靠近坐骨神经，深刺可能会伤及。

**针刺深度：**直刺，0.5~1.5 寸。

**适应证：**腰痛—坐骨神经痛。

### 注意

承扶在坐骨结节上。坐骨神经源性疼痛可取本穴。

**中医功效：**祛瘀通络。

## 委中（BL–40）

**穴名含义：**本穴在腘横纹中央，应屈膝取穴，是膀胱经下合穴。

**定位：**位于腘窝中点，胫骨神经与腘动脉附近（图 8.12）。

**针刺深度：**直刺，0.5~1.0 寸。

**适应证：**腰痛，膝痛，下肢瘫痪，下腰部远端疾病的治疗穴；皮肤病，肾病，膀胱病，湿疹，带状疱疹，牛皮癣（血热），排尿困难。

**中医功效：**补肾祛瘀，清血热。

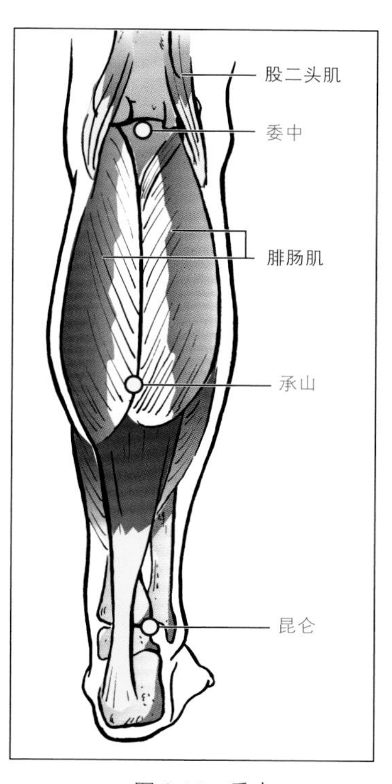


▲图 8.12　委中

**实用技巧**

委中常用于实证，昆仑常用于慢性虚证或寒证。

## 膏肓（BL–43）

**穴名含义：**为膏脂、肓膜转输之处。

**定位：**第4胸椎棘突下，后正中线旁开3寸（图8.13）

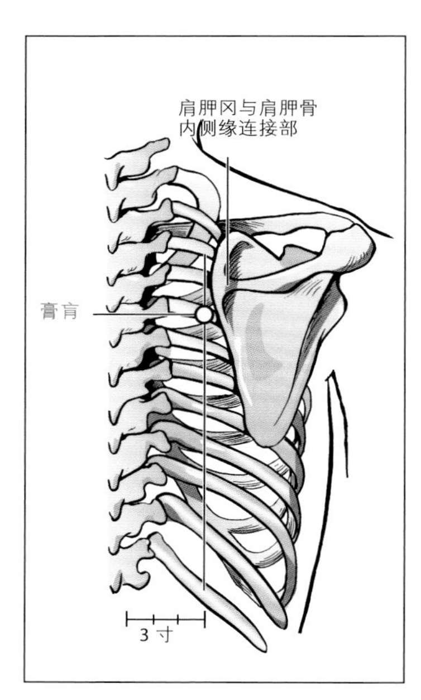


▲图8.13　膏肓

**注意**

膏肓的位置与大菱形肌和髂肋肌扳机点相对应，深刺时，针尖会刺及由不同的神经节段支配（C4–5，T1–4）的肌肉（斜方肌上部分、大菱形肌、髂肋肌）。斜方肌上部由副神经支配，这就解释了膏肓的广泛治疗作用。针刺该穴可覆盖多个节段，故适用范围广。

**针刺深度：**向厥阴俞斜刺，0.5~1.0寸；或双手进针法直刺，0.5寸。

**适应证：**呼吸系统疾病，睡眠障碍，心悸，注意力不集中，勃起功能障碍，胃肠疾病，背痛。治疗范围广泛，可用于各种慢性疾病。

**中医功效：**补益肺、心、肾、脾、胃，养气血，清虚热，益精，镇静安神。

## 秩边（BL-54）

**穴名含义：**足太阳膀胱经背部腧穴依次排列，各穴秩序整齐，本穴当其边际。

**定位：**平第 4 骶后孔，骶正中嵴旁开 3 寸（图 8.14）。

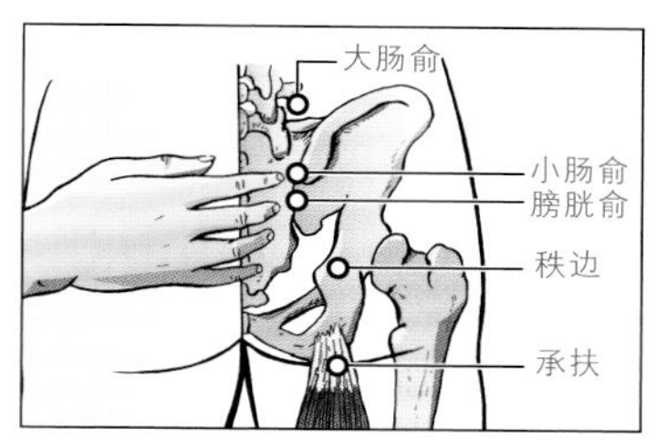


▲图 8.14　秩边

### 注意

针刺秩边时会首先到达臀大肌，继续深入则至梨状肌，深层坐骨神经有被伤及的危险。此位置有重要的扳机点。这两块肌肉张力的变化在骨盆、髋部疼痛中起了重要作用。在 20% 的病例中，伤及坐骨神经会出现沿梨状肌放射的疼痛。分支点高时，坐骨神经会分叉，腓骨部分穿过梨状肌，胫骨部分穿过梨状窝下孔，这就解释了为何梨状肌张力增大会引起下肢的刺激症状和疼痛。因此，触发扳机点并不是疼痛的唯一原因。

**针刺深度：**深刺，有时可至 4 寸。

**适应证：**腰痛重要的远端取穴（深刺）。

**中医功效：**祛瘀通络止痛。

## 承山（BL-57）

**穴名含义：**本穴犹在山麓之峡谷，承山巅气势之下行也。

**定位：**位于委中穴、昆仑穴之间，委中穴下 8 寸，腓肠肌肌腹中间凹陷中（图 8.15）。另一种定位方法用手指同身寸法，位于委中与昆仑连线的中点（可参照条口穴）。

### 注意

踮起脚尖可清楚地看到腓肠肌。

**针刺深度：**直刺，0.5~1.0 寸。

**适应证：**类似坐骨神经痛、小腿肌肉痉挛、跟腱疼痛、腰椎与肛门问题（痔疮）的远端要穴。

**中医功效：**祛瘀通络。

## 昆仑（BL–60）

**穴名含义：**“昆仑山”（大而高），形容外踝高起。经穴。

**定位：**在外踝尖与跟腱连线的中点（图 8.16）。

### 注意

当刺到跟骨时会有强烈的得气感。此穴经常描述为与太溪穴相对的位置，其实不然，因为内外踝不在相同水平。

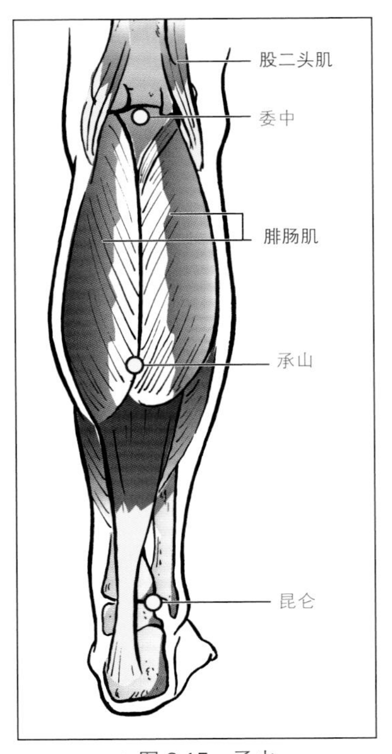


▲图 8.15　承山

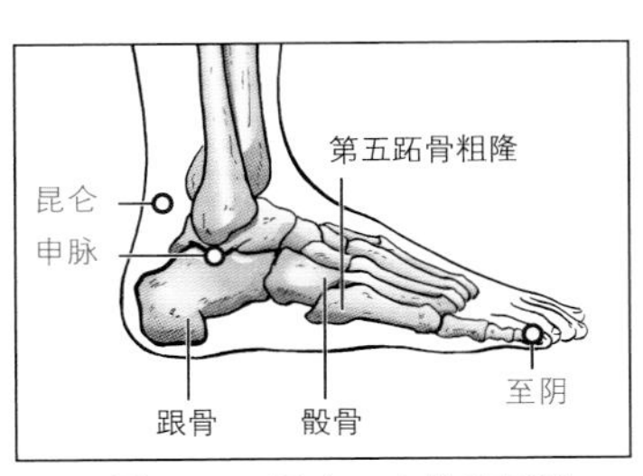


▲图 8.16　昆仑、申脉和至阴

**针刺深度：**直刺，0.5~1.0 寸。

**适应证：**本穴为外周疼痛取穴点之一，特别对于下肢而言，适用于脊柱疼痛、头痛、跟腱痛、踝关节紊乱、经期痛经、黑色血块、难产、胎盘滞留。

**中医功效：**支撑脊柱，祛除血瘀。

**注意**

孕期禁针。

## 申脉（BL–62）

**穴名含义：**延伸的通道，奇经阳跷脉的起点。八脉交会穴（通阳跷脉）。

**定位：**在外踝下方凹陷中，在距骨与跟骨间的关节腔内（图 8.16）。

**附加信息**

在中医文献中，此穴直接定位于外踝下方。通过寻找最痛点来定位此穴（根据 Gleditsch 非常取穴法）。

**针刺深度：**直刺，0.3~0.5 寸。

**适应证：**紧张性头痛，精神营养失调，腓神经痛，下肢麻痹，距跟关节功能障碍（旋前、旋后）。经证实的配伍：后溪穴 + 申脉穴可治疗紧张性头痛。

H. Schmidt：目内眦痛。

**中医功效：**祛瘀通络止痛。

## 至阴（BL–67）

**穴名含义：**阳极反阴之意。井穴。

**定位：**在足小趾末节外侧，距趾甲根角 0.1 寸。

**针刺深度：**直刺，1~2 mm；必要时可行点刺放血治疗。

**适应证：**头痛，尿潴留，宫缩乏力；促分娩，纠正胎位（艾灸）。

**注意**

孕期禁用。

**中医功效：**祛风安神，明目。

# 9. 肾经

## 主要穴位（图 9.1）

- 太溪（KI-3）：原穴。
- 照海（KI-6）：八脉交会穴（通阴跷脉）。
- 复溜（KI-7）：经穴。
- 俞府（KI-27）：局部疾病的治疗穴。

## 相关穴位

- 京门：肾之募穴。

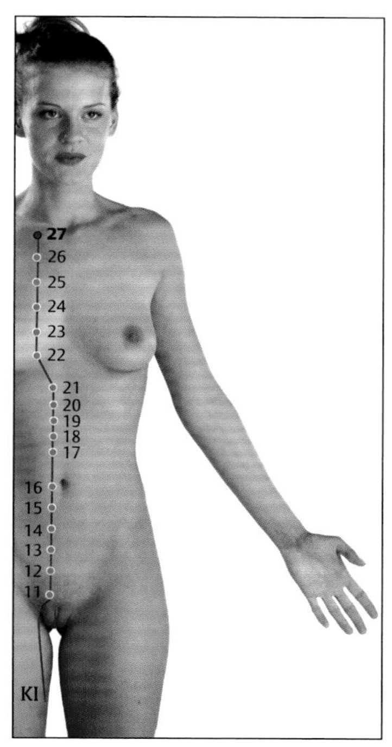


▲图 9.1　肾经的主要穴位（1）

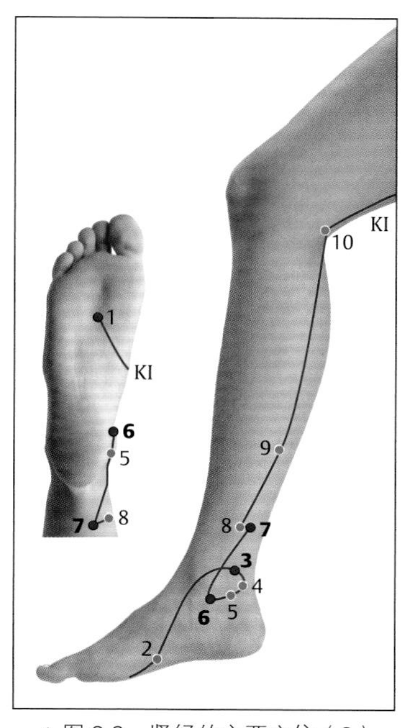


▲图 9.2　肾经的主要穴位（2）

- 肾俞：肾之背俞穴。

## 配伍关系（图 9.3）

**上下配伍：**心经—肾经，临床常用同名经配穴治疗疾病，属于“同气相求”。

**阴阳配伍：**肾经—膀胱经，临床常用表里经配穴治疗疾病，如原络配穴。

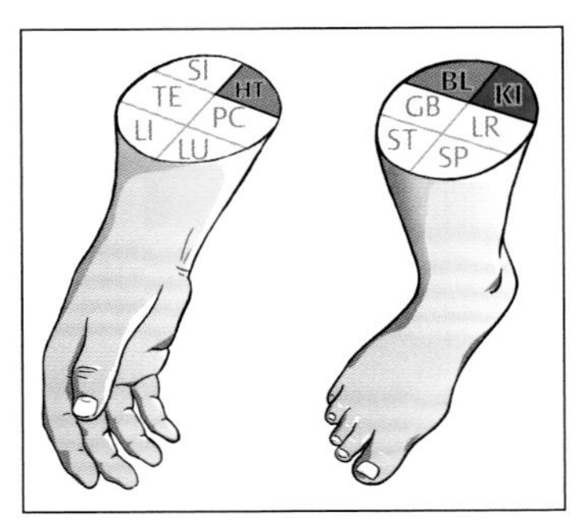


▲图 9.3 肾经的配伍关系

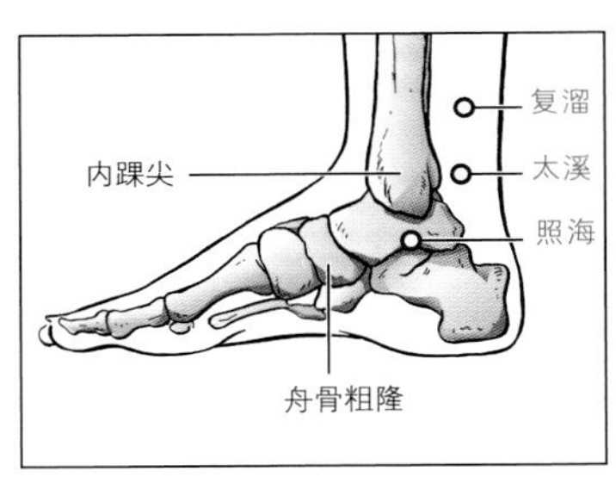


▲图 9.4 太溪

## 太溪（KI-3）

**穴名含义：**肾脉气血所注，穴处凹陷大如溪。原穴。

**定位：**内踝尖与跟腱连线的中点。

**针刺深度：**直刺，0.5~1.0 寸。

**适应证：**本穴为加强肾功能与循环的最佳穴位。适用于精神营养衰竭、勃起功能障碍、遗尿、痛经、泌尿生殖道疾病、跟腱疼痛、踝关节紊乱等。

**中医功效：**补益肾气。

## 照海（KI-6）

**穴名含义：**穴处脉气阔大如海，奇经阴跷脉的起点。八脉交会穴（通阴跷脉）。

**定位：**在内踝尖下 0.5 寸，距跟关节内距骨的支撑部位（图 9.5），与申脉同一水平。

**注意**

跟骨与距骨之间的足底韧带对稳定内踝很重要。许多本体感受器位于距跟关节附近。距跟关节功能完整，对平衡人体运动是十分重要的。

照海通于奇经阴跷脉。跷的翻译是“后跟”（跳舞的女孩）、“流动性”。阴跷脉和阳跷脉都可以调节内外侧肌肉骨骼和关节活动度，对痹证（风湿病症状）有治疗作用。

**针刺深度：**直刺，0.3~0.5 寸。

**适应证:** 泌尿生殖系统疾病，脑功能障碍，偏头痛，睡眠障碍，盗汗，外阴瘙痒，上踝关节与距跟关节功能障碍，慢性干燥综合征（尤其是眼、咽喉部黏膜干燥及皮肤干燥）。

J. Bischko：治疗精神、情志失调的要穴。

**中医功效：**滋补肾阴。

## 复溜（KI–7）

**穴名含义：**复从太溪直上而流于本穴。经穴。

**定位：**太溪穴上 2 寸，跟腱的前缘（图 9.5）。

**针刺深度:** 直刺，0.5~1.0 寸。

**适应证：**本穴为治疗泌尿生殖系统疾病的要穴。适用于慢性腰痛、淋病、缺乏动力、抑郁、身心疲惫、晨泄。

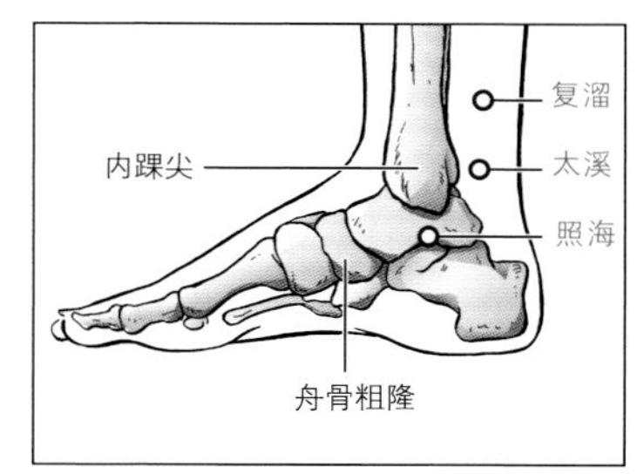


▲图 9.5　照海和复溜

**中医功效：**补肾助阳。

## 俞府（KI–27）

**穴名含义：**足少阴脉气由足至胸转输会聚于本穴。

**定位：**锁骨下，前正中线旁开 2 寸，靠近胸锁关节（图 9.6）。

**针刺深度：**直刺，0.3~0.5 寸。

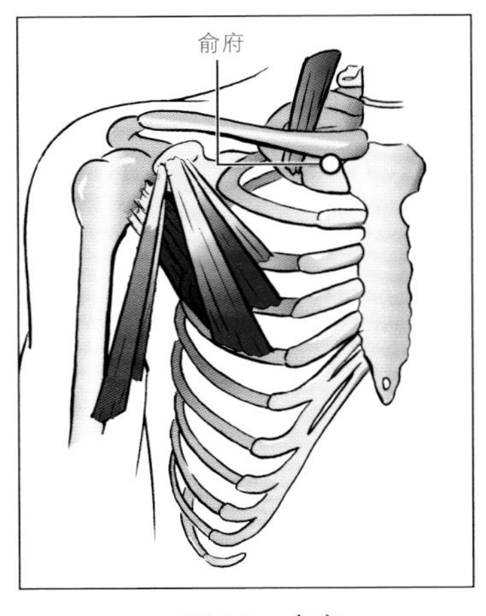


▲图 9.6　俞府

**警示**

深刺有导致气胸的危险。

**适应证：**治疗哮喘、胸痛的要穴。

**中医功效：**宽胸。

# 10. 心包经

## 主要穴位（图 10.1）

- 曲泽（PC-3）：局部疾病治疗穴。
- 内关（PC-6）：络穴，八脉交会穴（通于阴维脉）。
- 大陵（PC-7）：经穴、原穴。

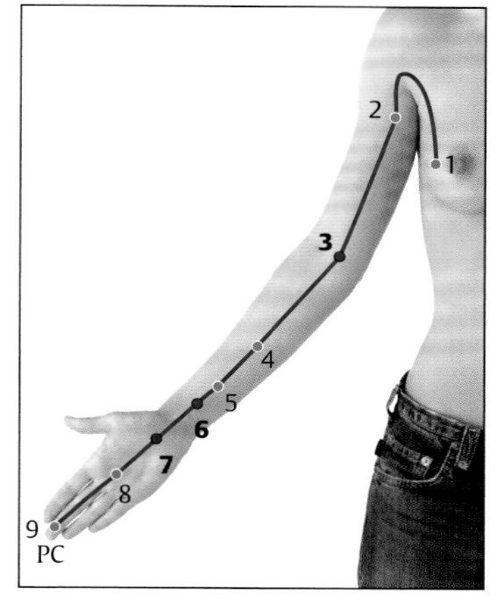

▲图 10.1 心包经的主要穴位

## 相关穴位

- 膻中：心包募穴。
- 厥阴俞：心包背俞穴。

## 配伍关系

**上下配伍：**心包经—肝经，临床常用同名经配穴治疗疾病，属于“同气相求”。

**阴阳配伍：**心包经—三焦经，临床常用表里经配穴治疗疾病，比如原络配穴。

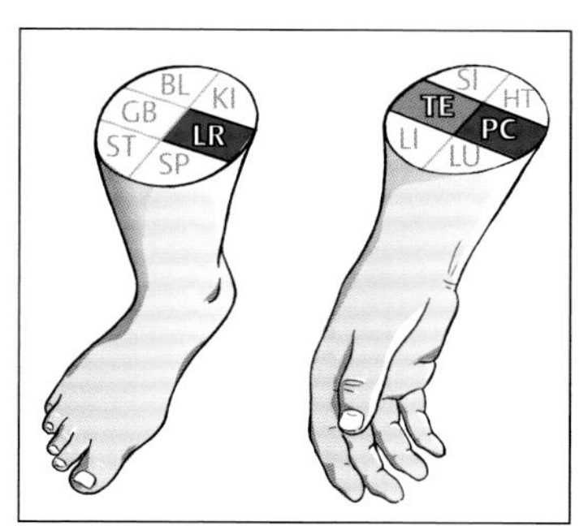

▲图 10.2 心包经的配伍关系

## 曲泽（PC-3）

**穴名含义：**脉气归聚如泽。合穴。

**定位：**在肘横纹上，肱二头肌腱尺侧（图 10.3）。

**针刺深度：**直刺，0.5~1.0 寸。

**适应证：** 心绞痛、心动过速、失眠惊恐、发热、皮疹、月经过多。

**中医功效：** 清热宁心。

## 内关（PC–6）

**穴名含义：** 经手臂内侧而当关脉之旁。络穴、八脉交会穴（通阴维脉）。

**定位：** 位于腕横纹上 2 寸，掌长肌腱与桡侧腕屈肌腱之间（图 10.4）。定位神门穴时，所选的腕横纹位于桡骨、尺骨与近列腕骨之间。近列腕骨以豌豆骨为标志，所需腕横纹邻近豌豆骨。

### 注意

为了精确定位，外关穴的取穴可采用“动态触诊”法：在桡侧腕屈肌与掌长肌之间的皮肤褶皱处向近端移动，可触及内关穴，其与外关穴相对。

**针刺深度：** 直刺，0.5 寸。

**适应证：** 本穴为治疗功能性疾病的要穴，对胸、上腹部疼痛疾病作用显著，对精神情志失调有突出的平衡作用，特别是焦虑烦躁、心脏功能问题、恶心、呕吐、呃逆等。

**中医功效：** 调节心气心血，镇静安神，通降肺胃。

## 大陵（PC–7）

**穴名含义：** 高处称“陵”，本穴在腕骨隆起处的后方。经穴、原穴。

**定位：** 在腕横纹中点，掌长肌腱与桡侧腕屈肌腱之间（图 10.3）（定位腕横纹可参照神门）。

**针刺深度：** 直刺，0.3~0.5 寸。

**适应证：**腕关节疾病，前臂疾病，功能性心脏病，烦躁焦虑等情志问题。

J. Bischko：对带状疱疹、腕部痉挛有很强的镇痛作用。

**中医功效：**调节心脏。

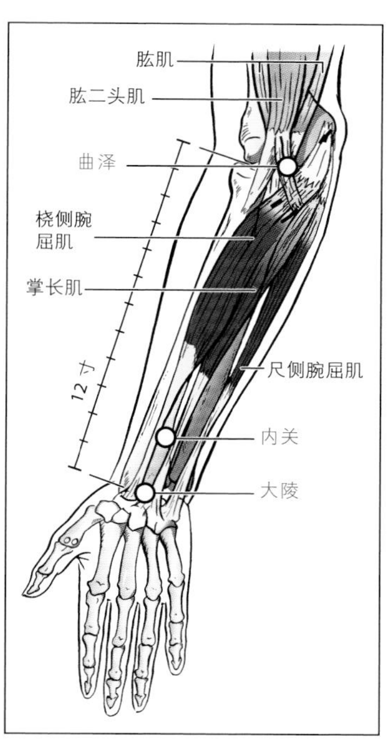


▲图 10.3　曲泽、内关和大陵（1）

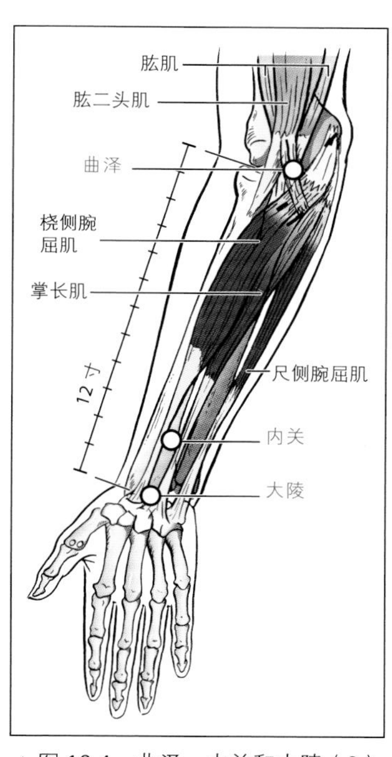


▲图 10.4　曲泽、内关和大陵（2）

# 11. 三焦经

## 主要穴位（图 11.1）

- 中渚（TE-3）：输穴。
- 阳池（TE-4）：原穴。
- 外关（TE-5）：络穴，八脉交会穴（通阳维脉）。
- 肩髎（TE-14）：局部疾病治疗穴。
- 天髎（TE-15）：局部疾病治疗穴。
- 翳风（TE-17）：局部疾病治疗穴。
- 耳门（TE-21）：局部疾病治疗穴。

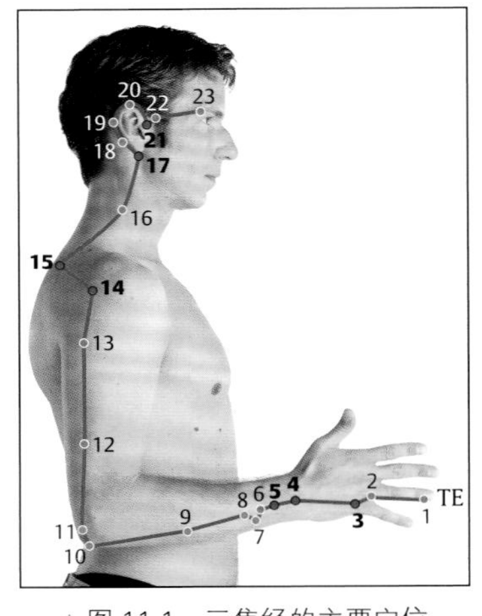

▲图 11.1　三焦经的主要穴位

## 相关穴位

- 石门：三焦募穴。
- 三焦俞：三焦背俞穴。
- 委阳：三焦下合穴。

## 配伍关系（图 11.2）

**上下配伍：**三焦经—胆经，临床常用同名经配穴治疗疾病，属于“同气相求”。

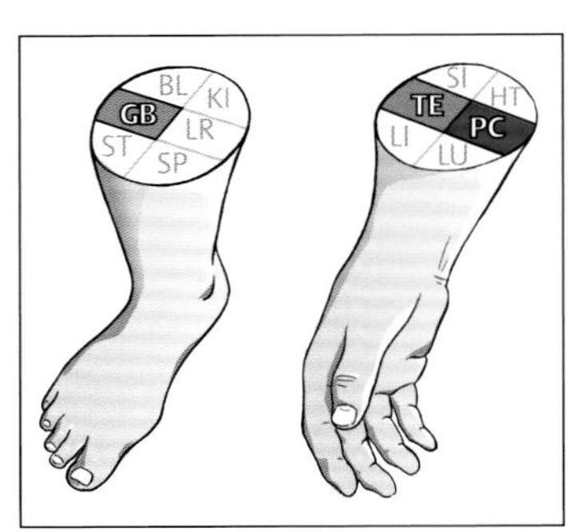

▲图 11.2　三焦经的配伍关系

**阴阳配伍：** 三焦经—心包经，临床常用表里经配穴治疗疾病。

## 中渚（TE–3）

**穴名含义：** 脉气至此输注留连，如江中逢舟。输穴。

**定位：** 在手背凹陷中，第4、5掌骨之间，靠近掌骨头（图11.3）。

**针刺深度：** 向近端斜刺，0.5~1.0寸。

**适应证：** 本穴为治疗耳病的要穴。适用于耳鸣耳聋、眩晕、头痛、上肢疼痛、麻木。

**中医功效：** 祛风清热。

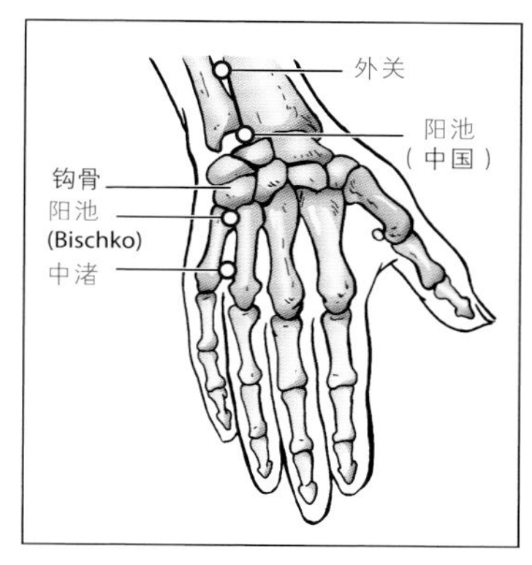


▲图 11.3　中渚

## 阳池（TE–4）

**穴名含义：** 手背腕部为阳，凹陷处如池。原穴。

**定位：** 腕背横纹中点稍偏尺侧（在桡骨尺骨与近腕骨间的关节腔），指伸肌腱尺侧缘，小指伸肌腱桡侧（图11.4）。

### 注意

找到指伸肌腱的方法很简单，即移动示、中、环3根手指，就像弹钢琴一样，在腕背屈时腕背横纹则可见。若仍不清楚，可使腕部稍微旋转，则在桡骨茎突与尺骨间近端会形成凹陷。

J. Bischko：此穴位于远端，在第4、5掌骨和腕骨间的关节腔水平。相对于中医对此穴的定位，该位置对压力更为敏感。若仍无法定位，则以压力敏感性为决定性因素。

**针刺深度：** 直刺，0.3寸。

**适应证：**腕部疾病，上肢疼痛，麻木。

H.Schmidt：在左手该穴进行艾灸有一定的刺激作用，尤其对下腹部疾病。

J. Bischko：治疗丛集性头痛（血管紧张性头痛）的要穴。

**中医功效：**祛瘀通络。

## 外关（TE–5）

**穴名含义：**穴位在外，与内关相对。络穴，八脉交会穴，通阳维脉。

**定位：**在阳池穴上 2 寸（腕背横纹中点稍偏尺侧），阳池穴与尺骨鹰嘴顶点的连线上。

### 实用技巧

外关位于前臂桡骨与尺骨之间，在阳池与尺骨鹰嘴连线上。前臂朝上（图 11.4）时，大约位于前臂伸肌的中点。正常情况下，患者仰卧时，前臂处于内旋状态，阳池与尺骨鹰嘴连线在前臂的位置偏向鹰嘴，外关位于此连线尺侧。

### 注意

用动态触诊法更容易定位外关：用示指在腕背横纹处沿桡骨与尺骨之间滑动，感到皮肤凹陷处即外关。此穴与内关位置大体相反。

**针刺深度：**直刺或向近端斜刺，0.5~1.0 寸。

**适应证：**本穴为祛除外邪的要穴，适用于头痛、颈椎病、耳病、腕部疾病、耳聋、上肢疼痛、麻木、感冒发热、皮肤湿疹等。

J. Bischko：治疗风湿性疾病的要穴。

**中医功效：**祛风清热。

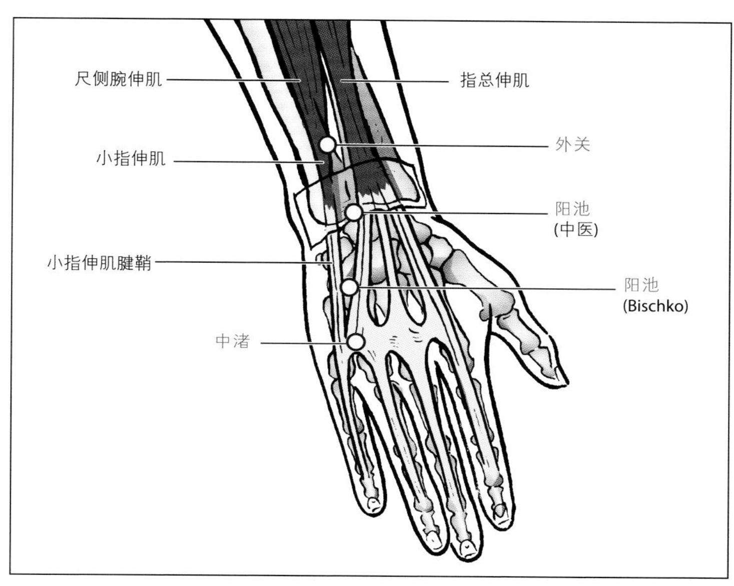


▲图 11.4　阳池和外关

## 肩髎（TE-14）

**穴名含义：**肩部骨旁之空隙。

**定位：**肩髃后方，臂外展时肩峰后下方的凹陷处（图 11.5）。

**针刺深度：**直刺或向外侧斜刺，0.5~1.0 寸。

### 注意

肩髎位于三角肌的肩峰部分和肩胛韧带部分之间。肌肉发达的患者三角肌（锁骨、肩峰、脊柱）突出，肌肉凹陷易触及。此穴位于肩峰背侧稍靠外的凹陷，肩胛韧带部分在肩胛骨的侧面方向移动可以较容易地定位。

**适应证：**肩部疼痛；重要的局部穴位。

**中医功效：**祛瘀通络。

## 天髎（TE–15）

**穴名含义：**肩胛骨上方的空隙。

**定位：**肩井外 1 寸，在肩井与曲垣之间，肩胛上角处（图 11.6）。

定位肩井：位于第 7 颈椎棘突下缘与肩峰之间。

定位曲垣：位于第 2 胸椎棘突下缘与臑俞之间，腋后纹延伸处（肩胛骨正上方）。

**针刺深度：**直刺，0.5~0.8 寸。

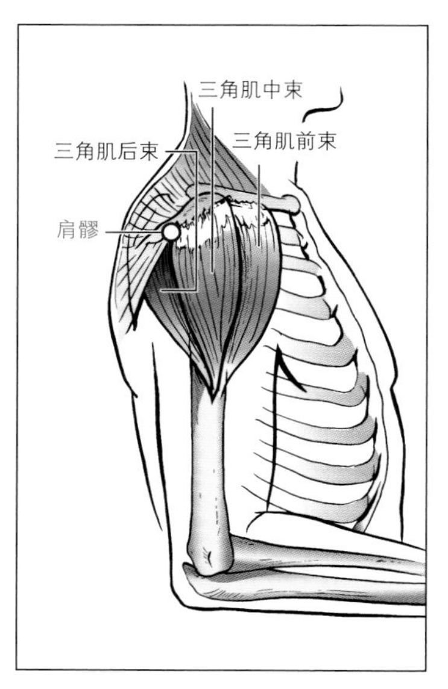

▲图 11.5　肩髎

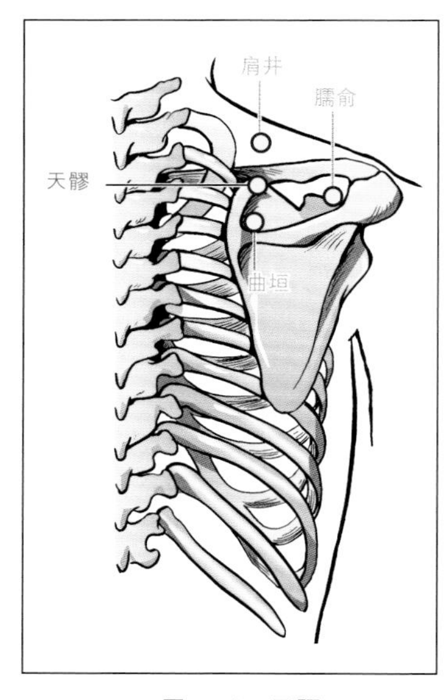

▲图 11.6　天髎

**警示**

针刺有导致气胸的危险。

**注意**

定位第 7 颈椎的信息，参见肩井。

**适应证：**头痛，颈椎病，斜颈。

J. Bischko：治疗上肢疾病的要穴。

**中医功效：**祛瘀通络。

## 翳风（TE-17）

**穴名含义：**犹云翳处之风穴。

**定位：**位于耳垂后方，下颌骨与乳突之间（图 11.7）。

**实用技巧**

翳风穴邻近面神经。面神经经茎乳孔出颅，深刺可伤及此神经。

**针刺深度：**直刺或向前方斜刺，0.5~1.0 寸。

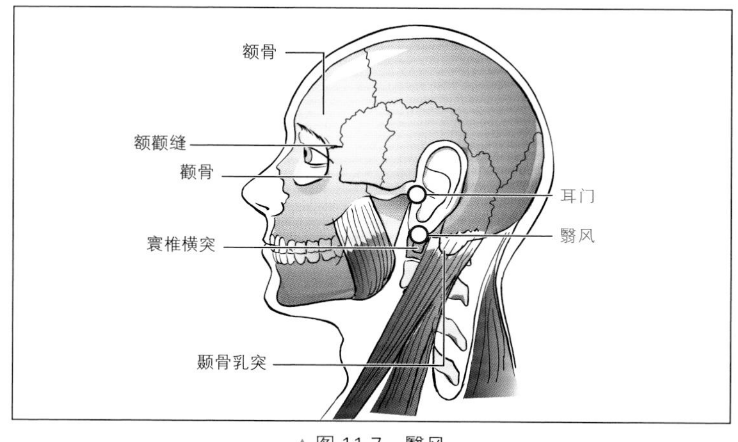


▲图 11.7　翳风

**注意**

针刺本穴时针尖的位置非常接近寰椎横突，通常在下颌骨与乳突间很容易触摸，这就解释了此穴对寰枕关节的作用（图11.7）。此外，本穴邻近椎动脉，因此应向前方斜刺。

**适应证：**耳鸣，耳聋，头痛，三叉神经痛，面神经痛，面瘫，痉挛；寰枕关节影响整个身体，作为外周平衡器官对机体有重要意义。

**中医功效：**祛风清热。

## 耳门（TE–21）

**穴名含义：**耳之门户。

**定位：**听宫穴上，屏上切迹的前方，下颌骨髁突的后缘（图11.7和图11.8）。

**针刺深度：**直刺，0.5寸；在尾部皮下注射。

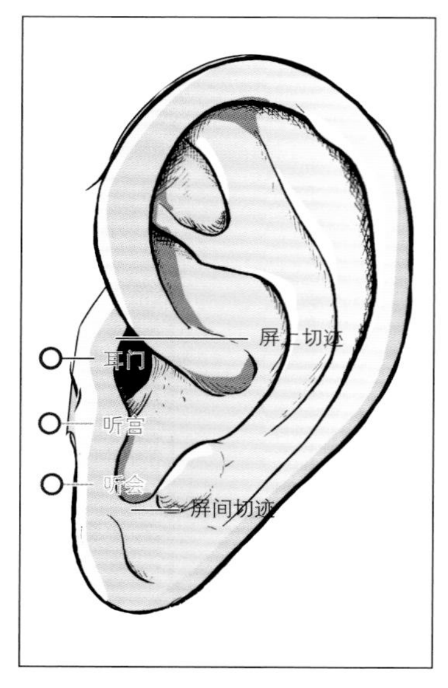

▲图11.8　耳门

**注意**

嘱患者微张口，使颞下颌关节向前方轻微移动，然后刺入，否则有损伤关节的风险（针刺深度约0.5寸）。刺入后，使患者闭口。另外，可向听宫与听会方向皮下进针。稍深刺可增强耳门的功效（听宫与听会的适应证与耳门相同）。

### 实用技巧

耳门邻近颞浅动脉，为防止刺伤动脉，可在针刺前先触诊该动脉。

**适应证：**耳病，牙病，牙痛，头痛。

**中医功效：**祛风聪耳。

# 12. 胆经（图 12.1，图 12.2）

## 主要穴位

- 听会（GB–2）：局部疾病治疗穴。
- 率谷（GB–8）：局部疾病治疗穴。
- 阳白（GB–14）：局部疾病治疗穴。
- 风池（GB–20）：治风要穴。
- 肩井（GB–21）：局部疾病治疗穴。
- 环跳（GB–30）：局部疾病治疗穴。
- 阳陵泉（GB–34）：胆下合穴，筋会。
- 悬钟（GB–39）：髓会。
- 足临泣（GB–41）：八脉交会穴（通带脉）。

## 相关穴位

- 日月：胆募穴。
- 胆俞：胆背俞穴。
- 阳陵泉：胆下合穴。

## 配伍关系（图 12.3）

**上下配伍：**三焦经—胆经，临床常用同名经配穴治疗疾病，属于“同气相求”。

**阴阳配伍：**胆经—肝经，临床常用表里经配穴治疗疾病。

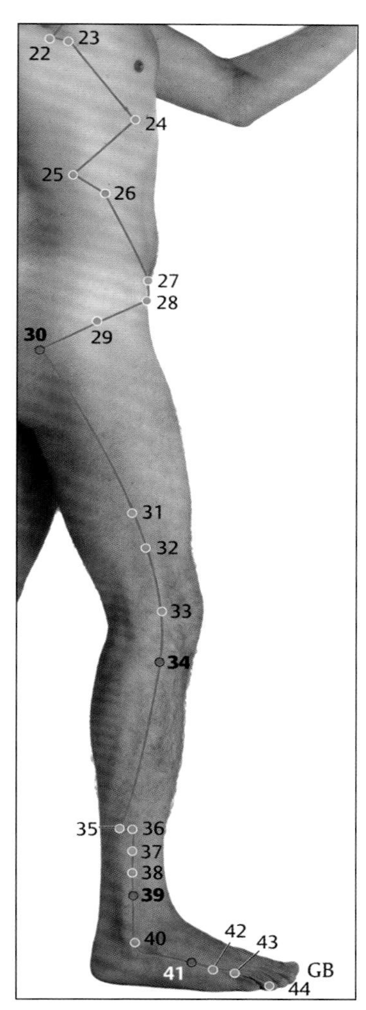


▲图 12.1 胆经的主要穴位（1）

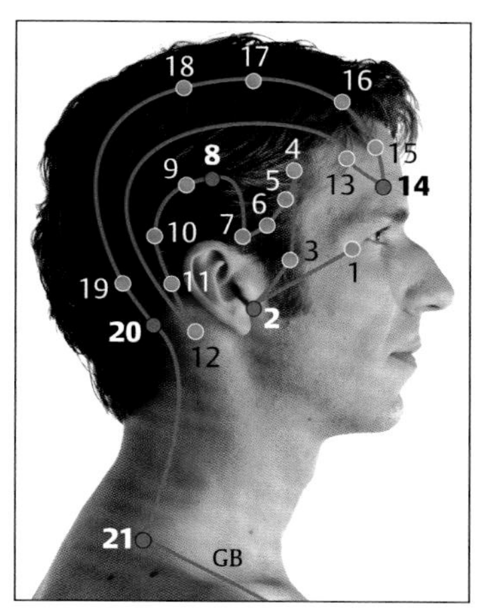


▲图 12.2 胆经的主要穴位（2）

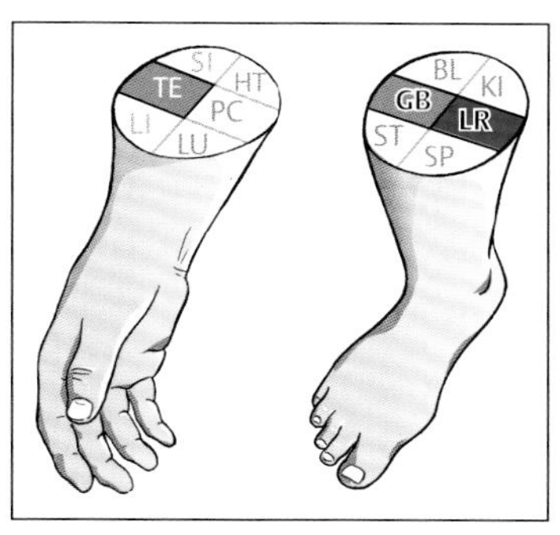


▲图 12.3 胆经的配伍关系

## 听会（GB–2）

**穴名含义：**耳部脉气之聚会。

**定位：**在耳屏间切迹前，听宫穴（张口时在耳屏前凹陷）的下面，下颌骨髁突后缘的前缘（图 12.4）。

### 注意

进针时嘱患者张口，可使颞下颌关节向前略微移动，防止损伤关节（进针 0.5 寸）。进针后患者闭口。

对于耳部疾病，耳门穴、听宫穴和听会穴可一针三透，进针时由耳门穴皮下进入向后方推进，直到抵达听会穴。

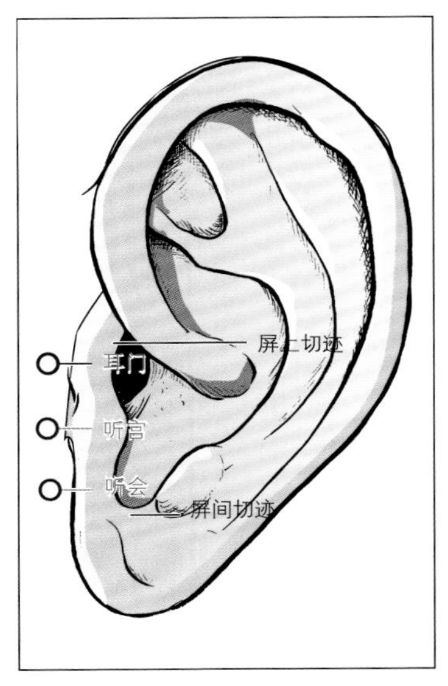

▲图 12.4　听会

### 实用技巧

听会穴位于颞浅动脉附近。为避免穿刺血管，在针刺前触摸脉搏。

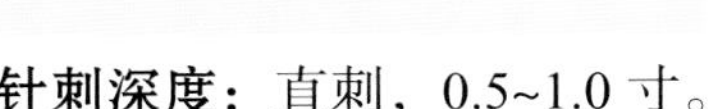

**针刺深度：** 直刺，0.5~1.0 寸。

**适应证：** 颌骨腺瘤，偏头痛，耳鸣，牙痛。

**中医功效：** 祛风通窍。

## 率谷（GB–8）

**穴名含义：** 全身以“谷”命名的各穴均在肢体，仅率谷高居头上，犹如诸穴之表率。

**定　位：** 耳尖上 1.5 寸（图 12.5）。

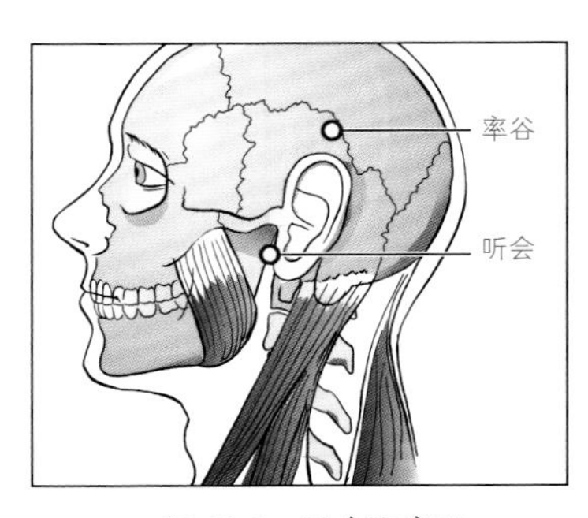

▲图 12.5　听会和率谷

**针刺深度：** 向疼痛部位斜刺，0.3~0.5 寸。

**适应证：** 顶叶和颞部头痛。

J.Bischko：针刺双侧率谷和百会可引起头部经气流动，垂直流动由针刺印堂、风府、百会激发。

**中医功效：**补益耳窍。

## 阳白（GB–14）

**穴名含义：**头之阳部，胏之候也。

**定位：**眉中上 1 寸，直视时瞳孔直上（图 12.6）。眉间（印堂）至前发际的正中为 3 寸，阳白位于中、下 1/3 交界处。

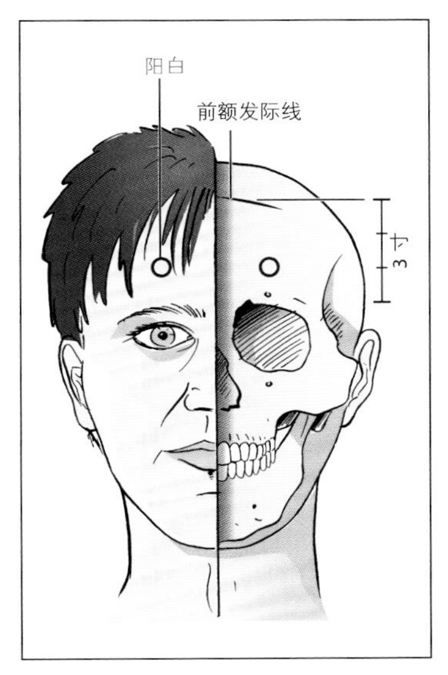


▲图 12.6　阳白

### 注意

在秃发情况下，原来发际线的边界可以用皱眉来明确。

**针刺深度：**沿皮向疼痛部位（功能紊乱部位）斜刺，0.3~0.5 寸。

**适应证：**头痛，三叉神经痛，鼻窦，视觉障碍。

阳白对胆囊区域紊乱的压力特别敏感（明显的扳机点）。

阳白、风池和率谷组合，改善头部经气流动。

J. Bischko: 胆囊疾病测试点。

**中医功效：**明目。

## 风池（GB–20）

**穴名含义：**风邪易于留连，为治风之所。

**定位：**在枕骨下部，胸锁乳突肌和斜方肌之间的凹陷处（图

12.7）。于寰椎横突区枕部与寰椎之间的水平处针刺，经头夹肌，然后穿过头半棘肌，定位于头上、下斜肌。

**针刺深度:** 向对侧眼窝或对侧上切牙区方向直刺，约1寸（视头部位置而定）。

**注意**

椎动脉在其深4 cm处（经常更深）。因为需要得气，风池穴经常要求深刺，但对较瘦的人针刺不应该超过2 cm。

**适应证:** 所有症状类似风证表现——突发并有不同的位置和强度（如颈椎综合征、面瘫、耳鸣、结膜炎、过敏、流感等）。

J. Bischko：治疗风证和交感神经系统疾病。对于所有的功能失调，我们都能发现交感神经系统的过度反应（如高血压、耳鸣、眩晕、营养失调、流感或其他感染）、身体紧张（影响身体的整体张力，如偏头痛、紧张性头痛、经前综合征、痛经，

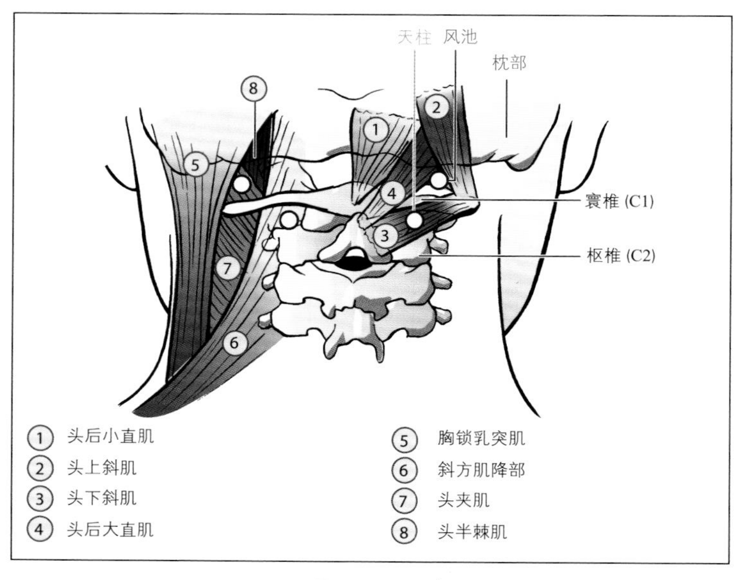


▲图 12.7　风池

以及眩晕和失衡等）。

该穴位经常与天柱结合使用，作为副交感神经系统的控制点（J. Blschko）。

该穴定位解释了风池是如何通过反射对颈部肌肉张力和头颈部关节活动受限产生积极影响的。

- 自主调节（与自主中枢有神经连接）。
- 身体整体张力（通过影响控制整体张力的伽马系统）。
- 调节平衡（尤其是上颈椎）。

头关节区域的寸点可以解释上述迹象，也为 J. Bischko 的术语“交感神经系统的控制点”（天柱）提供了一种解释。

**中医功效：**疏风清热，平肝潜阳，醒神开窍。

## 肩井（GB–21）

**穴名含义：**在肩部正中凹陷如井之处。

**定位：**当第 7 颈椎和肩峰连线的中间，在乳中背侧垂直延伸线上（图 12.8）。

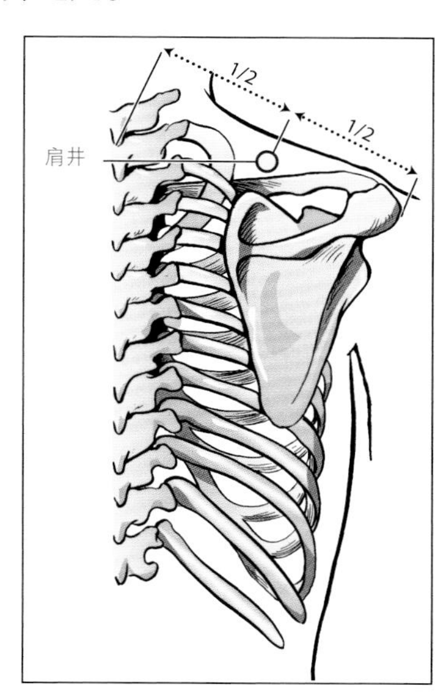

▲图 12.8　肩井

### 注意

如何定位第 7 颈椎呢？颈椎的第一个棘突头后伸时不向前方滑动。在触诊过程中，在前屈时首先触及最突出的棘突（可能是第 7 颈椎），用指尖标记。如果头向后伸，手指位置不动，你定位的位置是第 7 颈椎；如果手指向上移动，那你定位的是第 6 颈椎，依次类推。另一种方法是用两根手指进行检查：一根手指放在假定的第 6 颈椎棘突上，另一只手放在第 7 颈椎棘突；当头向后伸时，我们可以感觉到上位棘突的腹侧滑动和两个棘突相互靠近。

**针刺深度：**直刺，0.5~1.0 寸；干针疗法。

**警示**

在第一肋间隙深刺可致气胸。

**适应证：**肩颈部疼痛，头痛；促进分娩，胎盘滞留，泌乳障碍，乳腺炎。肩井也是常见的扳机点。

**中医功效：**疏通经络，松解肌筋。

## 环跳（GB–30）

**穴名含义：**能治环而难跳之腿病。

**定位：**髋关节外侧，在股骨大转子和骶管裂孔之间的连接线上的中、外 1/3 交界处（图 12.9）。中医针刺环跳时往往要求受针者选择侧卧，治疗侧下肢取屈髋屈膝位，另一侧下肢取伸展位。

**针刺深度：**直刺，1.5~3.0 寸。

**适应证：**腰痛，坐骨神经综合征，下肢麻痹，髋关节疼痛。

**中医功效：**疏经通络。

## 阳陵泉（GB–34）

**穴名含义：**脉气从膝下外侧腧穴流出。胆下合穴，筋会。

**定位：**在腓骨小头前下方的凹陷处（图 12.10）。

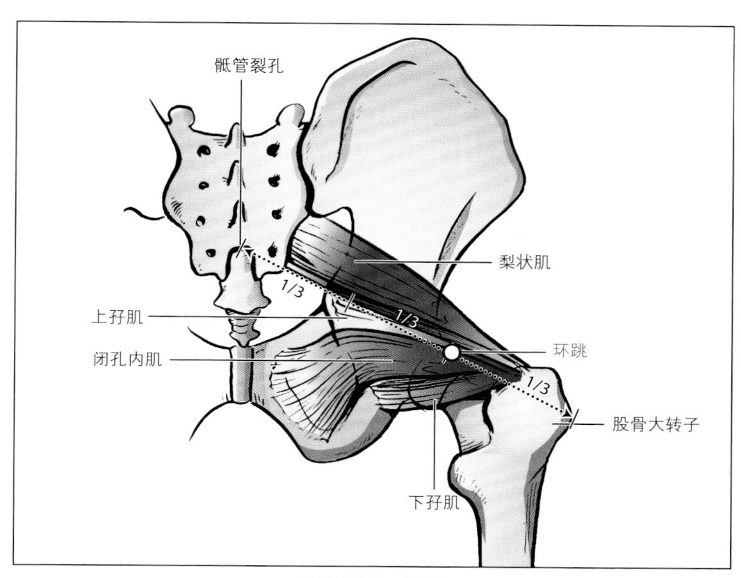


▲图 12.9　环跳

## 注意

要找到这个穴位，首先要在裤缝区域寻找腓骨小头。然后用示指和中指夹住腓骨头，两根手指向下滑动，阳陵泉位于示指下方、腓骨头的正下方。向骨间膜的方向针刺，即胫骨和腓骨之间。因为股二头肌止于腓骨头，所以当膝关节屈曲时，可沿股二头肌明显的肌腱轨迹找到腓骨头。

## 实用技巧

针刺该穴可刺激腓深神经的深层纤维；如果腓总神经位于高处，有刺穿腓总神经的风险。

**针刺深度：**向胫腓骨间的骨间膜斜刺，1~2 寸。

**适应证：**肌痛，膝痛，髋部疼痛，下肢疼痛，下肢轻瘫，耳鸣，头晕，高血压。

**中医功效：**濡养筋骨，疏肝理气。

## 悬钟（GB–39）

**穴名含义：**穴效如悬挂之钟。髓会。

**定位：**在腓骨前缘，外踝最高点上 3 寸（图 12.11）。中医针灸疗法有时根据触诊压力敏感度把悬钟定位于腓骨后缘。

**针刺深度：**直刺，0.5~2.0 寸。

**适应证：**急性斜颈，头痛（实证），颈椎综合征。

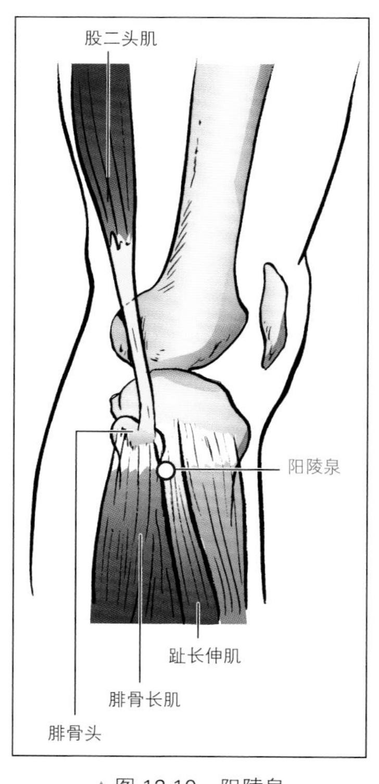


▲图 12.10　阳陵泉

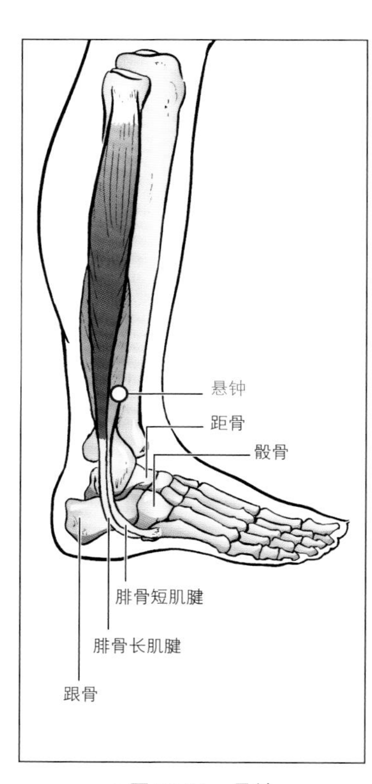


▲图 12.11　悬钟

**注意**

悬钟作为足三阳经的大穴，影响三条经络的功能，这也解释了其对前屈、后屈、侧屈和旋转的复合运动障碍有特殊的良好效果。例如，悬钟可用于治疗急性斜颈和肋间神经痛。

**中医功效：** 填精益髓。

## 足临泣（GB–41）

**穴名含义：** 足部明目止泪之穴。八脉交会穴（通带脉）。

**定位：** 位于第四、第五的跖骨底部交会处，趾长伸肌肌腱的外侧，向小脚趾方向偏移（图12.12）。

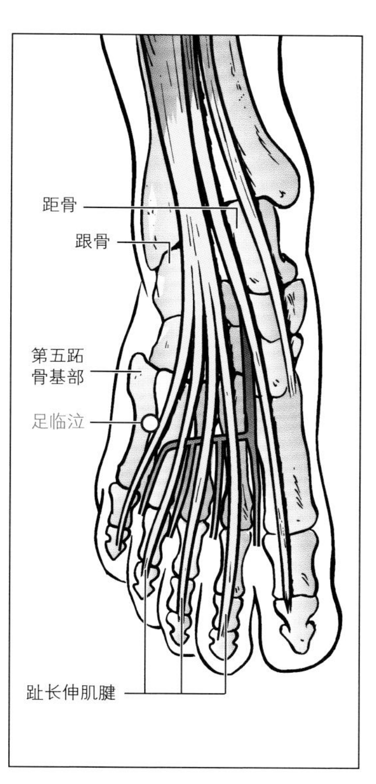


▲图 12.12 足临泣

**注意**

找到第五跖骨基底的最准确的办法是从第五跖骨外缘这一清晰可触的基底开始从远端向近端触诊。沿着第 4 趾和第 5 趾之间的延长线的内侧继续触诊，有很明显压敏感的地方即是该穴。

**针刺深度：** 直刺，0.3~0.5 寸。

**适应证：** 偏头痛，关节痛，头、胸、腹外侧区疼痛，乳腺炎，腰腿痛综合征。

**中医功效：** 疏肝清热祛湿。

# 13. 肝经

## 主要穴位（图 13.1）

- 行间（LR-2）：荥穴。
- 太冲（LR-3）：原穴
- 章门（LR-13）：脾募穴，脏会。
- 期门（LR-14）：肝募穴。

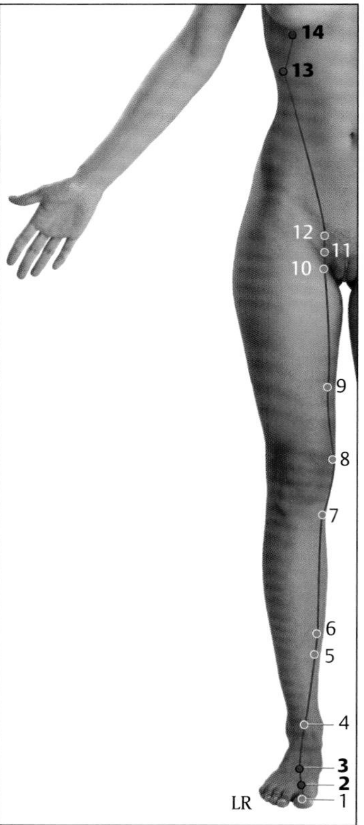


▲图 13.1　肝经的主要穴位

## 相关穴位

- 期门：肝募穴。
- 肝俞：肝背俞穴。

## 配伍关系（图 13.2）

**上下配伍：**心包经—肝经，临床常用同名经配穴治疗疾病，属于“同气相求”。

**阴阳配伍：**肝经—胆经，临床常用表里经配穴治疗疾病，比如原络配穴。

## 行间（LR-2）

**穴名含义：**穴当第一、二跖趾关节之间的间隙中，脉气所过之处。荥穴。

**定位：**第 1、2 趾间趾蹼缘近端（图 13.3）。

**针刺深度：**直刺，0.5~1.0 寸。

**适应证：**痉挛性疼痛（特别是妇科疾病），头痛，青光眼，下肢疼痛和轻瘫，胸痛，眩晕，耳鸣，睡眠障碍。

**中医功效：**清热泻火（急性实证），清热凉血。

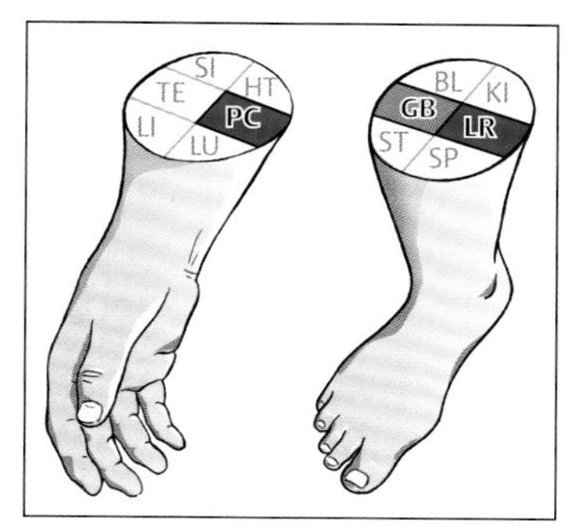


▲图 13.2　肝经的配伍关系

## 太冲（LR–3）

**穴名含义：**脉气盛大之处。原穴。

**定位：**位于第一、二跖骨间的近端角，两骨基底部互相接近之处，即跖骨底结合部前方的凹陷中（图 13.3）。

**针刺深度：**直刺，0.5~1.0 寸；也可在稍偏内。

**适应证：**解痉（配合合谷），头颈痛，便秘，腹泻，高血压，眩晕，眼疾。是治疗肝胆疾病及泌尿生殖系统疾病的要穴。

**中医功效：**行气化瘀，清肝胆热，镇静安神。

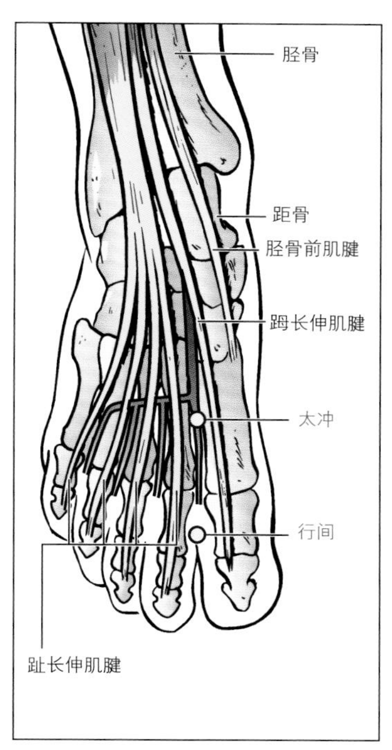


▲图 13.3　行间和太冲

## 章门（LR–13）

**穴名含义：**如同内脏的屏障、门户。脾募穴，八会穴之脏会。

**定位：**在腹外侧，第 11 肋骨的游离端（图 13.4）。

**针刺深度：**斜刺，0.5 寸。

**适应证：**肝胆疾病，消化系统疾病，代谢紊乱，呕吐。

**中医功效：**健脾。

## 期门（LR–14）

**穴名含义：**两侧季胁如敞开之门户。募穴。

**定位：**位于乳中线，乳头下方的第 6 肋间隙（图 13.4）。

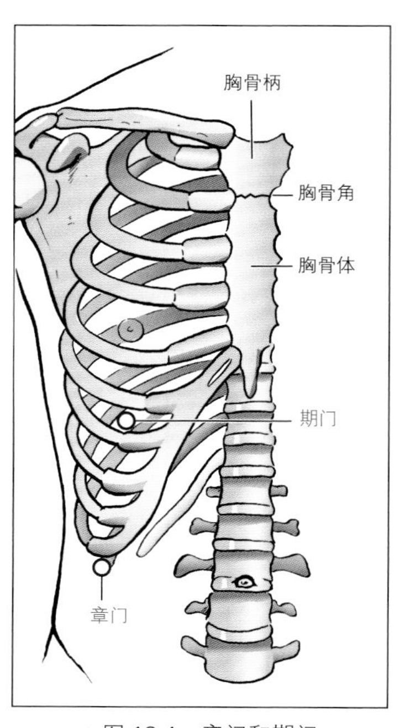


▲图 13.4　章门和期门

### 注意

如何定位肋间隙：找到胸骨柄与胸骨体的交界处，其外侧是第二肋，下面是第二肋间隙。

**针刺深度：**斜刺，0.5 寸。

**适应证：**肝病，消化系统疾病，肋间神经痛，眩晕。

**中医功效：**疏肝解郁。

# 14. 任脉

## 主要穴位（图 14.1）

- 中极（CV-3）：膀胱经募穴。
- 关元（CV-4）：小肠经募穴。
- 气海（CV-6）：常用补益穴。
- 关元（CV-8）：常用补益穴。
- 中脘（CV-12）：胃募穴，腑会。
- 膻中（CV-17）：心包募穴，气会。
- 天突（CV-22）：局部疾病治疗穴。
- 承浆（CV-24）：局部疾病治疗穴。

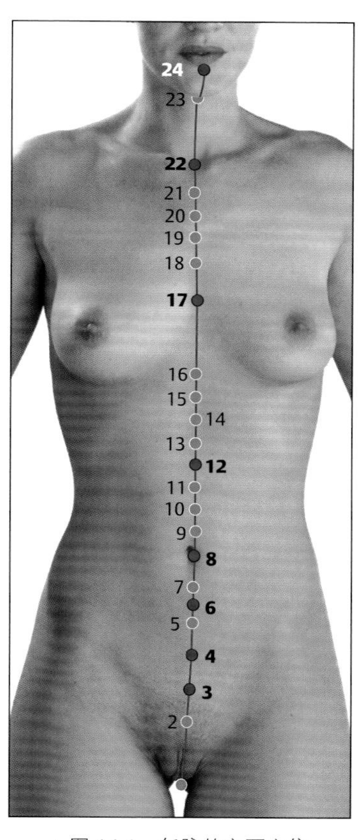


▲图 14.1　任脉的主要穴位

## 相关穴位

- 列缺：八脉交会穴，通任脉。

## 中极（Cv–3）

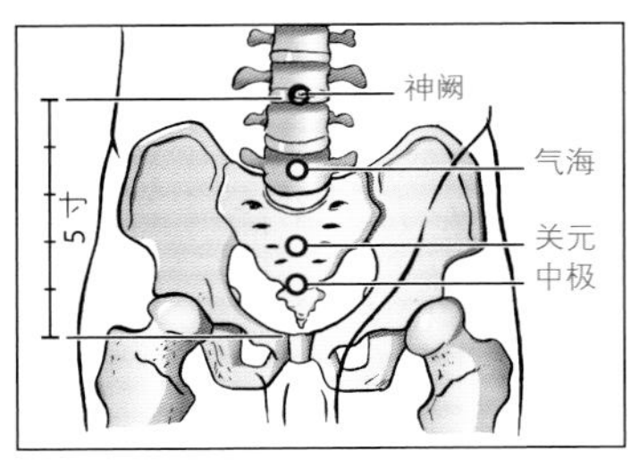

▲图 14.2 中极

**穴名含义：**本穴位于人体身长之中点处。膀胱经募穴。

**定位：**耻骨联合上缘的中部上 1 寸（图 14.2）。

**注意**

当用“寸”作为腹部的测量单位，耻骨联合上缘到脐的距离为 5 寸。这是度量腹部长度的唯一方法，不同于常用的拇指同身寸法。

**针刺深度：**直刺 1~1.5 寸。

**适应证：**泌尿生殖系统疾病，尿失禁，月经病（如痛经、闭经、月经失调），女性不孕，白带异常，产后出血，外阴疼痛或瘙痒，勃起功能障碍，早泄。

**中医功效：**调理滋养肾和膀胱。

## 关元（Cv–4）

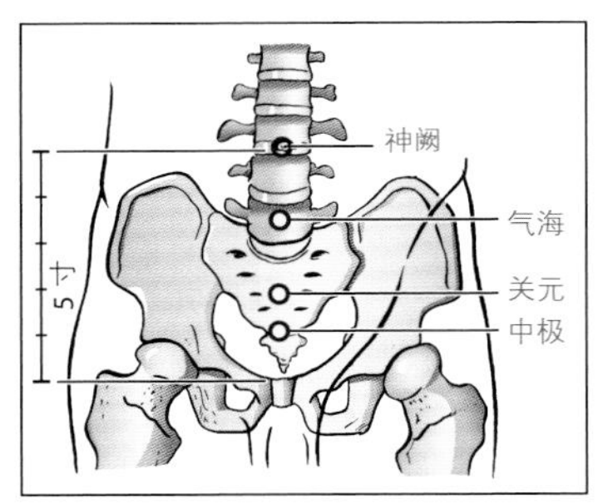

▲图 14.3 关元和气海

**穴名含义：**阴阳元气交会。小肠经募穴。

**定位：**耻骨联合边缘的中部上 2 寸（为了精确定位，参见中极；图 14.3）。

**注意**

关元是足三阴经内部循行的交会穴，这解释了该穴为何多用于治疗妇科和泌尿生殖系统疾病，类似三阴交（是足三阴经循行于外的交汇点）。

**针刺深度：**直刺，1.0~1.5 寸。

**适应证：**是治疗泌尿生殖系统和妇科疾病的要穴，用于治疗神疲乏力、腹痛、产后出血。

König Wancura：认为关元加三阴交是泌尿生殖道疾病的基础配穴。

**中医功效：**滋养肾脏元气。

## 气海（Cv–6）

**穴名含义：**元气汇聚之处。

**定位：**肚脐下 1.5 寸，精确定位可参见中极穴（图 14.3）。

**针刺深度：**直刺，1.0~1.5 寸。

**适应证：**是调理情绪、缓解心理和身体上疲惫的最佳补益穴位，常用于艾灸。治疗疲乏无力、血供失调、勃起功能障碍。

**中医功效：**（配合艾灸）充养阳气，调和气血。

## 神阙（Cv–8）

**穴名含义：**本穴位于脐中，胎儿之精气神有赖母亲脐带血之供应。

**定位：**肚脐（图 14.4）。

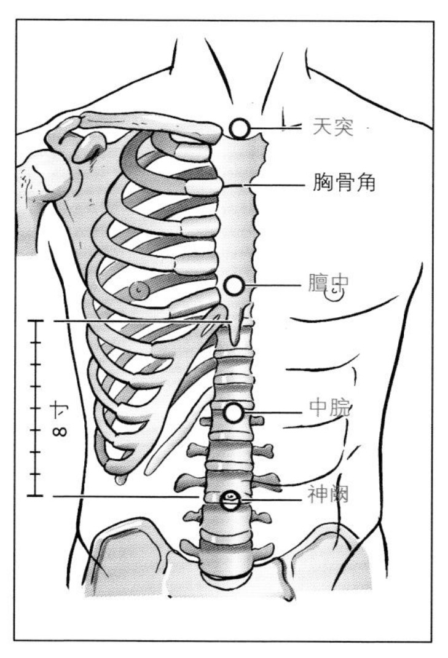


▲图 14.4　神阙和中脘

### 注意

通过脐灸即在肚脐填塞姜盐配合艾灸（三种阳性物质），可改善神疲乏力。

**适应证：**禁针，常用艾灸补益。

**中医功效：**配合艾灸，可温阳补气。

## 中脘（Cv–12）

**穴名含义：**本穴位于胃脘中部。胃募穴，腑会。

**定位：**在剑突基部与肚脐连线的中点（图 14.4）。

### 注意

与下腹部一样，上腹部的点在定位时以剑突（肋弓交点）与肚脐之间的距离为 8 寸作为参考。这是避免腹围差异的唯一方法。

**针刺深度：**直刺，1.0~1.5 寸。

**适应证：**为所有胃肠道疾病的特效穴。治疗胃炎、胃溃疡、十二指肠溃疡、腹胀、胃胀、胃心综合征、恶心、呕吐、睡眠障碍。

**中医功效：**健脾和胃理气。

## 膻中（Cv–17）

**穴名含义：**本穴向内正应心包外腔。心包募穴，气会。

**定位：**位于乳头水平的中线上，平第 4 肋间隙（图 14.5）。

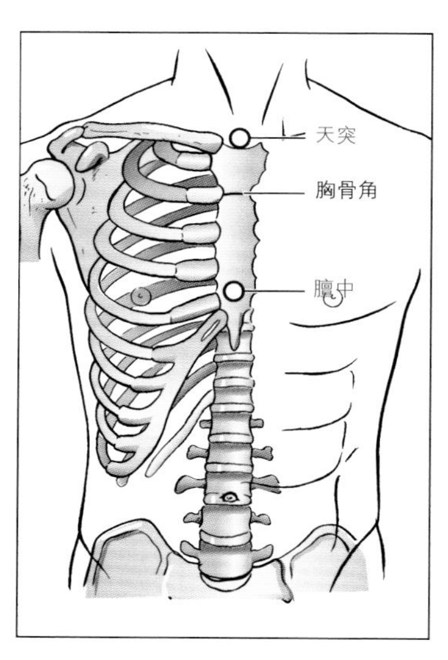


▲图 14.5　膻中和天突

### 注意

胸骨柄上缘与剑突基部之间的距离为 9 寸。然而，胸腹部的定位通常通过确定肋间隙的方法来进行。

**针刺深度：**沿皮下向剑突尖端的尾端方向或向乳头的侧面

方向平刺，0.3~0.5 寸。

**注意**

在解剖学上，膻中区域的胸骨板可能很薄（由于胚胎发育期间胸骨骨化紊乱造成），甚至可能有孔隙出现，这就造成了刺破心包或心脏的危险。在 8%~10% 的人胸骨中发现或多或少地存在高度发达的骨孔。薄的骨膜或结缔组织膜可使触诊不明显。皮肤表面距离胸骨只有 12~22 mm。因此，针刺方向应严格控制为切向。

对于第 4 肋间的触诊，建议首先寻找胸骨角（在胸骨柄和胸骨体间的明显过渡），其外侧是第 2 肋骨，下面是第 2 肋间。

**适应证：**急、慢性呼吸紊乱，支气管哮喘，支气管炎，呼吸困难，胸痛，功能性心脏病，胸闷。

**中医功效：**宽胸理气，降逆肺胃。

## 天突（Cv-22）

**穴名含义：**本穴位于胸骨上窝正中，内为喉咙，通于鼻，呼吸自然之气。

**定位：**在胸骨颈静脉切迹的中部，胸锁连接部水平（图 14.5）。

**针刺方法：**根据中医文献，对于急性哮喘发作，应深刺天突。

**针刺深度：**胸骨后刺，0.5~1.0 寸。

**适应证：**支气管哮喘，单纯性呃逆，梅核气，声音嘶哑。

**警示**

不可深刺，尤其对感染患者，有发生纵隔炎的危险。

**中医功效：**利咽强音，降逆肺气。

## 承浆（CV–24）

**穴名含义：**承接津液。

**定位：**下颌中线最深处，在颏唇皱褶的中间（图 14.6）。

### 注意

如果进行针刺是为了减轻咽反射（如在内镜检查或拔牙时），建议用非常短的针。如果在针柄处弯成直角，在检查时可以保持原位。

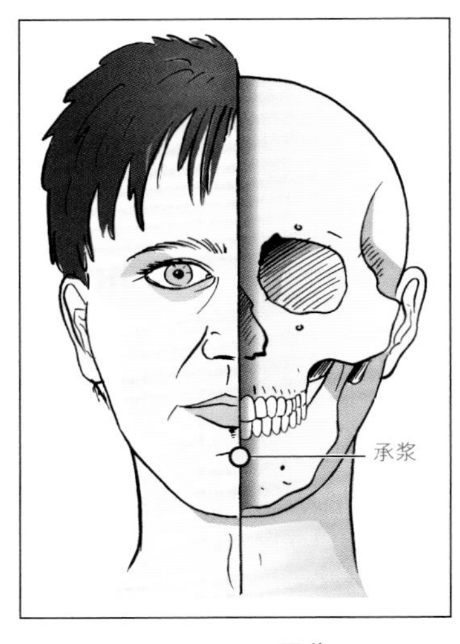

▲图 14.6　承浆

**针刺深度：**直刺，0.2~0.3 寸。

**适应证：**面部疼痛，牙痛，面瘫，三叉神经痛，流涎，面肌痉挛，减少内镜检查的咽反射，以及牙科手术（采取铸造）。

**中医功效：**祛内外风。

# 15. 督脉

## 主要穴位（图 15.1 和图 15.2）

- 命门（GV–4）：常用补益穴。
- 大椎（GV–14）：诸阳经之交会穴。
- 哑门（GV–15）：局部疾病治疗穴。
- 风府（GV–16）：局部疾病治疗穴。
- 百会（GV–20）：局部疾病治疗穴。
- 水沟（GV–26）：急救要穴，局部疾病治疗穴。

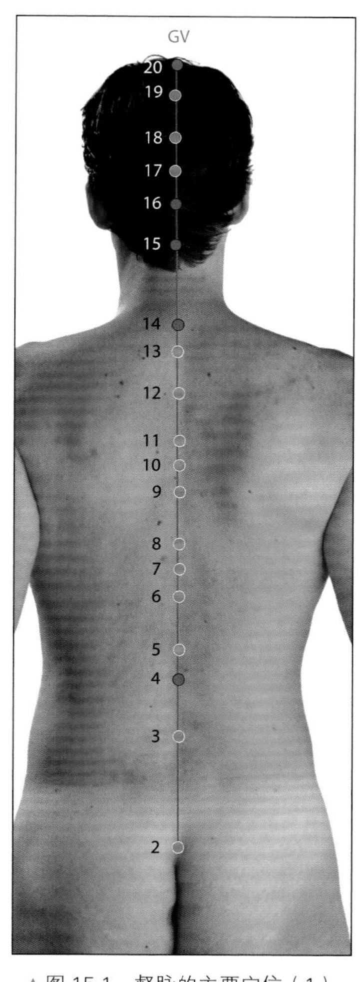

▲图 15.1　督脉的主要穴位（1）

## 相关穴位

后溪：八脉交会穴，通督脉。

## 命门（GV–4）

**穴名含义：**生命之门。

**定位：**第 2 腰椎棘突下方（图 15.3）。命门与肾俞在同一水平。肾经的部分分支在这里交会，因此同时针刺肾俞提高了命门的功效。

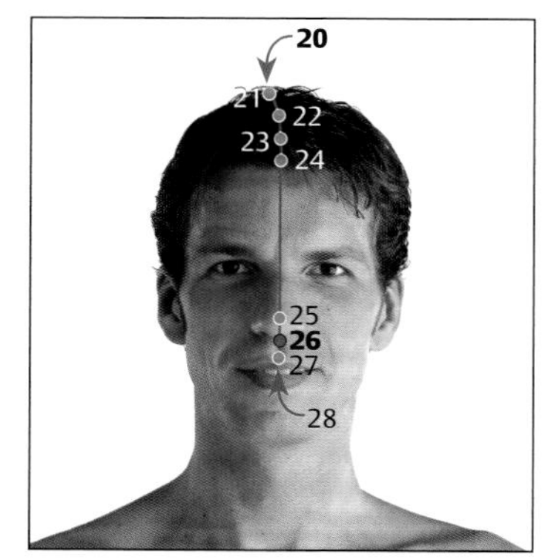


▲图 15.2 督脉的主要穴位（2）

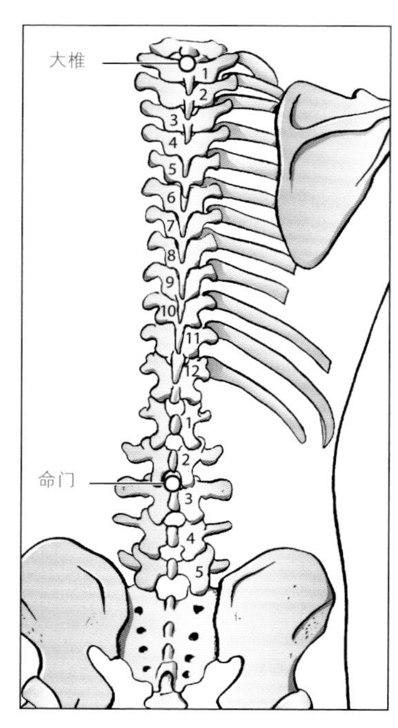


▲图 15.3 命门

## 附加信息

曾有文献报道因为沿着脊柱方向针刺过深导致的脊髓损伤的罕见病例。如果针以上述方向刺入，深度应该不超过 1 寸。应直刺或向尾骨方向斜刺。

## 注意

命门和肾俞对肾脏和膀胱都有调理作用，多用于治疗怕冷、无力、肾虚。对于并发腰痛的患者，建议在腰部背俞行针刺或艾灸。若本穴对压力敏感，附加针刺或艾灸志室（肾俞旁开 1.5 寸）也是一种选择。除了针刺肾俞和志室，也可采用艾灸或热敷，如选择气味中性的膏药贴敷。

**针刺深度：**直刺或向尾端斜刺，0.5~1.0 寸。

**适应证：**补阳特效穴。尤其适用于肾阳虚腰痛、泌尿生殖系统疾病、耳鸣头痛。

**中医功效：**充养肾脏及元气、精血、阴液。

## 大椎（GV–14）

**穴名含义：**第 7 颈椎为颈背椎骨之最大者。

**定位：**第 7 颈椎棘突下方（图 15.4）。

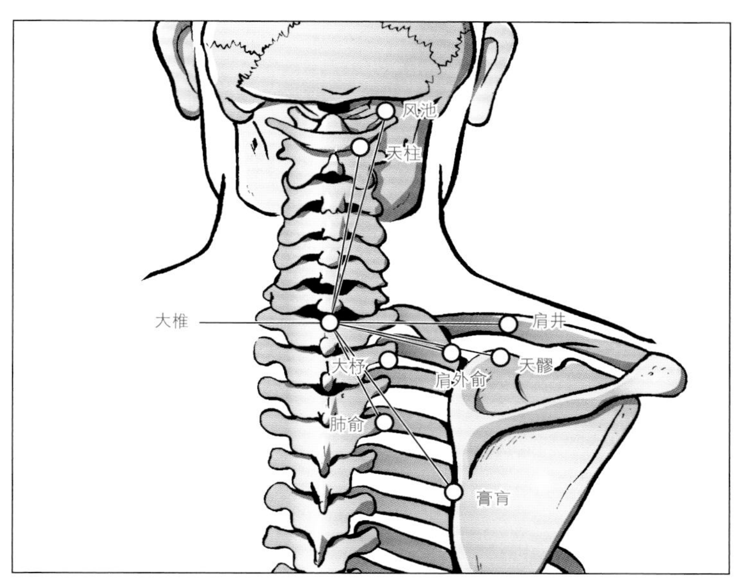


▲图 15.4　大椎

**注意**

C7 棘突的定位：与 C6 不同，C7 在头部倾斜时不向下滑动。将中指和示指放在假定的 C6 和 C7 棘突上进行检查，如果手指位置正确，就会感觉示指下的结构随头部摆动移动；头部前倾时，上棘突向前下方倾斜。

**针刺深度：** 直刺，0.5~1.0 寸。

**适应证：** 头晕，免疫调节，发热，瘫痪，耳鸣。

J. Bischko：聚合穴（Reunion）指与六腑相连接的穴（结合其他穴，此穴也叫蜘蛛穴）。大椎穴作用于所有阳经，急性头痛、项痛可通过触诊该穴周围主要的蜘蛛穴止痛。

**注意**

不必同时选取所有蜘蛛穴，只需选对压力最敏感的穴。

**中医功效：** 退热，升阳益气。

## 哑门（GV-15）

**穴名含义：** 无声之门。

**定位：** 第 2 颈椎棘突上方，与天柱穴水平相同，在后发际上方 0.5 寸（图 15.5）。

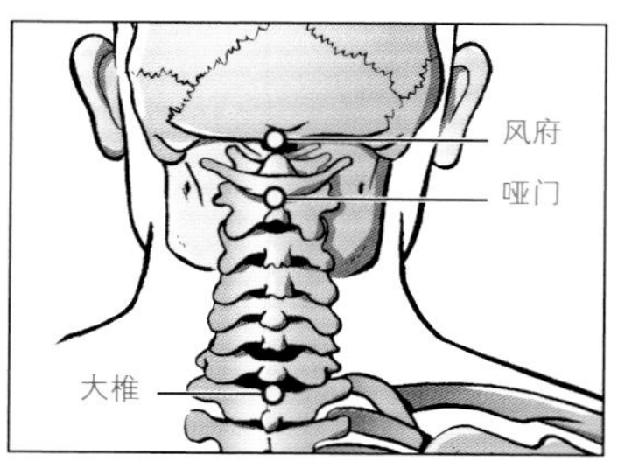


▲图 15.5 哑门和风府

**注意**

针刺哑门和风府时，嘱患者稍低头，针向尾端略倾斜。针尖应定位于项韧带。不要强刺激。如果针刺风府过深，会有进入小脑延髓池的危险。

**针刺深度：** 略向尾椎方向斜刺，0.5 寸。

**适应证：** 是治疗言语障碍的要穴，特别是儿童言语障碍、失语症，以及一般语言障碍、癫痫、中风、耳鼻喉综合征、颈部僵硬、枕骨痛。

**中医功效：**强心益智。

## 风府（GV–16）

**穴名含义：**风邪所袭之宅，又主治一切风疾。

**定位：**枕外隆凸下方，与风池穴水平。

**注意**

同哑门。

**针刺深度：**略向尾椎方向斜刺，0.5 寸（哑门）。

**适应证：**促进头部经气纵向流动。前额突出点。治疗耳鸣、内中风、眩晕、鼻炎鼻窦炎。

**中医功效：**祛内外风。

## 百会（GV–20）

**穴名含义：**手足三阳经及督脉的阳气在此交会。

**定位：**在头部正中线上，前发际上 5 寸，两耳尖连线中点。

德国文献：耳轴（图 15.6）常作为耳部定位的标志。

**针刺深度：**沿皮向前或向后平刺，0.5 寸。

**适应证：**头晕，睡眠障碍，眩晕，焦虑（除合谷和足三里外最常用的穴位）。

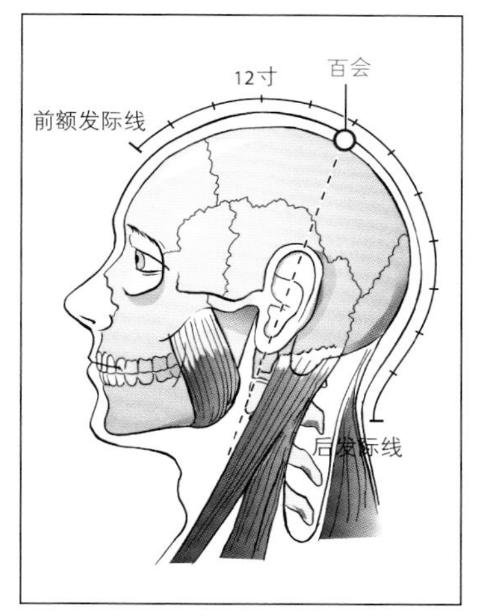

▲图 15.6　百会

**中医功效：**平肝息风，安神镇静。

## 水沟（GV-26）

**穴名含义：**本穴位于人中沟中，近鼻孔处。

**定位：**在前正中线，在鼻和上唇缘连接线中、上 1/3 的交点（图 15.7）。

**针刺深度：**向头部方向斜刺，0.5 寸。

**适应证：**卒中，癫痫发作，急性腰痛。

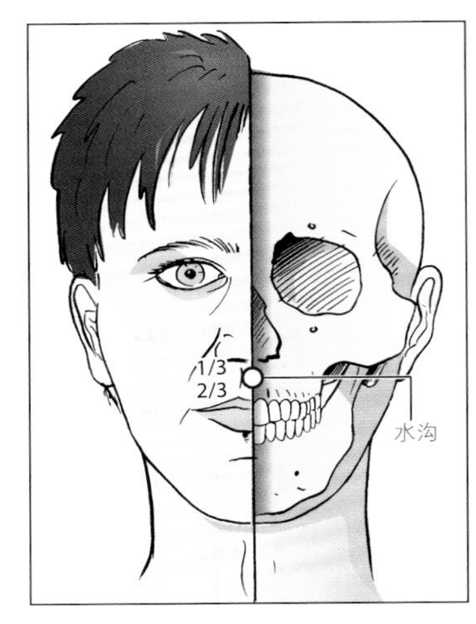


▲图 15.7　水沟

### 注意

根据上述指征，在紧急情况（无针灸针可用时）可用拇指按压鼻下位置。

**中医功效：**开窍。

# 16. 经外奇穴

1991 年，中国和世界卫生组织签署了一份关于增加 48 个奇穴的正式协议。这些穴位以其所在区域命名（表 16.1 和表 16.2），个数也有区域差异。

表 16.1

| 英文名称 | 穴位编号 |
|---|---|
| EX–HN（Head–Neck） | 15 |
| EX–CA（Chest–Abdomen） | 1 |
| EX–B（Back） | 9 |
| EX–UE（Upper Extremity） | 11 |
| EX–LE（Lower Extremity） | 12 |

表 16.2

| 中文名称 | 英文名称 | 中国针灸 |
|---|---|---|
| 四神聪 | EX–HN–1 | Extra 6 |
| 印堂 | EX–HN–3 | Extra 2 |
| 鱼腰 | EX–HN–4 | Extra 5 |
| 太阳 | EX–HN–5 | Extra 1 |
| 颈百劳 | EX–HN–15 | Extra 16 |
| 定喘 | EX–B–1 | Extra 14 |
| 华佗夹脊 | EX–B–2 | Extra 15 |
| 十七椎 | EX–B–8 | Extra 18 |
| 外劳宫 / 落枕 | EX–UE–8 | Extra 28 |
| 八邪 | EX–UE–9 | Extra 27 |

（续表）

| 中文名称 | 英文名称 | 中国针灸 |
|---|---|---|
| 鹤顶 | EX-LE-2 | Extra 38 |
| 内膝眼 | EX-LX-4 | – |
| 膝眼 | EX-LE-5 | Extra 37 |
| 阑尾穴 | EX-LE-7 | Extra 39 |
| 八风 | EX-LE-10 | Extra 40 |

## 四神聪（EX-HN-1）

**穴名含义：**益四方之神聪。

**定位：**四神聪由 4 个穴位组成，分别位于百会（图 16.1）的前部、后部和两侧。

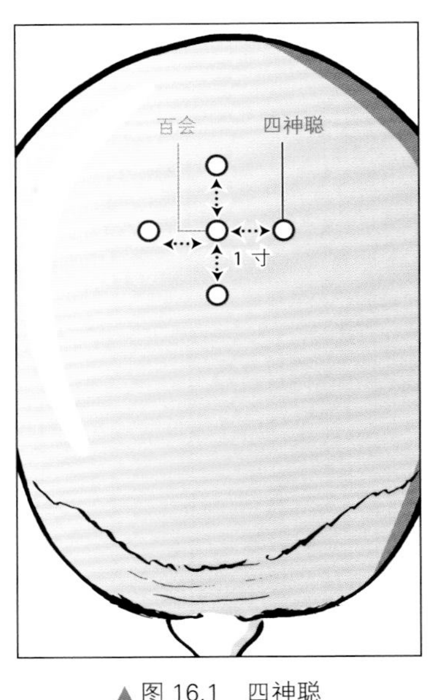


▲图 16.1 四神聪

**针刺深度：**向外（不向内）斜刺，0.5~1.0 寸。

**适应证：**躁动，神经紧张（镇静效果，类似于百会穴），眩晕，头痛，睡眠障碍，增强百会穴的效果。

**组合：**睡眠障碍：四神聪 + 神门 + 三阴交。

恶心、呕吐：四神聪 + 内关 + 足三里。

**中医功效：**安神。

## 印堂（EX-HN-3）

**穴名含义：**印象意念之庭堂。

**定位：**两眉头中点（图 16.2）。

J. Bischko：定位于鼻根的更深处。

**针刺深度：**沿皮下向鼻根的尾端方向平刺，约 1 寸。

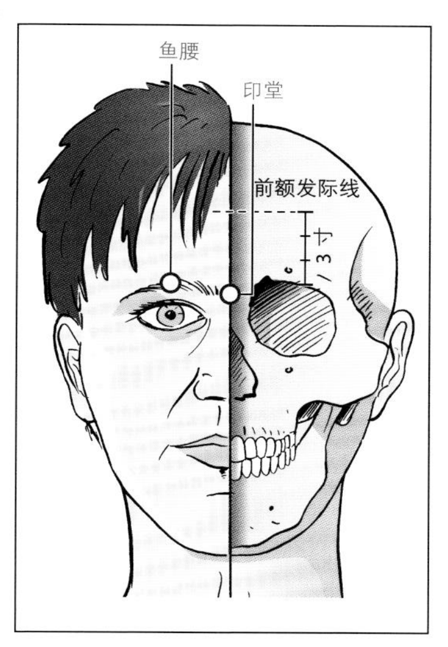

▲图 16.2　印堂和鱼腰

**实用技巧**

针刺该穴时，先提起眉间皮肤，将针沿皮下向鼻根部刺入。此法可减轻针刺不适感。

**适应证：**头痛（特别是额头疼痛和紧张性头痛），眼疾，鼻炎，鼻窦炎，睡眠障碍。

在法国的命名法中，印堂被称为 PDM（Pointde Merveille），是指该点对鼻炎和头痛的快速治疗作用。

**组合：**J. Bischko 认为该穴和攒竹构成面部三角。该组合有放松作用，特别是在头痛、鼻炎和鼻窦炎的情况下。针刺攒竹时也是向鼻尖方向（与印堂方向相同）。

**中医功效：**祛风通利鼻窍。

## 鱼腰（EX-HN-4）

**穴名含义：**眼眉形状如鱼。

**定位：**眉毛正中，直视时瞳孔直上（图 16.2）。

**针刺深度：**沿皮朝向眉毛的内侧或外侧端平刺，0.5 寸。

**适应证：**眼部疾病，额头痛，面瘫，三叉神经—鼻神经痛。

**中医功效：**改善视力。

## 太阳（EX-HN-5）

**穴名含义：** 阳气最盛的地方。

**定位：** 眉毛外端与眼角的连接线的中点，向后约 1 寸的凹陷处（图 16.3）。

**针刺深度：** 直刺，约 0.5 寸。

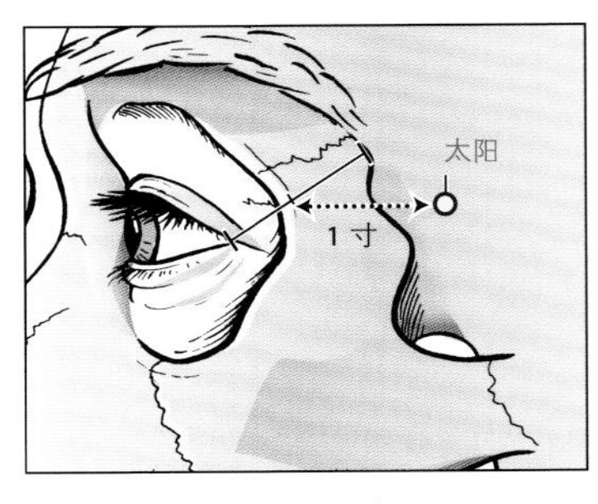


▲图 16.3 太阳

### 注意

可直接按压触诊。患者常喜欢自己按该穴治疗疼痛。如果按压后有良性反应，甚至可以用来治疗急性头痛。

**适应证：** 偏头痛，眼疾，三叉神经痛，面瘫。

**中医功效：** 止痛，改善视力。

## 颈百劳（EXHN-15）

**穴名含义：** 颈部的各种劳损。

**定位：** 第 7 颈椎棘突上 2 寸，后正中线旁开 1 寸（图 16.4）。

### 注意

后发际到第 7 颈椎棘突下缘为 3 寸。

**针刺深度：** 向稍尾端的方向斜刺，0.5~1.0 寸。

**适应证：** 颈椎病，痉挛性斜颈，固定性斜颈。

**中医功效：** 调气。

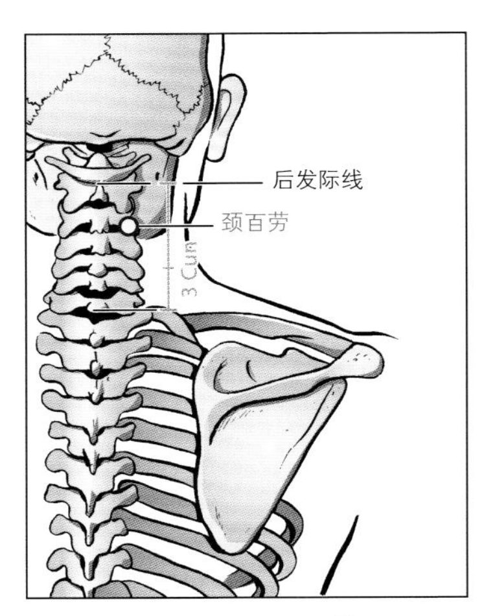


▲图 16.4 颈百劳

## 定喘（EX-B-1）

**穴名含义：** 止喘息。

**定位：** 大椎穴外侧 0.5 寸，位于第 7 颈椎棘突下（图 16.5）。

**针刺深度：** 向脊柱的方向或稍向尾椎方向斜刺，0.5~1.0 寸。

**适应证：** 呼吸道疾病。

**中医功效：** 调畅肺气。

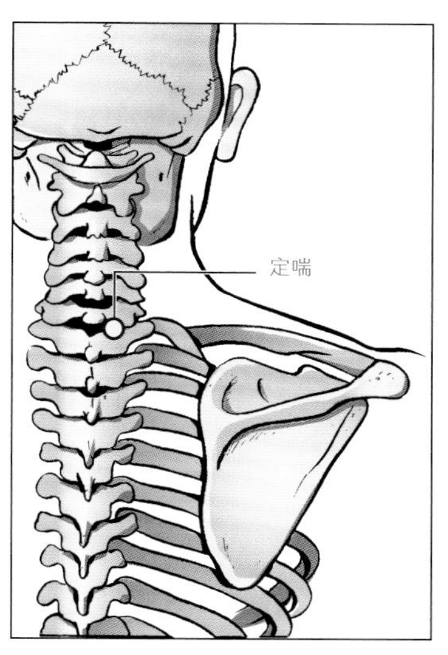


▲图 16.5　定喘

## 华佗夹脊穴（EX-B-2）

**穴名含义：** 源自华佗对脏腑背俞的特殊取法。

**定位：** 脊柱两侧各 17 个穴，位于第 1 胸椎至第 5 腰椎棘突尖外侧 0.5 寸（图 16.6）。因此，这些穴与膀胱经分支内部的穴位于同一水平上。

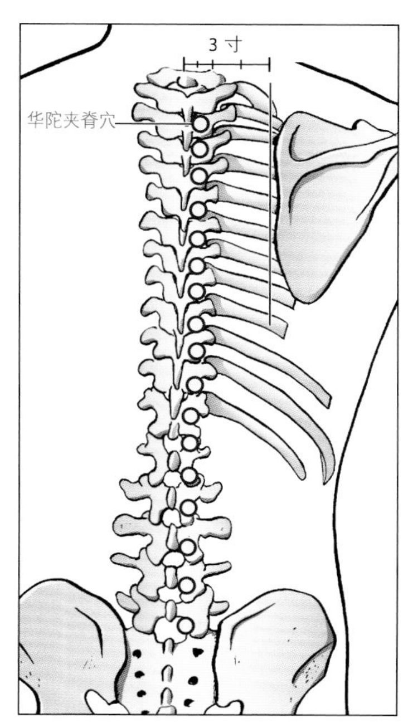


▲图 16.6　华佗夹脊穴

### 注意

夹脊穴位于脊椎小关节（小关节突）部位，这也解释了其对该区功能失调的调节功效。颈椎区域功能紊乱时，沿华佗夹脊穴也可在颈椎方向找到压力敏感部位。这些敏感部位代表了由于节段性功能障碍而出现的椎旁背部肌肉区域肌肉硬结，应予以治疗。

**针刺深度：**向脊柱斜刺，0.3~0.5 寸。

**注意**

针刺膀胱经分支时，向脊柱方向斜刺，使针尖到达华佗夹脊穴（增强效果）。

**适应证：**局部脊柱疼痛，慢性内脏器官功能障碍。

**中医功效：**减轻疼痛和功能障碍。

## 十七椎（EX–B–8）

**穴名含义：**中医称第 1 胸椎为一椎，第 5 腰椎为十七椎。

**定位：**位于第 5 胸椎棘突尖下（图 16.7）。

**注意**

十七椎位于腰骶交界处，腰骶部不稳定主要发生于此。腰骶部不稳定的存在，包括关节活动度（不稳定性）增加和减少（障碍）两种情况，是推拿治疗的禁忌。此时，可代之以针灸治疗。

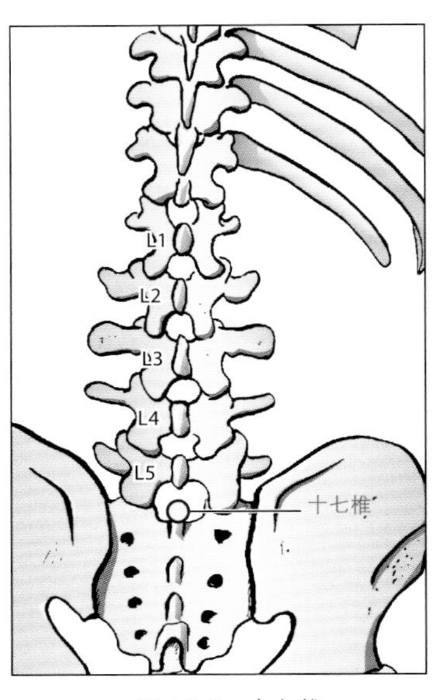

▲图 16.7　十七椎

**针刺深度：**略斜向脊柱方向进针，约 0.5 寸（有关针刺深度，请参阅命门）。

**适应证：**腰痛，腰痛，坐骨神经痛综合征，月经紊乱，阴道出血；分娩妊娠期盆腔表现（臀位），配合至阴穴。

**注意**

妊娠期间不要向下（下行）刺激。

**中医功效：**解除疼痛和功能障碍。

## 外劳宫（EX-UE-8）

**穴名含义：**位于手背面，与手掌面的劳宫穴相对，故名“外劳宫”。

**定位：**在手背上，在第二、三掌骨的交界处，第二和第三掌指关节近端约 0.5 寸（图 16.8）。

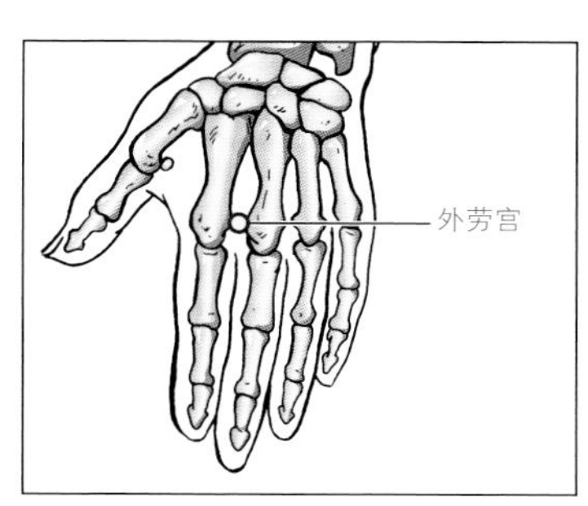

▲图 16.8 外劳宫

**针刺深度：**直刺或向近端斜刺，0.5~1.0 寸。

**适应证：**颈椎病，颈部疼痛，肩部疼痛。

### 附加信息

König 和 Wancura 描述了 PAM 108，跟外劳宫位置相同，认为 PAM 108 是急性颈椎病和 / 或肩痛的一个重要穴位。

**中医功效：**减轻疼痛和功能障碍。

## 八邪（EX-UE-9）

**穴名含义：**“八”指数量，即指双手手背的 8 个穴位点。“邪”指邪气。本穴可疏通局部气血，预防各种致病因素侵入身体，故名“八邪”。

**定位：**每只手背上有 4 个点。在手背侧，微握拳，在第一到第五指间，指蹼缘后方赤白肉际处，左右共 8 穴（图 16.9）。

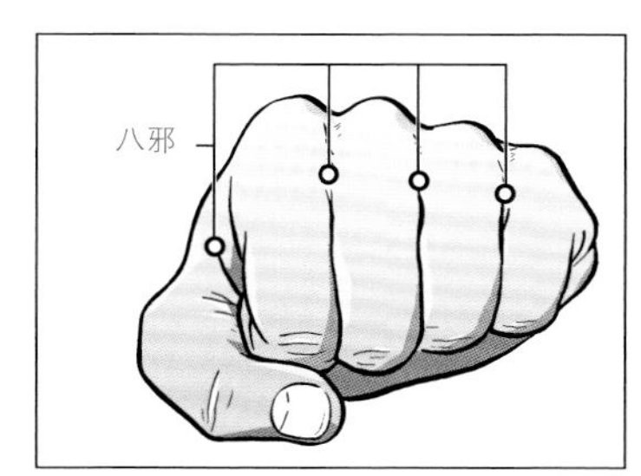

▲图 16.9 八邪

**注意**

定位掌指关节的最佳方法是对相应的手指进行轻微地牵引，轻轻提捏关节区域的皮肤。

**针刺深度：**空心握拳，向近端方向斜刺，0.3 寸。

**适应证：**指间关节紊乱，头痛，牙痛，躁动，骨关节炎和手指关节炎。

**中医功效：**加强卫气。

## 鹤顶（EX–LE–2）

**穴名含义：**主治鹤膝风，又位于膝髌上方，似鹤膝之顶。

**定位：**在髌骨中部上缘（图 16.10）。

**针刺深度：**直刺，约 0.3 寸。

**实用技巧**

针刺过深，有刺穿髌上囊导致感染的风险。

**适应证：**疼痛和功能障碍，膝盖区域的疾患（膝关节不稳定）。

**组合：**膝痛：鹤顶 + 足三里 + 阳陵泉 + 阴陵泉。

**中医功效：**减轻疼痛和功能障碍。

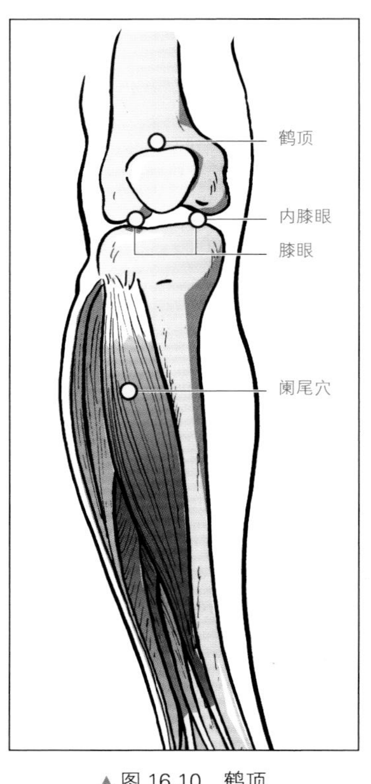


▲图 16.10 鹤顶

## 内膝眼（EX–LE–4）

**穴名含义：**膝关节髌韧带两侧的凹陷处，状如燕窝（EX–

LE−5 包括 EX−LE−4）。

**定位：**膝关节微屈时，位于膝关节内侧髌韧带内侧的凹陷处（图 16.11）。

**针刺深度：**直刺，0.3 寸；沿犊鼻穴斜刺，约 0.5 寸。

**适应证：**膝痛。

**中医功效：**缓解疼痛和功能障碍。

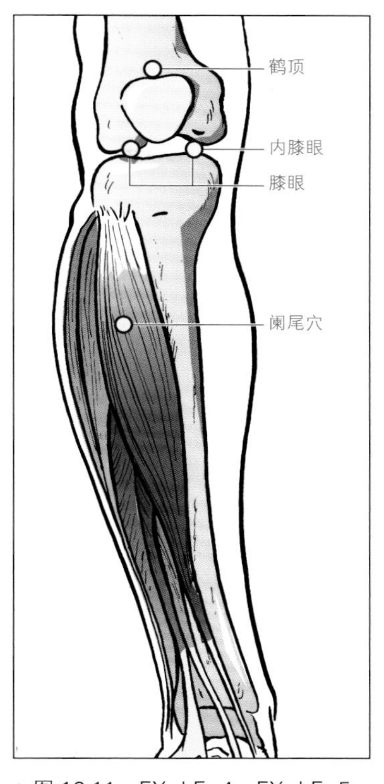


▲ 图 16.11　EX−LE−4、EX−LE−5 和 EXLE−7

## 膝眼（EX−LE−5）

**穴名含义：**见内膝眼。

**定位：**髌骨下有两穴，髌腱内侧和外侧分别为犊鼻和内膝眼。因此，膝眼穴包括内膝眼（图 16.11）。

**注意**

这两穴与关节镜的穿刺部位相对应。当针刺过深时，针尖可能会在关节内折断。

**针刺深度：**直刺，约 0.3 寸。

**适应证：**疼痛和功能障碍。

**组合：**膝痛：膝眼 + 鹤顶 + 足三里 + 阳陵泉 + 阴陵泉。

**中医功效：**减轻疼痛和功能障碍。

## 阑尾穴（EX−LE−7）

**穴名含义：**主治阑尾疾病，为阑尾疾病的检查点。

**定位：**在胃经循行线上，足三里下 2 寸（图 16.11）。

**针刺深度：**直刺，1.0~1.5 寸。

**适应证：**阑尾炎的反应点；小腿疼痛和功能障碍。

**中医功效：**减轻疼痛和功能障碍。

## 八风（EX-LE-10）

**穴名含义：**可祛风，共 8 穴。

**定位：**足背，第 1~5 趾间趾蹼缘后方赤百肉际处，一侧 4 穴，左右共 8 穴（图 16.12）。

### ! 注意

寻找八风最简单的方法是轻微牵引脚趾，使关节部位皮肤微向内收缩。

**针刺深度：**向近心端斜刺，约 3 寸。

**适应证：**足背疼痛。

**中医功效：**

- 祛风止痛，功能失调。

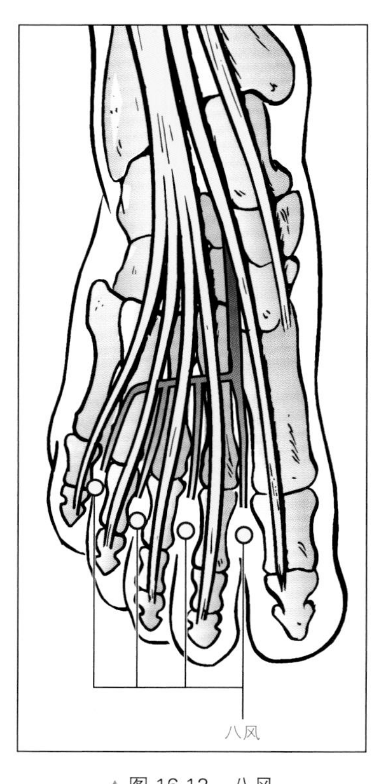


▲图 16.12 八风

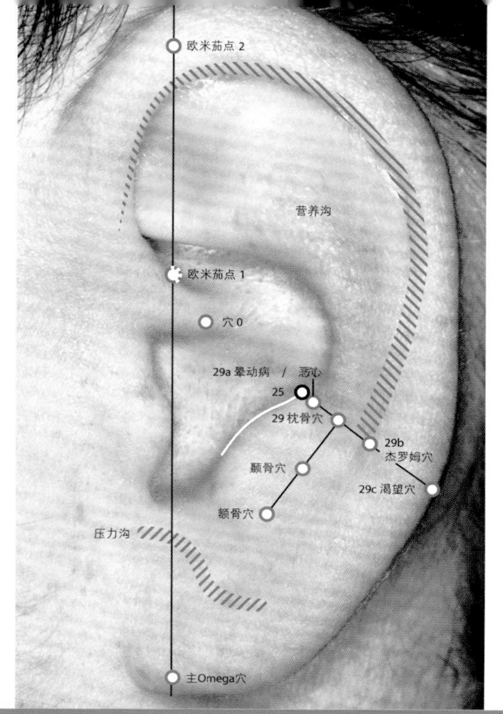
欧米茄点 2
营养沟
欧米茄点 1
穴 0
29a 晕动病 / 恶心
25
29 枕骨穴
29b
杰罗姆穴
颞骨穴
29c 渴望穴
额骨穴
压力沟
主Omega穴

# 第二部分
# 耳　穴

# 17. 外耳解剖（耳郭）

耳郭外缘卷曲部分是耳轮（图 17.1）。耳轮起于耳甲底部，向上移行为耳轮根部（耳轮脚），并沿着耳轮体下降至耳轮尾（即耳轮向下移行于耳垂的部分），下接耳垂。耳轮外上方的膨大部分为耳轮结节。对耳轮与耳轮相对，起于耳郭的颅脑部，并有对耳轮上脚和对耳轮下脚两个分支。三角窝位于对耳轮上脚与对耳轮下脚之间。对耳轮下接耳下部的对耳屏，对耳轮与对耳屏之间的凹陷处是轮屏切迹。

耳舟位于耳轮与对耳轮之间的凹沟；耳屏的上、下两边分别为屏上切迹和耳屏间切迹；耳甲位于耳的底部，耳轮脚将其分为耳甲腔和耳甲艇两部分；外耳道隐藏在耳甲腔与耳屏之间。

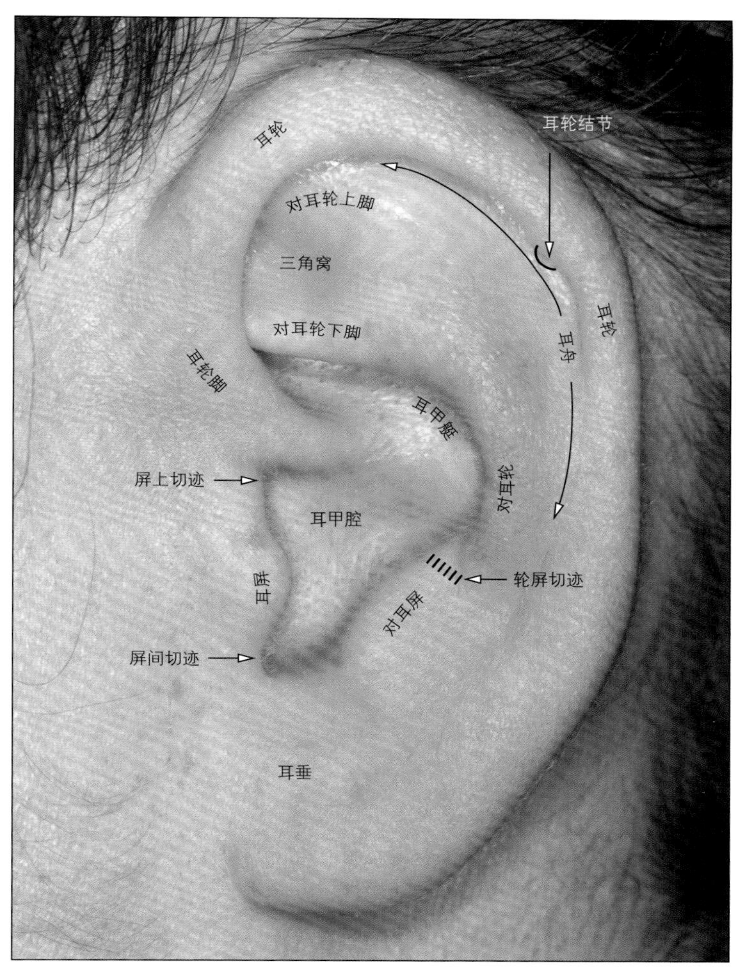
耳轮
耳轮结节
对耳轮上脚
三角窝
对耳轮下脚
耳轮
耳舟
耳轮脚
耳甲艇
屏上切迹
对耳轮
耳甲腔
轮屏切迹
耳屏
对耳屏
屏间切迹
耳垂

▲图 17.1　外耳解剖

# 18. Nogier 耳郭神经支配区

耳郭（图 18.1）由 3 条神经支配：

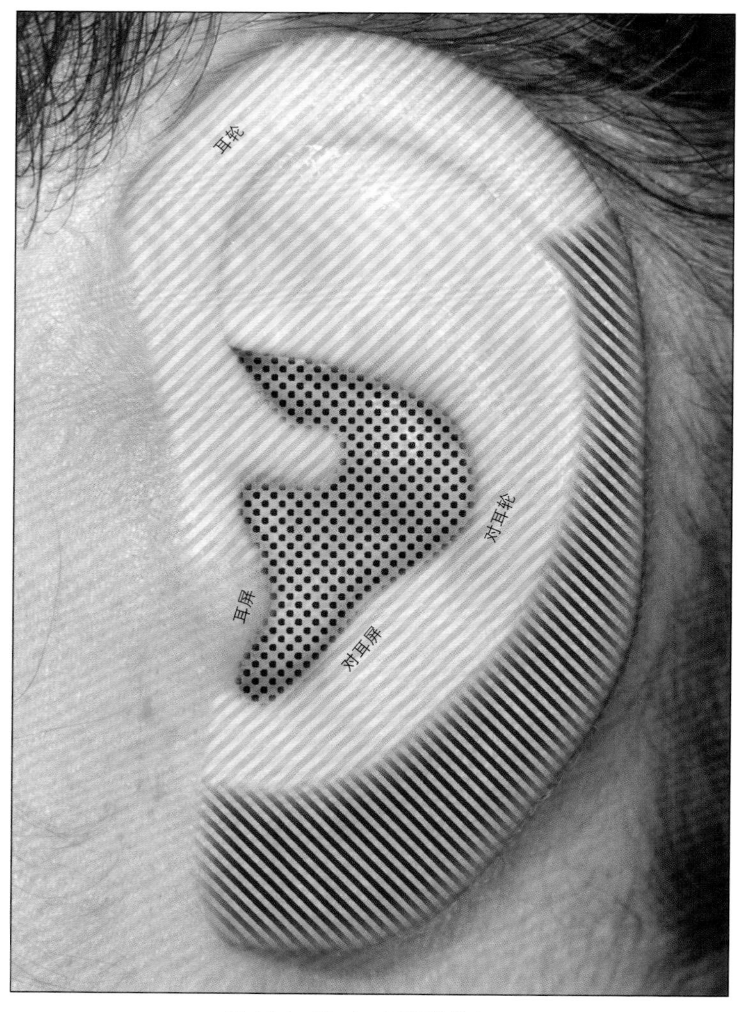


▲图 18.1　Nogier 耳郭神经支配区

- 迷走神经的耳支神经；
- 三叉神经的分支耳颞神经；
- 颈丛皮质的分支耳大神经。

迷走神经的耳支神经支配耳甲，是“内胚层器官”的反应区域。颈丛皮质的分支耳大神经支配耳垂、耳轮尾至耳轮结节的耳轮外缘部分和耳郭后，这些区域对应外胚层。

其余的耳的大部分由三叉神经的分支耳颞神经支配，是“中胚层器官”的反应区域（图 18.2）。

根据 Nogier 的说法，不同的区域代表不同的功能区：

- 内胚层区→代谢作用；
- 中胚层区→运动功能；
- 外胚层区→头部和中枢神经系统。

根据这三个部分，Nogier 找到了一些控制每个功能区的穴，这些穴又称为欧米茄（Omega）穴。

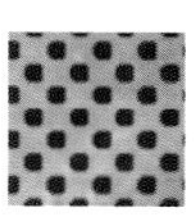


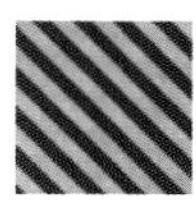


▲图 18.2　耳调节点

# 19. 耳郭神经支配的新研究

最新研究表明[95]，与头部的其他区域相比，分布在外耳的神经纤维的密度很高（图 19.1 和图 19.2）。耳郭神经由 4 种不同的来源的神经组成：

- 耳大神经（颈丛）；
- 耳颞神经（三叉神经）；
- 迷走神经的耳支神经；
- 枕小神经（颈丛）。

耳大神经（颈丛）支配外耳的外侧表面。迷走神经的耳支神经和部分的耳大神经各自或一起支配对耳轮区域。对耳轮上

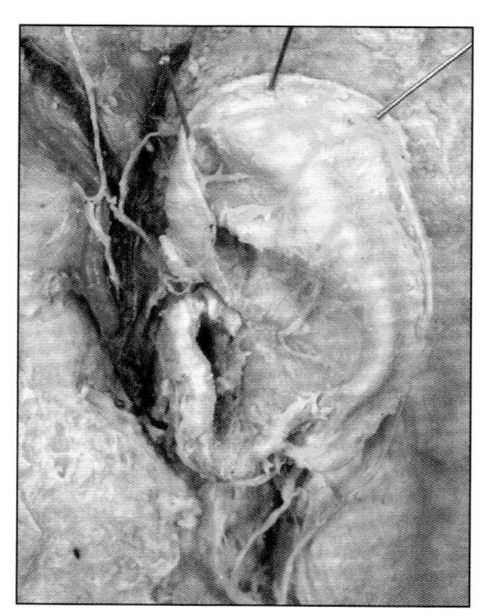

▲图 19.1　耳郭的神经支配

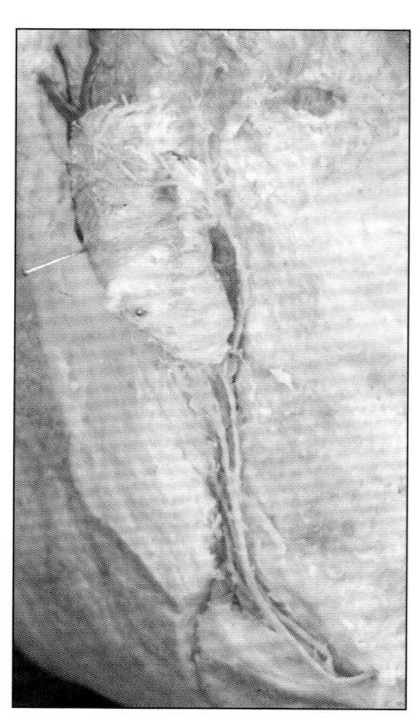

▲图 19.2　耳郭的神经支配（背面）

脚与对耳轮下脚主要由耳大神经支配，耳大神经同时也分支支配耳垂和对耳屏区域。耳屏主要由耳大神经和耳颞神经联合支配。耳轮尾和耳舟通常仅由耳大神经支配。90% 的耳轮脚棘由耳颞神经支配。

耳甲艇由迷走神经的耳支神经支配。耳甲腔多由迷走神经的耳支神经支配，其余由迷走神经的耳支神经和耳大神经共同支配。三条神经支配的区域没有重叠。

在耳郭背面，枕小神经（图 19.4）和耳大神经联合支配上 1/3 的区域；中 1/3 的区域常由耳大神经（图 19.3）和迷走神经的耳支神经共同支配；下 1/3 区域多由耳大神经支配，其余由迷走神经的耳支神经支配。耳郭背面没有 3 条神经共同支配的区域。

同样，相同器官的投射区归属于不同的定位位点。例如，我们发现：①投射区对应器官实质；②投射区对应其相应的神经支配；③投射区代表器官的功能状态。

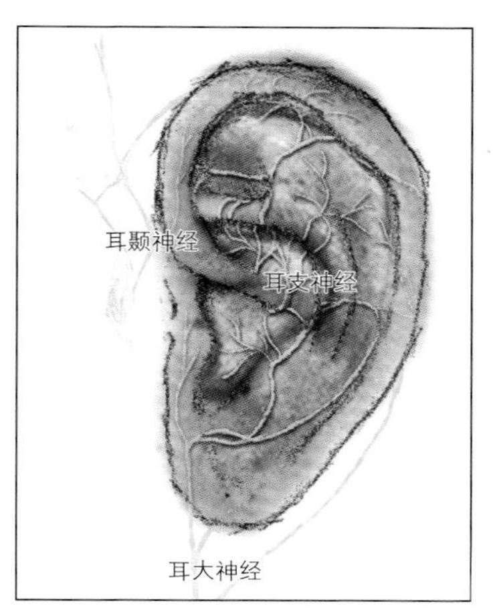


▲图 19.3　耳大神经

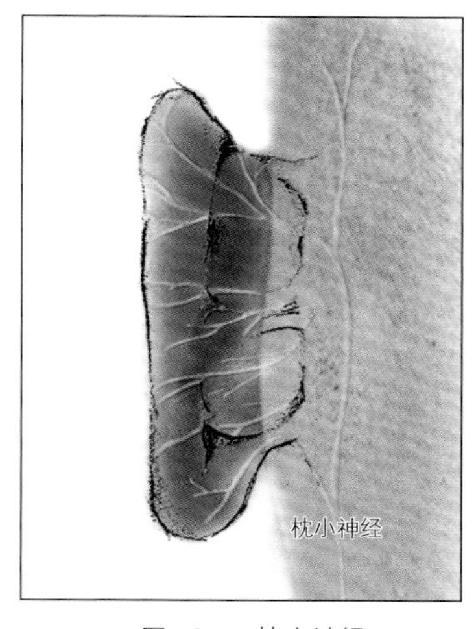


▲图 19.4　枕小神经

由于耳郭形状的变化，可以想象神经支配区的重叠部分也各不相同。这意味着经常提到的反应点实际上是区域而不是点。因此，要获取有疗效的耳穴，需要根据个人情况在这些区域里探查。

Nogier 试图通过他的耳心反射模型来确定耳穴的定位，这种方法值得称赞。

## Nogier 反射（耳心反射）

Nogier 反射基于 Nogier 1968 年发现的皮肤—血管反射。他注意到当刺激耳穴或区域时，桡动脉的脉搏会发生变化。与此同时，他观察到两种现象：一种是脉搏强度增大，他称为阳性耳心反射；另一种为脉搏强度降低，他称为阴性耳心反射。阳性耳心反射表示刺激（干扰）区域需要治疗。

对于 Nogier 的学说，这是选择穴位的最重要的方法。在这方面，耳科医学与中医有显著差异。

# 20. 反射区分布

耳穴在耳郭上的分布有一定规律，形似一个倒置在子宫的婴儿（图 20.1，图 20.2）。

- 与头面相应的穴位在耳垂。
- 与上肢相应的穴位在耳舟。
- 与躯干相应的穴位在对耳轮体部，与下肢相应的穴位在对耳轮上、下脚。
- 与脏腑对应的穴位在耳甲腔。
- Nogier 认为，与下肢相应的穴位在三角窝；而中医认为，这一区域分布着与盆腔器官相应的穴位。
- Nogier 认为，支配肠道的交感神经分布在耳轮脚；而中医认为，这一区域分布着与膈相对应的穴位。

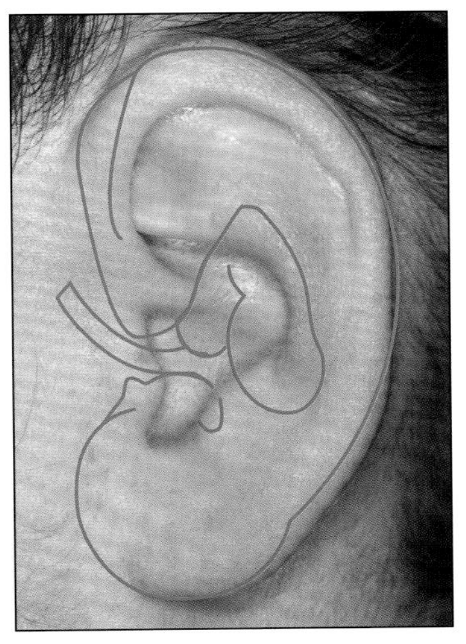

▲图 20.1　反射区分布（1）

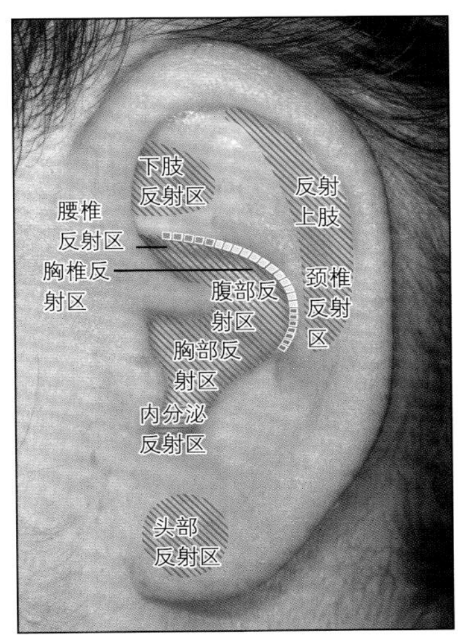


▲图 20.2　反射区分布（2）

- 与激素相关的穴位分布也不尽相同。中医认为只有一个内分泌区，而 Nogier 将其分为肾上腺、甲状腺、甲状旁腺和乳腺的下丘脑反射区。

对这些解剖结构的不同的认识并不一定是矛盾的，可以从不同的反应类型去理解，它们用于可划分为器质性或功能性病变。Nogier 的观点或许归于特定的器官病理学，而中医则是描述功能关系。

Nogier 认为，运动部分反射在耳郭背面，感觉部分反射在耳郭前面。也就是说，在耳郭背面的器官的运动区与在耳郭正面的器官的感觉区正好相对。

**附加信息**

个别穴位的定位存在明显差异，取决于从业者认可的理论。从耳穴的角度理解，这实际上是每个穴位的区域局限化。

# 21. 耳垂穴位（中国命名法）

## 1. 拔牙止痛穴

**定位：**耳垂Ⅰ区（图 21.1）。

**适应证：**拔牙止痛。

## 2. 上颚

**定位：**耳垂Ⅱ区（图 21.1）。

**适应证：**三叉神经痛，牙痛。

## 3. 下颚

**定位：**耳垂Ⅱ区（图 21.1）。

**适应证：**三叉神经痛，牙痛。

## 4. 舌

**定位：**耳垂Ⅱ区（图 21.1）。

**适应证：**口腔炎，牙痛。

## 5. 上颌

**定位：**耳垂Ⅲ区（图 21.1）。

**适应证：**三叉神经痛，牙痛。

## 6. 下颌

**定位：**耳垂Ⅲ区（图 21.1）。

**适应证：**三叉神经痛，牙痛。

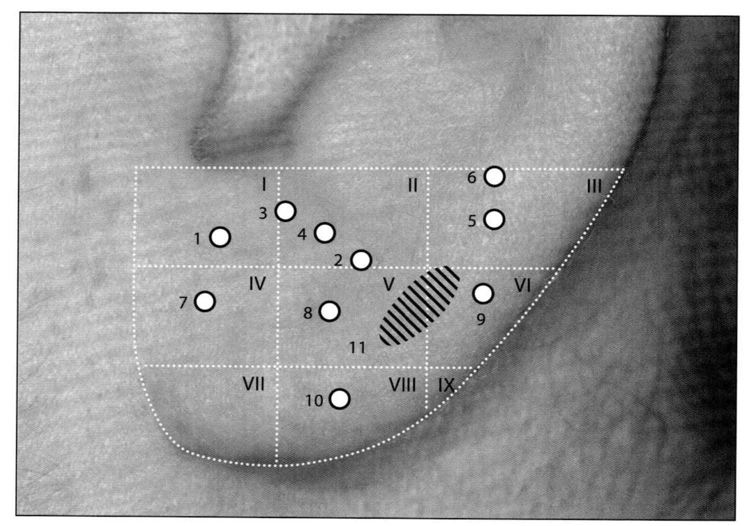


▲图 21.1 耳垂穴位（中国命名法）

## 7. 牙痛镇痛穴

**定位：**耳垂Ⅳ区（图 21.1）。

**适应证：**口腔炎，牙痛。

## 8. 眼

**定位：**耳垂Ⅴ区（图 21.1）。

**适应证：**炎性眼疾病，睑腺炎，青光眼，目赤肿痛等。

## 9. 内耳

**定位：**耳垂Ⅵ区（图 21.1）。

**适应证：**眩晕，耳鸣，听力减退。

## 10. 扁桃体

**定位：**耳垂Ⅷ区（图 21.1）。

**适应证：** 扁桃体炎，咽炎。

## 11. 面颊

**定位：** 耳垂Ⅴ区、Ⅵ区交界处（图 21.1）。

**适应证：** 周围性面瘫，三叉神经痛。

**如何找寻穴位：** 通过绘制 3 条水平线和 2 条垂线并利用耳垂的边缘将耳垂分为 9 个区域。这 9 个区域内有 11 个耳垂穴位（图 21.1）。

**对比：** Nogier 认为耳垂上的重要穴位（图 21.2）有：

- 焦虑和忧虑区；
- 悲伤和喜乐区；
- 抗抑郁穴；
- 戒断穴；
- 欧米茄（Omega）穴；
- 三叉神经区；
- 上颌窦（黏膜部分）。

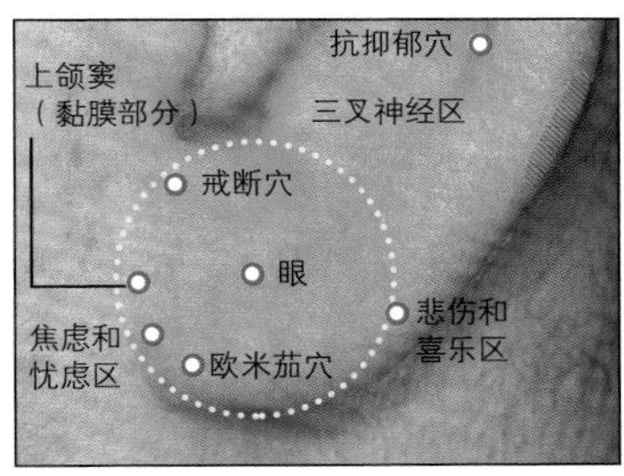


▲图 21.2　耳垂穴位（Nogier 法）

# 22. 耳垂穴位（Nogier 法）

## 焦虑和忧虑区

**定位：** 耳垂与头连接处（图 22.1）。

**适应证：** 焦虑（恐惧），忧虑。

**注意**

对于右利手者，治疗焦虑（恐惧）时用针刺激右耳的这个区域，治疗忧虑时刺激左耳；而对左利手患者，治疗焦虑（恐惧）时刺激左耳，治疗忧虑时刺激右耳。

## 抗抑郁穴

**定位：** 营养沟的延伸，在一条通过穴 0 和 C1 点的直线上。与杰罗姆穴的定位有关（图 22.1）。

**适应证：** 抑郁情绪，身心疾病。

## 戒断穴

**定位：** 耳屏间切迹下缘，靠近面部（图 22.1）。

**适应证：** 精神疾病治疗主穴，戒断治疗。

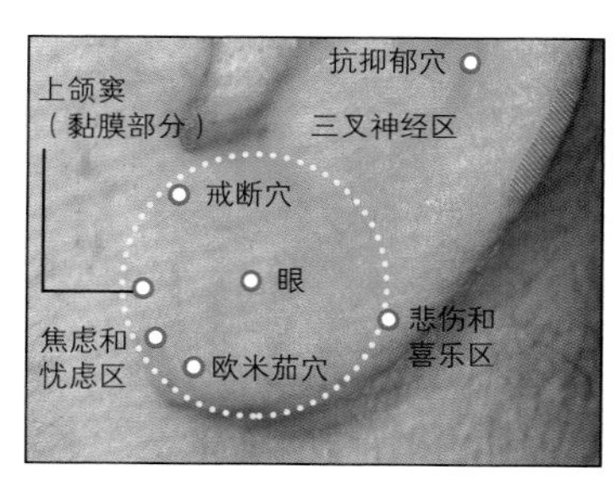

▲图 22.1 耳垂穴位（Nogier 法）

## 欧米茄穴

**定位：** 在耳垂的尾部，耳屏尖前铅垂线上。

**适应证：**精神疾病治疗主穴，营养平衡。

## 三叉神经区

**定位：**在耳郭外侧缘，在耳屏与颈椎对应区下方连线的水平线上（图 22.1）。

**适应证：**三叉神经痛。

## 悲伤和喜乐区

**定位：**在耳垂枕部，与焦虑和忧虑区相平（图 22.1）。

**适应证：**丧失生活乐趣，悲伤。

**注意**

对于右利手者，治疗丧失生活乐趣时用针刺激右耳此区域，治疗悲哀时刺激左耳；而对左利手者，治疗丧失生活乐趣时刺激左耳，治疗悲哀时刺激右耳。

## 眼

**定位：**位于耳垂正中（图 22.1）。

**适应证：**眼部疾病，偏头痛，变态反应。

## 上颌窦（黏膜部分）

**定位：**耳垂与面部皮肤附着区域的中间部位；平眼（反射区）水平（图 22.1）。

**适应证：**鼻窦疾病、反射区。

**对比：**中医命名的耳垂穴位（图 22.2）有：

- 1. 拔牙镇痛；
- 2. 上颚；

- 3. 下颚；
- 4. 舌；
- 5. 上颌；
- 6. 下颌；
- 7. 牙痛镇痛穴；
- 8. 眼；
- 9. 内耳；
- 10. 扁桃体；
- 11. 面颊。

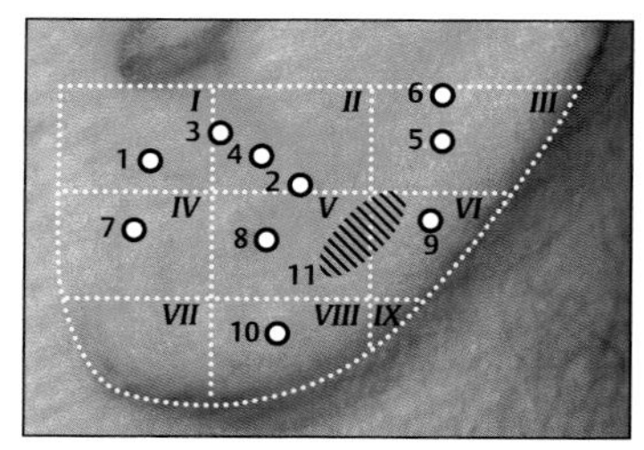

▲图 22.2　耳垂穴位（中国命名法）

# 23. 耳屏穴位（中国命名法）

## 12. 屏尖

**定位：**在耳屏游离缘上部尖端（图 23.1）。

**适应证：**镇痛，抗炎。

## 13. 肾上腺

**定位：**在耳屏游离缘下部尖端（图 23.1）。

**适应证:** 变态反应，关节炎，慢性炎症，循环系统紊乱，瘫痪，神经痛，肾上腺功能紊乱。

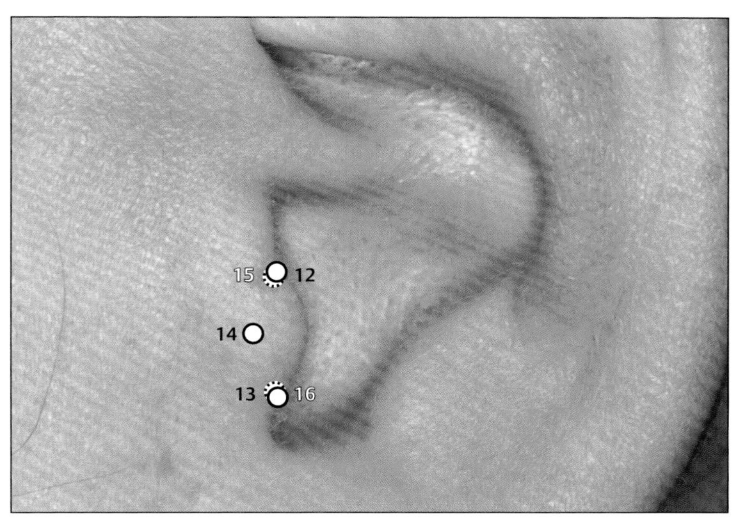


▲图 23.1 耳屏穴位（中国命名法）

## 14. 外鼻

**定位：**在耳屏外侧面中部（图 23.1）。

**适应证：**各类鼻病，湿疹，肥大性酒渣鼻。

## 15. 咽喉

**定位：**耳屏内，与屏尖穴相平（图 23.1）。

**适应证：**咽炎，扁桃体炎。

**警示**

刺激迷走神经有导致循环衰竭的危险。

## 16. 内鼻

**定位：**耳屏内，与肾上腺穴相平（图 23.1）。

**适应证：**鼻炎，鼻窦炎。

**警示**

刺激迷走神经有导致循环系统障碍的危险。

**对比：**Nogier 和 Bahr 认为耳屏和屏上切迹上的重要穴位（图 23.2）有：

- 沮丧穴；
- 干扰素穴；
- 咽喉穴；
- 纠偏穴；
- 安定类似物穴；
- 尼古丁类似物穴；
- 松果体穴。

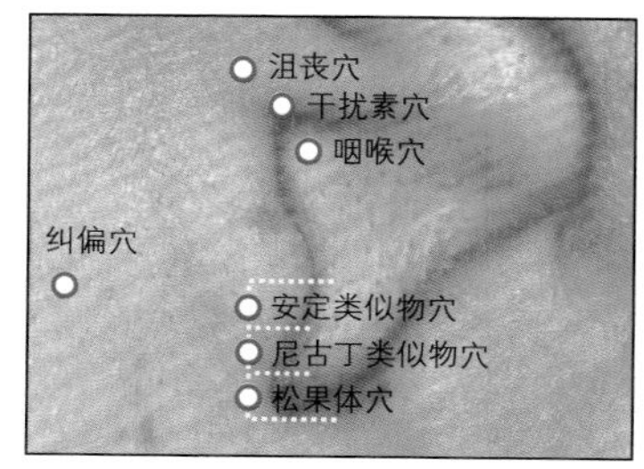


▲ 图 23.2　对比 Nogier 和 Bahr 认为耳屏和屏上切迹上的重要穴位

# 24. 耳屏穴位（Nogier 法）

## 沮丧穴

**定位：**在耳屏与耳轮脚之间的凹陷（图 24.1）。

**适应证：**身心疾病。

## 干扰素穴

**定位：**屏上切迹边缘（图 24.1）。

**适应证：**免疫调节作用，抗炎。

## 咽喉穴

**定位：**耳甲腔的颅窝部（图 24.1）。

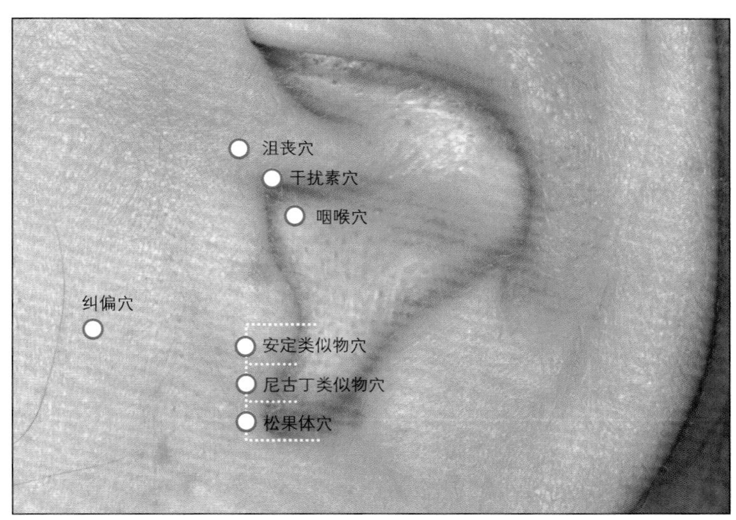


▲图 24.1　耳屏穴位

**适应证：** 颈部疾病，癔球症，牙痛。

## 纠偏穴

**定位：** 耳屏前约 3 cm 处（图 24.1）。

**注意**

对右利手者，针刺右侧；而对左利手者，针刺左侧。

**适应证：** 偏侧性功能障碍。此穴一般通过缓解压力来调节内部平衡，它为左右失衡、身心症状和戒断治疗提供了内在(精神和情感)的稳定性。

## 安定类似物穴

**定位：** 在耳屏下部（图 24.1，参见“如何找到这些穴”）。

**适应证：** 戒断治疗，一般有镇静作用。

## 尼古丁类似物穴

**定位：** 在安定类似物穴的下面（图 24.1，参见“如何找到这些穴”）。

**适应证：** 戒断治疗。

## 松果体穴

**定位：** 在尼古丁类似物穴的下面（图 24.1，参见“如何找到这些穴”）

**适应证：** 功能性精神病、昼夜节律紊乱、性激素失调。

**如何找到这些穴：** 画一条穿过耳屏中央的水平线和一条穿过屏间切迹底部的水平线，通过耳屏边缘前约 3 mm 处的垂线与这两条水平线相交。这条垂直线将两条水平线之间分成3个部分。

以下这些穴位于每个部分的中间，从顶部到底部分别为：纠偏穴、安定类似物穴、尼古丁类似物穴（图 24.1）。

**对比：**中医命名的耳屏穴位（图 24.2）有：

- 12. 屏尖；
- 13. 肾上腺；
- 14. 外鼻；
- 15. 咽喉；
- 16. 内鼻。

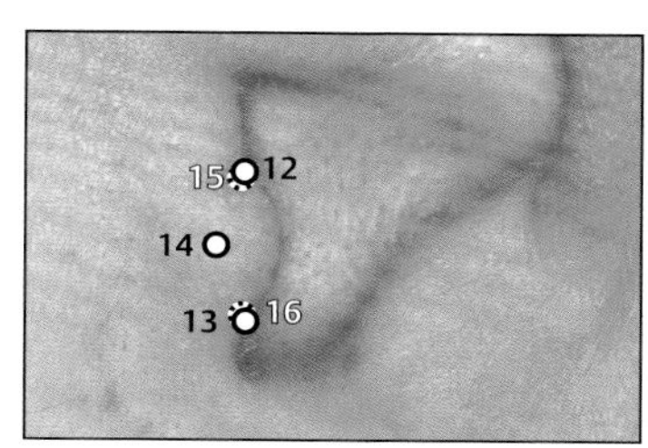


▲图 24.2　中医命名的耳屏穴位

# 25. 耳屏间切迹穴位（中国命名法）

## 22. 内分泌

**定位：**在耳屏间切迹底部，朝向面部（图 25.1）。

**适应证：**内分泌失调疾病（如妇科疾病、风湿病、过敏症、皮肤病）。

**附加信息**

Nogier 认为这个区域是对应肾上腺、甲状腺和甲状旁腺的穴位。

## 23. 卵巢穴（Nogier 认为此为促性腺激素穴）

**定位：**在对耳屏背侧隆起处（“蛇眼”，对耳轮和对耳屏

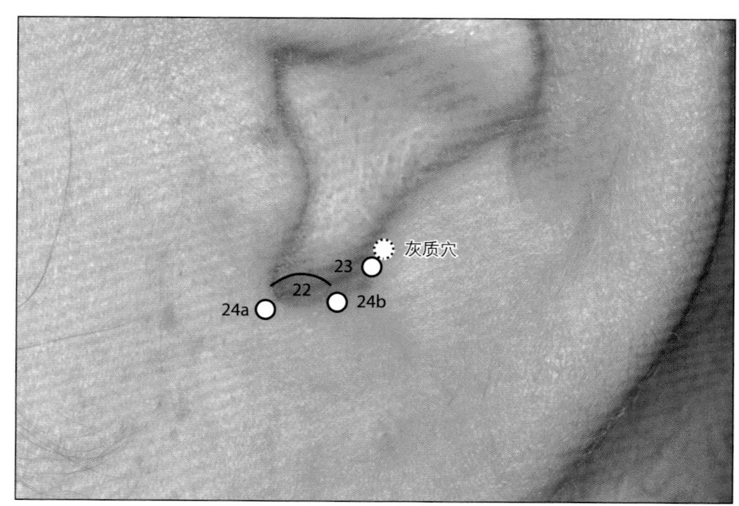


▲图 25.1　耳屏间切迹穴位

形似一条蛇）（图 25.1）。

**适应证：**卵巢功能障碍，经期偏头痛，皮肤病。

## 24a. 目 1， 24b 目 2

**定位：**在屏间切迹下方（图 25.1）。

**适应证：**非炎性眼病（如近视、散光、视神经萎缩）。

## 34. 灰质穴（Nogier 认为此为营养穴 Ⅱ）

**定位：**在对耳屏内侧，卵巢点上方。

**适应证：**平衡、消炎、镇痛。

**对比：**Nogier 认为耳屏间切迹上的重要穴位（图 25.2）有：

- 促肾上腺皮质激素穴；
- 促性腺激素穴；
- 促甲状腺激素穴；
- 抗凝血穴；
- 营养穴 Ⅱ。

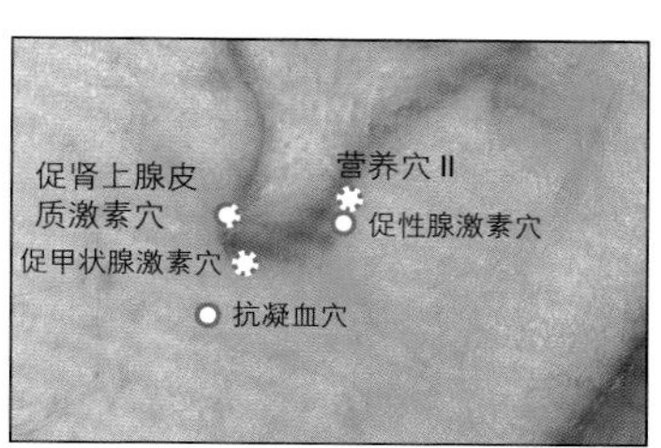


▲图 25.2　对比 Nogier 认为耳屏间切迹上的重要穴位

# 26. 耳屏间切迹穴位（Nogier 法）

## 促肾上腺皮质激素穴

**定位：**在耳屏尾端与中间 1/3 交界处，部分在内部（图 26.1）。

**适应证：**风湿性疾病，支气管哮喘，皮肤疾病。

## 促甲状腺激素穴

**定位：**屏间切迹中央内侧（图 26.1）。

**适应证：**甲状腺疾病，泌尿生殖系统疾病，皮肤病，贪食症。

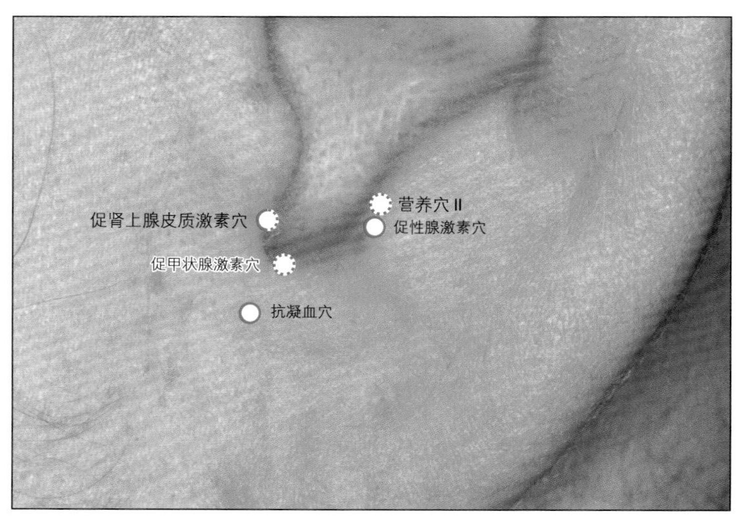


▲图 26.1　耳屏间切迹穴位（Nogier 法）

## 促性腺激素穴

**定位：**在对耳屏背侧隆起处（“蛇眼”对耳轮和对耳屏像一条蛇）（图 26.1）。

**适应证：**性功能障碍，痛经，闭经。

## 抗凝血穴

**定位：**在耳屏间切迹底部，朝向面部（图 26.1）。

**适应证：**重要的精神疾病治疗穴；戒断治疗。

## 营养点 II（中医命名为灰质穴）

**定位：**对耳屏内侧尾部（图 26.1）。

**适应证：**止痛，营养平衡（协调）。

**对比：**中医命名的耳屏间切迹上的穴位（图 26.2）有：

- 22 内分泌；
- 23 卵巢穴；
- 24a 目 1；
- 24b 目 2；
- 34 灰质穴。

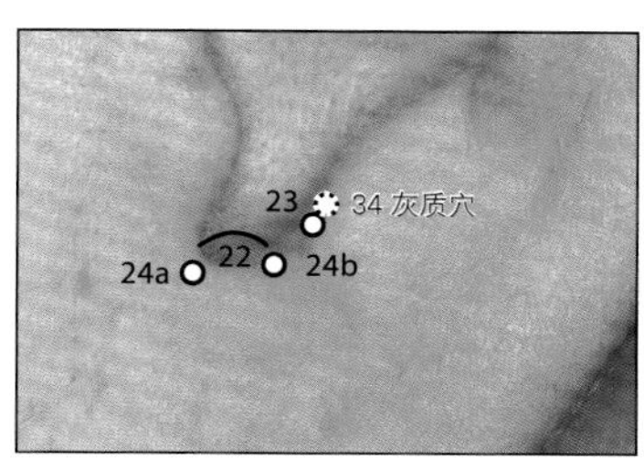


▲图 26.2　对比中医命名的耳屏间切迹上的穴位

# 27. 对耳屏穴位（中国命名法）

## 26a. 垂体（Nogier 认为此为丘脑）

**定位：**在对耳屏内侧面（图 27.1）。

**适应证：**止痛。

**附加信息**

Nogier 认为，此穴作用于身体同侧。

**注意**

孕妇禁用。

## 30. 腮腺

**定位：**在对耳屏尖端（图 27.1）。

**适应证：**瘙痒（强止痒作用），腮腺炎症，流行性腮腺炎。

## 31. 哮喘

**定位：**在腮腺穴与额穴之间（图 27.1）。

**适应证：**支气管炎、哮喘，影响呼吸中枢。

## 33. 额

**定位：**在对耳屏的中央部位（图 27.1）。

**适应证：**前额疾病（头痛、额窦炎、头晕），对应于额骨穴。

Nogier：头晕。

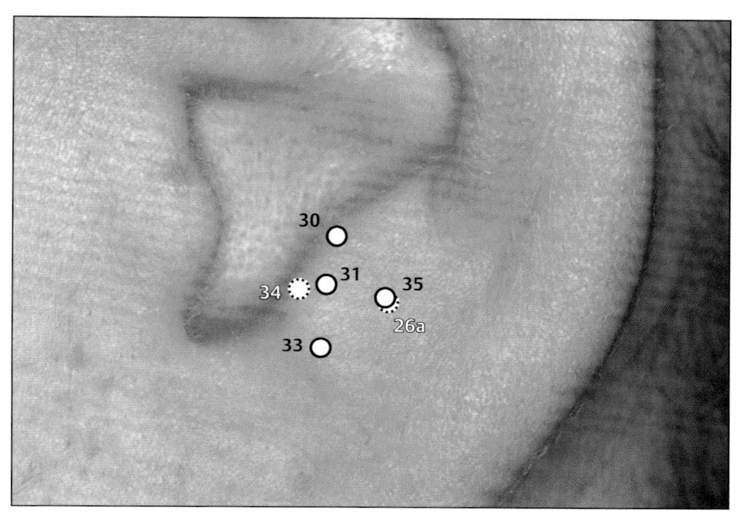


▲图 27.1　对耳屏穴位（中国命名法）

## 34. 灰质穴

**定位：**在对耳屏内侧，促性腺激素穴上方（图 27.1）。

**适应证：**平衡感失调，炎症，疼痛。

## 35. 太阳

**定位：**在对耳屏的中部（图 27.1）。

**适应证：**常用穴；头痛，偏头痛，目疾，眩晕，睡眠障碍。

**对比：**Nogier 认为对耳屏上的重要穴位（图 27.2）有：

- 耳屏后窝；
- 29. 枕骨穴；
- 29a. 晕动病 / 恶心穴；
- 29b. 杰罗姆穴；
- 29c. 渴望穴；

- 冯·斯坦伯格眩晕线；
- 营养穴Ⅱ（灰质穴）；
- 丘脑穴；
- 颞骨穴；
- 额骨穴；
- 颞下颌穴。

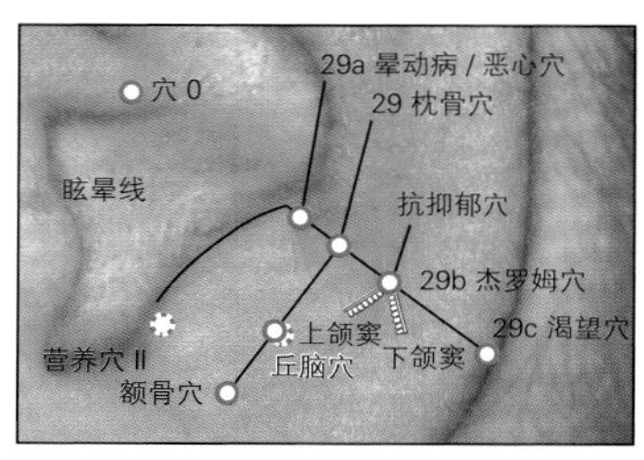


▲ 图 27.2　Nogier 认为对耳屏上的重要穴位

# 28. 对耳屏穴位（Nogier 法）

## 耳屏后窝

**定位：**耳屏后窝是一条直线，从 0 点穿过对耳屏和对耳轮之间的凹口，一直延伸到耳朵的边缘。重要的穴位（29a、29b、29c）多位于这条线上（图 28.1）。

**适应证：**见 29a、29、29b、29c 点。

## 29. 枕骨穴

**定位：**耳屏后窝上，约在 29a 穴和 29b 穴之间的中间位置。根据中国命名法，枕骨穴的位置稍微偏向面部（图 28.1）。

**适应证：**具有广泛镇痛效果，多用于疼痛、皮肤病、循环功能障碍、变态反应、眩晕、自主功能障碍，以及慢性疾病恢复期。

## 29a. 晕动病 / 恶心穴

**定位：**对耳轮边缘和 29 穴之间（枕骨，图 28.1）

**适应证：**晕动病，呕吐。

## 29b. 杰罗姆穴（放松穴）

**定位：**在耳垂后窝与营养沟的交点上（图 28.1）。29b 穴（杰罗姆穴）、颞下颌关节和抗抑郁穴共用同一投射区域。

**适应证：**营养平衡，入睡困难。入睡困难时，针刺耳后相应的点。

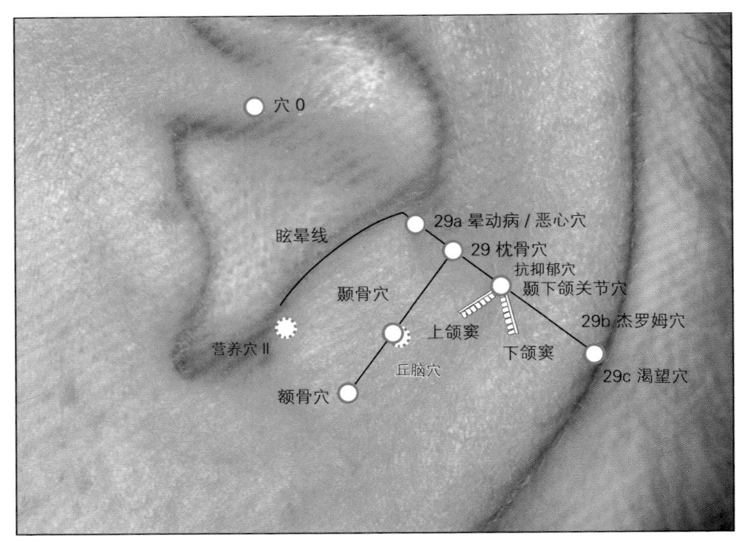


▲图 28.1 对耳屏穴位（Nogier）

## 颞下颌关节

**定位：**与杰罗姆穴同（图 28.1）。

颞下颌关节区有多个投射区：

- 腭扁桃体；
- 上下颌的臼齿；
- 磨牙后窝（间隙）；
- 咀嚼后肌；
- 抗抑郁穴；
- 镁穴（Bahr）；
- 腮腺；
- 翼外肌的移行部分。

**适应证：**颞下颌病变，疼痛综合征，耳鸣。

**比较：**按中文命名对耳屏的重要穴位（图 28.2）有：

- 26a. 垂体；
- 30. 腮腺；
- 31. 哮喘；
- 33. 额头；
- 34. 灰质；
- 35. 太阳。

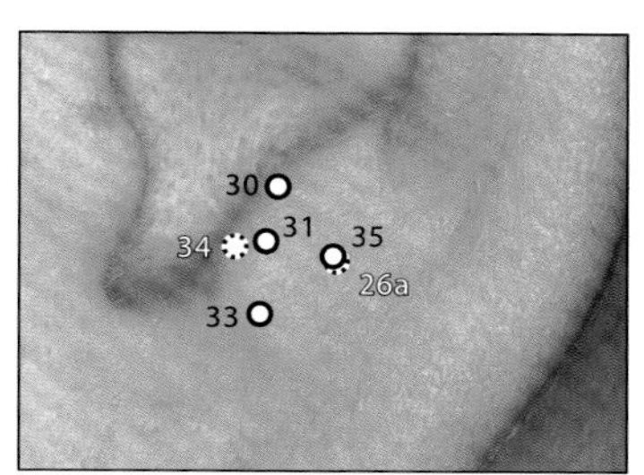


▲图 28.2　按中文命名对耳屏上重要的穴位点

## 抗抑郁点

**定位：**与杰罗姆穴同（图 28.3）。

**适应证：**抑郁情绪，身心疾病。

## 29c. 渴望穴

**定位：**在耳屏后窝的末端，耳轮边缘处（图 28.3）。

**适应证：**成瘾治疗。

## 眩晕线（冯·斯坦伯格）

**定位：**沿耳屏后窝和对耳屏上缘走行，稍微偏内侧（图 28.3）。

**适应证：**眩晕。

## 营养穴 II（灰质穴）

**定位：**在对耳屏内侧，大致对应灰质穴（图 28.3）。

**适应证：**镇痛，营养协调。

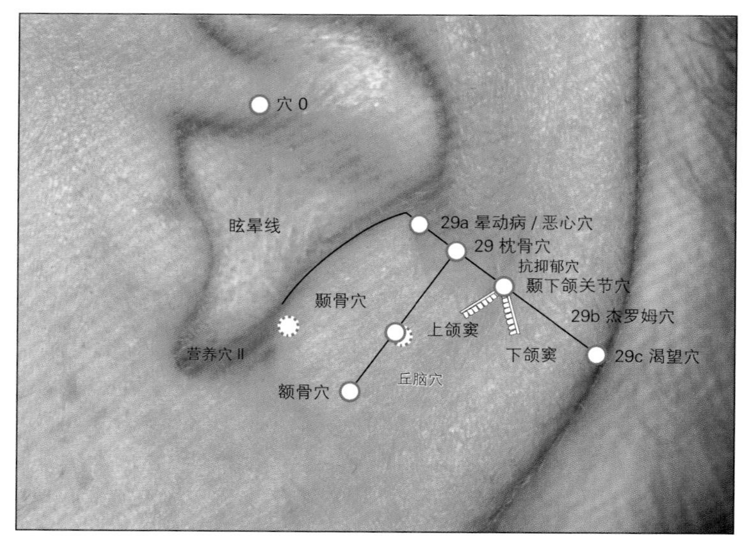


▲ 图 28.3 对耳屏穴位（Nogier）

## 丘脑穴（26a，中医命名为垂体）

**定位：**在对耳屏内侧，与颞骨穴平衡相对（图 28.3）。

**适应证：**一般镇痛点；营养平衡，早泄，女性性功能障碍；影响同侧身体。

### 实用技巧

如治疗关节炎（风湿关节病），应使用金针。

## 颞骨穴（35，中医命名为太阳）

**定位：**在对耳屏根部的中央（图 28.3）。

**适应证：**常用镇痛点；头痛，偏头痛，目疾，眩晕，睡眠障碍。

## 额骨穴（33，中医命名为额）

**定位**：在对耳屏的腹侧（图 28.3）。

**适应证**：前额区疾病（疼痛、发炎）。

**对比**：中医命名的对耳屏重要穴位（图 28.4）有：

- 26a. 垂体（Nogier 认为此为丘脑穴）；
- 30. 腮腺；
- 31. 哮喘；
- 33. 额；
- 34. 灰质穴；
- 35. 太阳。

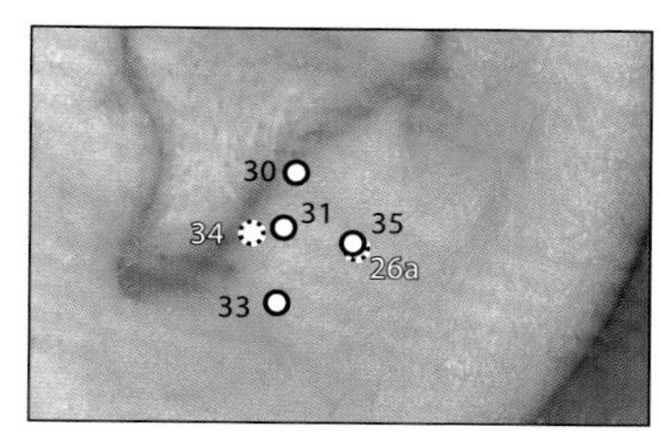


▲图 28.4　中医命名的对耳屏上的重要穴位

# 29. 骨骼投射（Nogier 法）（图 29.1）

头骨反射区在对耳屏区。像其他区域一样，这里有多个反射点。额骨反射区在对耳屏的下降部分。筛骨和上颌反射区在靠近耳轮边缘区，顶骨反射区在对耳屏的顶端，枕骨反射区在顶骨的上方。颞骨反射区在对耳屏的中间，颞下颌关节、下颌和牙齿反射区在枕骨旁。

鼻旁窦作为反射区发挥重要作用，也反射在对耳屏区。上颌窦反射区在上颌区，额窦反射区略低于额骨反射区。蝶窦和筛窦反射区在上颌窦附近的一条线上。

上肢反射区在耳周，而下肢反射区则在三角窝中。

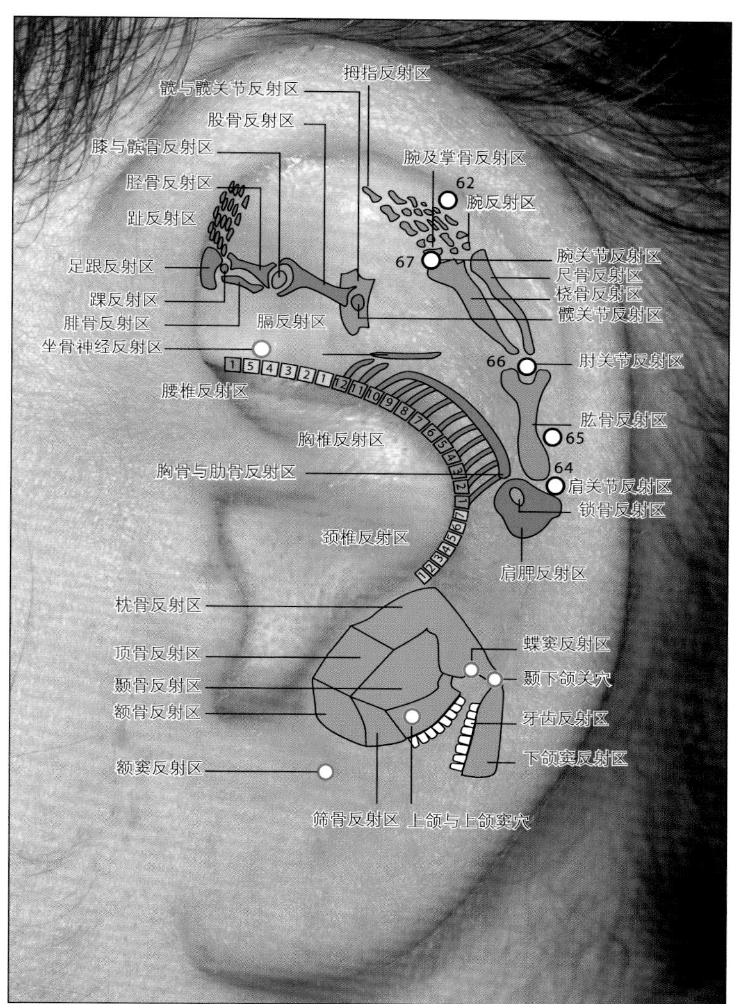


▲图 29.1　骨骼投射（Nogier）

# 30. 脊柱投射区（Nogier 法）

## 交感神经节的椎旁链的神经器官点

### C1/2（图 30.1）

**定位：** Ⅱ区，颈上神经节点。

**适应证：** 耳鸣，眩晕。

### C2/3（图 30.1）

**定位：** Ⅱ区，颈中神经节点。

**适应证：** 功能性心脏病。

### C7/T1（图 30.1）

**定位：** Ⅱ区，颈下神经节点，星状神经节点。

**适应证：** 耳鸣，胸痛；检测反射区。

## 内分泌腺神经控制点

### T12/L1（肾上腺，位置 1）、T6（肾上腺，位置 2）

**定位：** Ⅲ区，肾上腺皮质、可的松点（图 30.1）。根据学派不同而列出不同的位置。

**适应证：** 类风湿关节炎合并肺囊虫肺炎（PCP），变态反应；一般抗炎镇痛作用。

### T12（胰腺，位置 1）、T6（胰腺，位置 2）

**定位：** Ⅲ区，胰腺、胰岛素点（图 30.1）。根据学派的不同而位置有所不同。

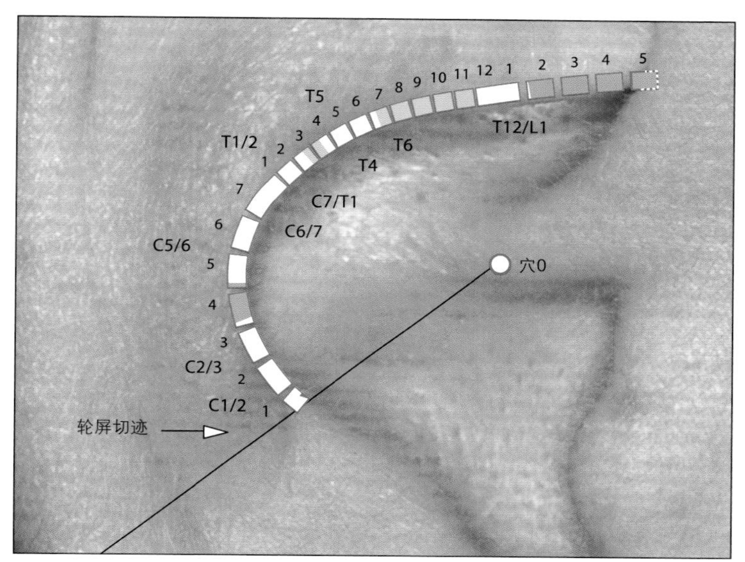


▲图 30.1　脊柱投射区（Nogier）

**适应证：**消化系统疾病。

## T4（胸腺，位置 1）、T1/2（胸腺，位置 2）

**定位：**Ⅲ区（图 30.1），根据学派不同而列出不同的位置。

**适应证：**过敏性疾病；对反射区有效。

## T5（乳腺）

**定位：**Ⅲ区，乳腺（图 30.1）。根据学派不同，有时也被列为该区的非内分泌腺。

**适应证：**哺乳障碍，经前乳腺疾病。

## C6/7（甲状腺）

**定位：**Ⅲ区，甲状腺（图 30.1）。

**适应证：**甲状腺疾病。

## C5/6（甲状旁腺）

**定位：** Ⅲ区，甲状旁腺（图 30.1）。

**适应证：** 骨疾病，骨质疏松，骨折愈合，肌肉痉挛。

## 耳郭剖面（区域Ⅰ～Ⅷ）（图 30.2）

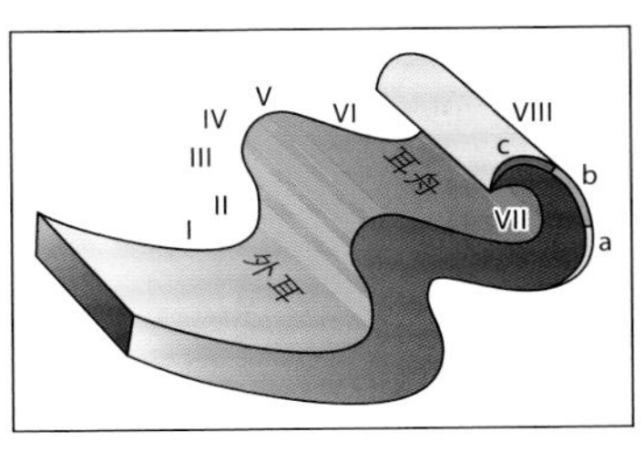


▲图 30.2　耳朵的横截面（区域Ⅰ～Ⅷ）

Ⅰ. 器官实质区；

Ⅱ. 交感神经节椎旁链区；

Ⅲ. 内分泌腺神经控制区；

Ⅳ. 椎间盘区；

Ⅴ. 椎骨区　；

Ⅵ. 椎旁肌肉和韧带区；

Ⅶ. 营养沟（交感核起点区）；

Ⅷ. 脊髓区：（a）运动束，（b）自主神经束，（c）感觉束的反射区。

# 31. 外耳穴位丛（Nogier 法）

## 心脏神经丛（愉悦穴）

**定位：** 颈中神经节的投射腹侧，在 C2/3 的水平（图 31.1）。

**适应证：** 高血压，功能性心脏病。

## 支气管肺的神经丛

**定位：** 在腹腔神经丛终点下（压迫点，图 31.1）。

**适应证：** 支气管痉挛（支气管解痉效应）。

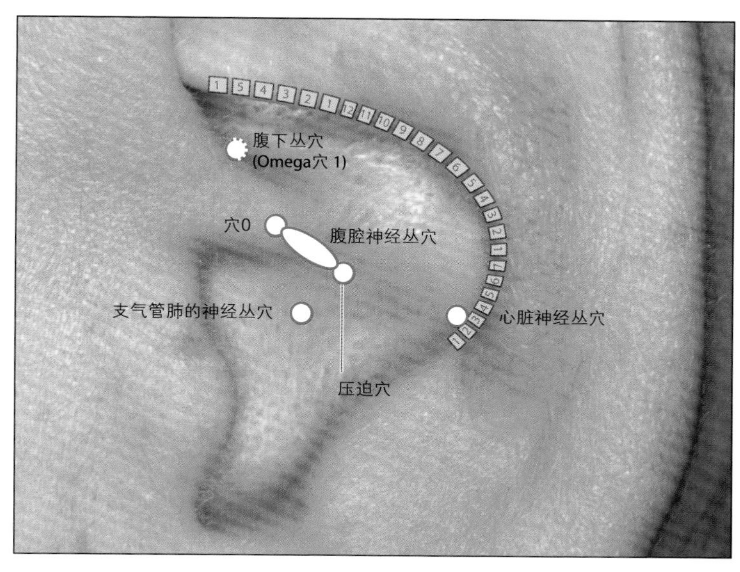


▲图 31.1　外耳穴位丛（Nogier 法）

## 腹腔神经丛

**定位：**包括穴 0 和压迫穴（图 31.1）。

**适应证：**胃肠道疾病。

## 腹下丛（泌尿生殖丛）

**定位：**在耳轮上缘，约在穴 0 与上下耳轮脚角的中点。与欧米茄穴 1 一致（图 31.1）。

**适应证：**胃肠及泌尿生殖系统疾病，肾绞痛。

**比较：**根据 Nogier 内脏器官的投射（图 31.2）。

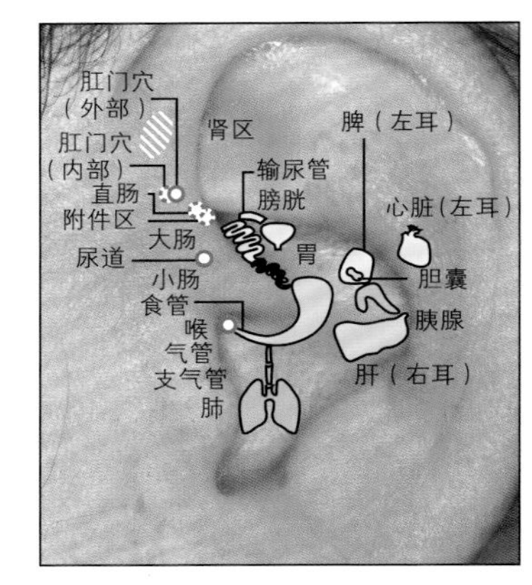


▲ 图 31.2 根据 Nogier 内脏器官的投射

# 32. 三角窝穴位（中国命名法）

## 49. 膝关节三角窝穴位（中国命名法）

**定位：**在耳轮上部中间（图 32.1）。

**适应证：**膝关节疼痛（多与膝关节功能障碍有关）。

### 注意

“法式”膝关节点位于三角窝中央，代表了膝关节的解剖投射。

## 51. 自主点（交感穴，营养穴 I）

**定位：**在对耳轮下脚前端与耳轮交界处（图 32.1）。

**适应证：**重要耳穴之一，有助于脏器营养平衡。

## 55. 神门

**定位：**在上、下耳轮夹角之上，更偏于上耳轮（图 32.1）

**适应证：**重要耳穴之一，具有强大的心理和情感平衡效果，用于缓解疼痛、抗炎。

## 56. 骨盆

**定位：**在上、下耳轮形成的夹角处（图 32.1）。

**适应证：**盆腔疼痛。

### 附加信息

Nogier 认为髋关节和骨盆穴与穴 56 相同。

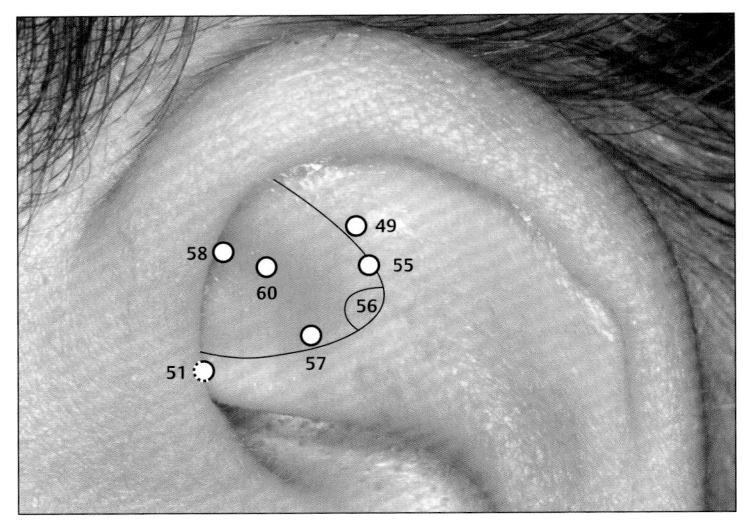


▲图 32.1　三角窝穴位（中国命名法）

## 57. 臀

**定位：**在三角窝的下缘，骨盆穴 56 腹侧（图 32.1）。

**适应证：**臀部疼痛。

## 58. 子宫

**定位：**在三角窝，接近耳轮（图 32.1）。

**适应证：**子宫切除术后不适（全子宫切除术），如术后疼痛。

## 60. 呼吸困难

**定位：**子宫穴 58 的尾侧（图 32.1）。

**适应证：**支气管哮喘。

**比较：**根据 Nogier 的三角窝投射区域（图 32.2）。

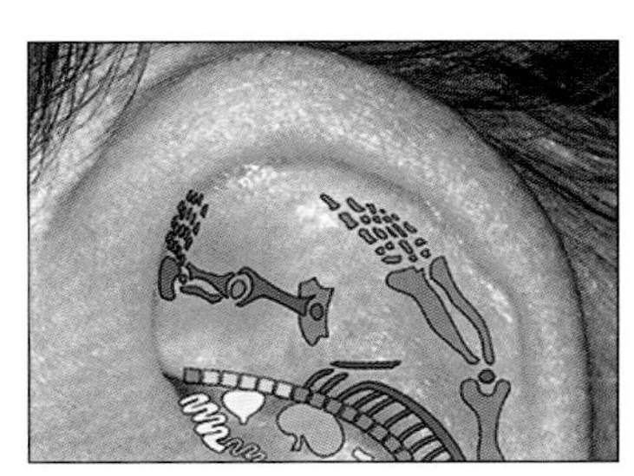

▲图 32.2　根据 Nogier 的三角窝的投射区域

# 33. 上耳轮穴位（中国命名法）

## 78. 耳尖（Nogier 认为是过敏穴）

**定位：**在耳朵的顶端，由折叠的耳郭形成（耳轮边缘）（图 33.1）。

**适应证：**一般免疫调节作用，可用于变态反应、支气管哮喘。

## 79. 外生殖器

**定位：**在上耳轮，与对耳轮下脚交会处水平（图 33.1）。

**适应证：**各种形式的勃起功能障碍，偏头痛，排尿困难。

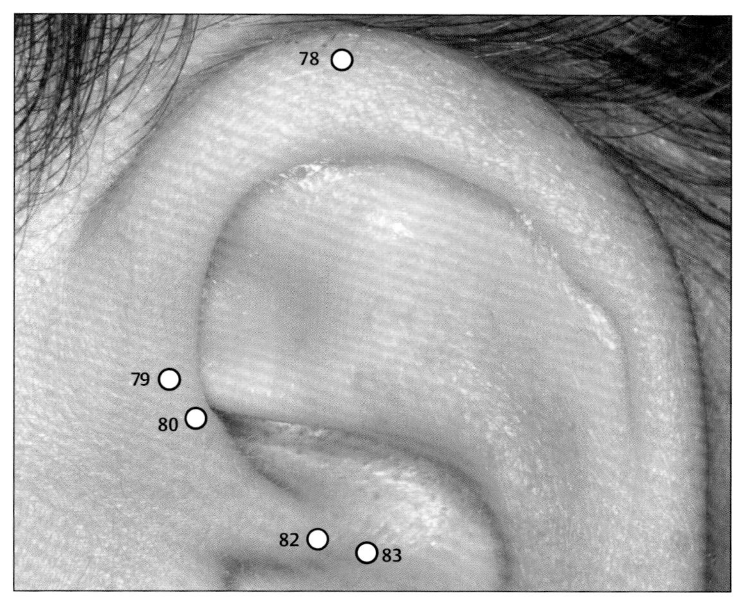


▲图 33.1 上耳轮穴位（中国命名法）

## 80. 尿道

**定位：**在上耳轮，与对耳轮下脚交会处水平的下缘（图33.1）

**适应证：**尿路感染，排尿困难。

## 82. 膈膜

**定位：**在上耳轮，明显可触到的凹处，与耳轮相对的颅腹侧，与 Nogier 学说的穴 0 相对应（图 33.1）。

**适应证：**血液疾病；有解痉作用。

**附加信息**

根据 Nogier 学说，这是能量控制的经典点。

## 83. 分歧穴

**定位：**耳轮的起点（图 33.1）。

**适应证：**传统中医认为此点无重要意义。

**附加信息**

根据 Nogier 学说，这是腹腔神经丛（压迫穴）的终穴。

**实用技巧**

通常，该穴是针对焦虑状态的，也称“焦虑穴 2”。

**比较：**根据 Nogier 学说，上耳轮的要穴（图 33.2）有：

- R 穴；
- 外生殖器；
- 肛门（外部）；

- 欧米茄穴 1；
- 穴 0；
- 压迫穴；
- 天气穴。

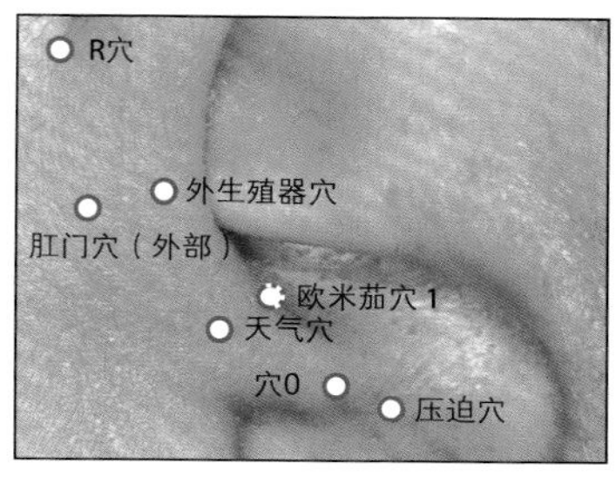


▲图 33.2　根据 Nogier 在上耳轮的要穴

# 34. 耳轮穴位（Nogier 法）

## 欧米茄穴 2

**定位：** 在耳轮的上边缘，过敏穴 78 的腹侧，在耳尖（图 34.1）。

**适应证：** 运动功能的重要控制点，与环境干扰有关的控制点。

## R 穴（R. J. Bourdiol）

**定位：** 在上耳轮的延伸处，向面部皮肤过渡的凹陷中（图 34.1）。

**适应证：** 心理治疗辅助点。

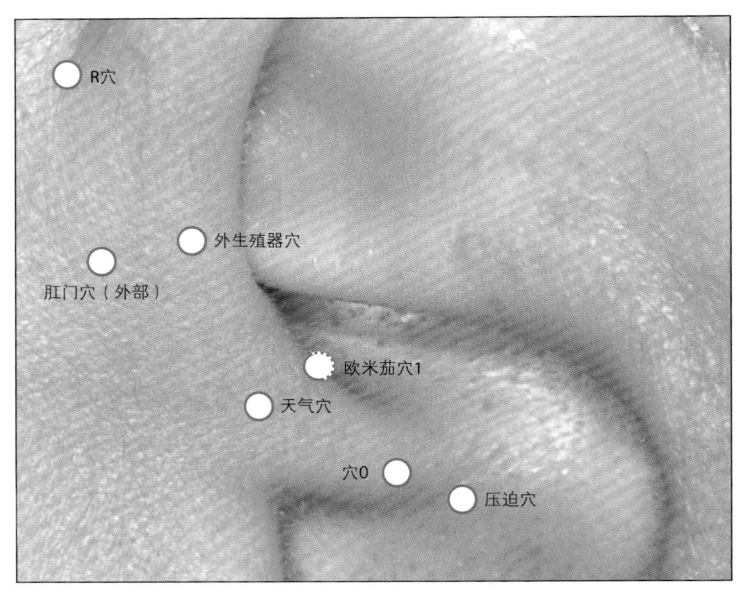


▲ 图 34.1 耳轮穴位（Nogier 法）

## 外生殖器

**定位：**在上耳轮，耳轮下脚水平（图 34.1）。

**适应证：**各种形式的勃起功能障碍，偏头痛，排尿困难。

## 肛门（外部）

**定位：**在耳轮边缘，耳轮与对耳轮下脚延长线的交点上（图 34.1）。

**适应证：**肛门不适，肛门瘙痒。

## 欧米茄穴 1

**定位：**在耳轮脚上缘、耳甲艇中，约在穴 0 和上耳轮、对耳轮下脚交会处的中点（图 34.1）。

**适应证：**代谢紊乱，营养紊乱，汞暴露。

## 天气穴（Kropej）

**定位：**在耳屏上切迹与耳轮、对耳轮下脚连线的中点（图 34.1）。

**适应证：**对天气变化敏感（气象病、大气相关综合征、ARS）；心绞痛和偏头痛的辅助治疗点。

**实用技巧**

孕期禁用。

**比较：**根据中国命名法，耳轮要穴（图 34.2）有：

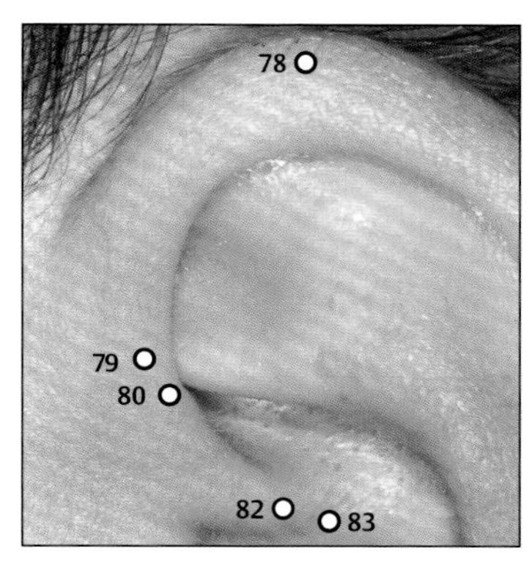


▲图 34.2　中医命名的耳轮要穴

- 78 耳尖（根据 Nogier 过敏穴）；
- 79 外生殖器；
- 80 尿道；
- 82 隔膜；
- 83 分歧穴。

## 穴 0

**定位：**在上耳轮上可触及明显的凹处，位于与对耳轮下脚相对的颅腹侧。中国定位中与穴 82（隔膜）相对（图 34.1）。

**适应证：**Nogier 认为，这是能量控制的经典点。

**实用技巧**

用金针治疗精神营养衰竭，用银针处理针刺反应过度。

此外，穴 0 具有很强的解痉作用。

## 78. 过敏穴

**定位：**在耳朵的顶端，由折叠的耳郭尖形成（耳轮边缘，图 34.2）。

**适应证：**一般免疫调节作用；变态反应，支气管哮喘。

## 压迫穴

**定位：**在耳轮起点（腹腔神经丛的终穴），在中医学派中与穴 83（分歧穴）相应（图 34.1）。

**适应证：**根据 Nogier，此穴是腹腔神经丛的终穴，又称焦虑穴，多用于焦虑状态、功能性胃肠道紊乱的治疗。

# 35. 耳轮内部穴位（Nogier 法）

## 促孕激素穴

**定位：**在上耳轮褶皱处内侧，与对耳轮上脚水平（图 35.1）。

**适应证：**激素失调及其引起的偏头痛。

## 肾素 – 血管紧张素穴

**定位：**肾实质上方，内侧（图 35.1）。

**适应证：**动脉高压（用银针针刺右耳）、低血压（用金针针刺右耳）。

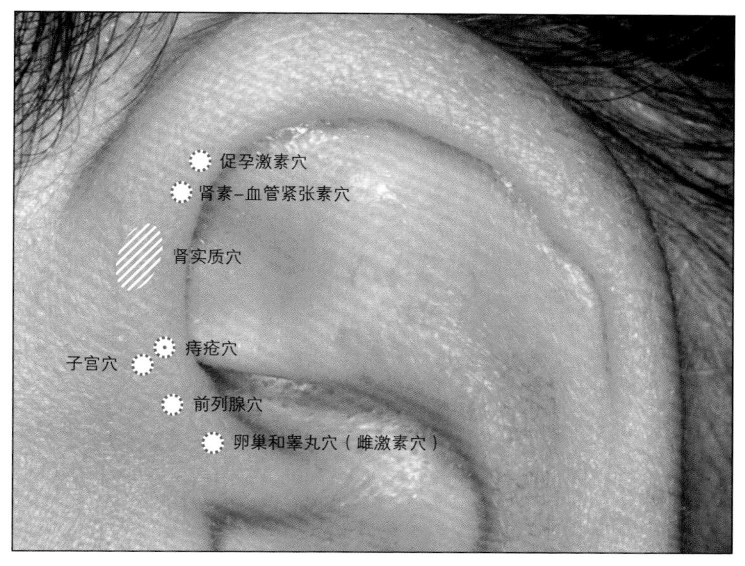


▲图 35.1　耳轮内部穴位（Nogier 法）

## 肾实质区

**定位：**在耳轮的内部，约在三角窝的水平（图 35.1）。

**适应证：**肾脏疾病。

## 痔疮穴（尾骨穴）

**定位：**在对耳轮下脚的尾端，被耳轮覆盖（图 35.1）。

**适应证：**痔疮，尾骨疼痛。

## 子宫

**定位：**大约在对耳轮上脚内部（图 35.1）。

**适应证：**痛经，子宫切除术后相应耳部反射区。

### 实用技巧

孕期上耳轮穴位禁针。

## 前列腺

**定位：**在子宫卵巢穴或睾丸穴之间的内侧（图 35.1）。

**适应证：**前列腺炎，前列腺反射区。

## 卵巢和睾丸（雌激素穴）

**定位：**略高于耳屏上切迹，在上耳轮内部，大约离反射区 2 mm（图 35.1）。

**适应证：**激素失调，激素引起的偏头痛。

**比较：**中医命名的耳轮要穴（图 35.2）有：

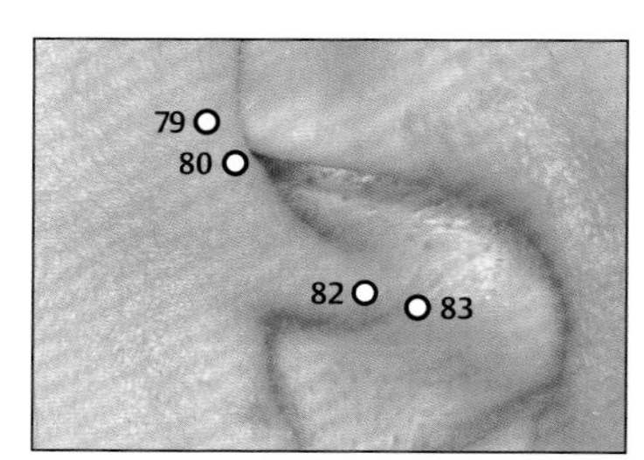


▲ 图 35.2　根据中国命名法的耳轮要穴

- 79 外生殖器；
- 80 尿道穴；
- 82 隔膜穴；
- 83 分歧穴。

# 36. 内脏投射区（中国命名法）

## 84. 口

**定位：**耳屏上切迹上（图 36.1）。

**适应证：**三叉神经痛，口腔炎。

## 85. 食管

**定位：**上耳轮脚中点下（图 36.1）。

**适应证：**食管疾病。

## 86. 心脏

**定位：**食管穴 85 外侧（图 36.1）。

**适应证：**胃病，反流。

## 87. 胃

**定位：**耳轮周围（图 36.1）。

**适应证：**胃病，胃炎，溃疡，恶心，呕吐。

## 88. 十二指肠

**定位：**耳甲艇，耳轮上（图 36.1）。

**适应证：**胃肠道疾病。

## 89. 小肠

**定位：**耳甲艇，邻近十二指肠穴 88（图 36.1）。

**适应证：**胃肠道疾病。

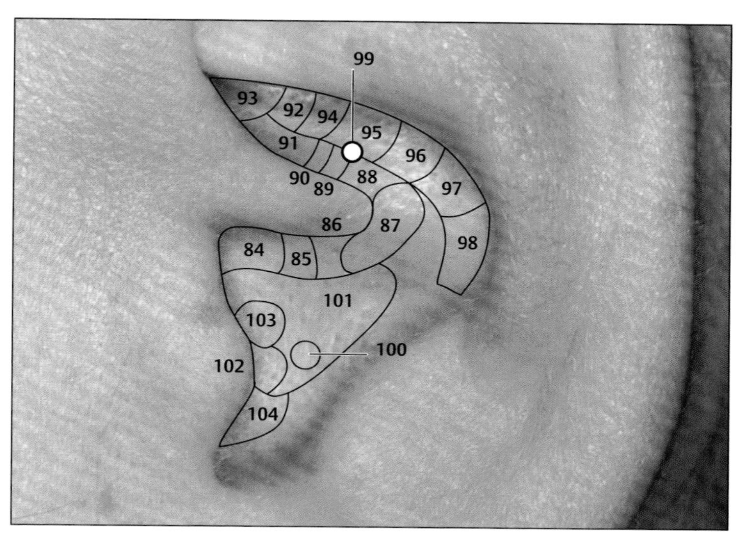


▲图 36.1　内部器官投射区（中文命名）

## 90. 附件区 4

**定位：**毗邻小肠穴 89 腹侧（图 36.1）。

**适应证：**调节淋巴循环。

## 91. 大肠

**定位：**在耳甲艇，与穴 94 相对（图 36.1）。

**适应证：**胃肠道不适，流脓，便秘，腹泻。

## 92. 膀胱

**定位：**穴 91 颅侧（图 36.1）。

**适应证：**泌尿生殖系统疾病，如排尿困难、尿失禁。

**比较：**Nogier 认为是内脏器官投射区（图 36.2）。

## 93. 前列腺

**定位：**在耳甲艇基底部，上耳轮与对耳轮下脚形成的夹角处（图 36.1）。

**适应证：**前列腺疾病，排尿困难，勃起功能障碍。

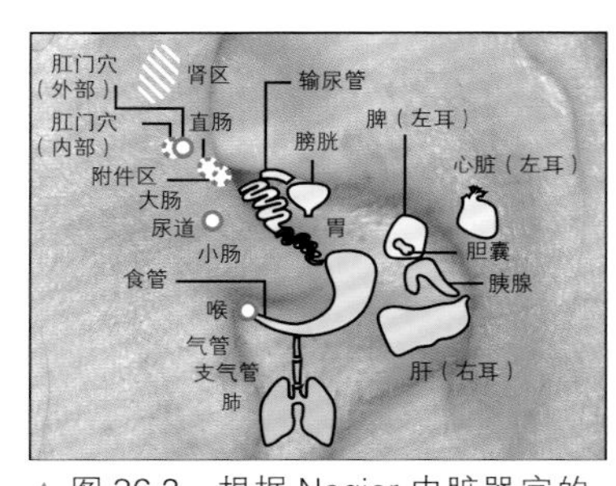


▲ 图 36.2　根据 Nogier 内脏器官的投射区

## 94. 输尿管

**定位：**穴 92 外侧（图 36.1）。

**适应证：**排尿困难。

### 实用技巧

常与 95 肾穴联合使用。

## 95. 肾

**定位：**耳甲艇颅侧中点（图 36.1）。

**适应证：**这是耳针最重要的穴位之一；泌尿生殖系统疾病，关节疾病，月经疾病，偏头痛，睡眠障碍，功能性疾病和耳部疾病，以及成瘾治疗。

这些穴（图 36.1）没有固定的位置，而是位于一个区域内。治疗时，需要针刺该区域最敏感的部位。

### 实用技巧

根据其“穴义”针刺。

### 警示

当针刺靠近外耳道时要小心（有发生血管迷走神经失调的危险）。

## 96. 胰腺和胆囊

**定位：**邻近穴 95（图 36.3）。

### 附加信息

根据中医定位，胆囊投射于右耳，胰腺投射于左耳。Nogier 认为，胰脏的头部投射于右耳，而胰脏的体部和尾部投射于左耳。

**适应证：**胆囊疾病，消化不良。

## 97. 肝

**定位：**在耳甲艇与耳甲腔的过渡处，靠近对耳轮，胃穴 87 外侧（图 36.3）。

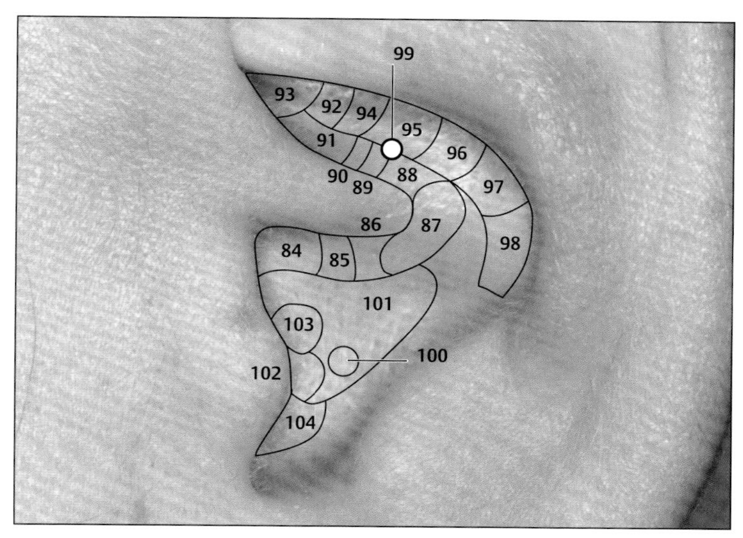


▲图 36.3　内部器官投射区（中国命名法）

**附加信息**

在右耳，肝脏投射于穴 97 和穴 98；在左耳，肝脏投射于穴 97。

**适应证：**胃肠疾病，血液病，皮肤病，眼病；成瘾治疗的重要区域。

## 98. 脾

**定位：**在穴 97 尾侧，在耳甲腔，靠近对耳轮（图 36.3）。

**适应证：**消化不良，血液病。

## 99. 腹水

**定位：**穴 88、穴 89 和穴 95 之间（图 36.3）。

**适应证：**肝脏疾病的辅助治疗点。

## 100. 心

**定位：**耳甲腔的中点（图 36.3）。

**适应证：**精神营养失调，高血压，低血压，睡眠障碍，焦虑，心脏疾病，抑郁。

## 101. 肺

**定位：**穴 100 周围（图 36.3）。

**适应证：**呼吸道疾病，皮肤疾病；成瘾治疗，特别是在尼古丁戒断期间。

## 102. 支气管

**定位：**在肺区，向外耳道（图 36.3）。

**适应证：**呼吸道疾病。

## 103. 气管

**定位：**在穴 102 之上（图 36.3）。

**适应证：**呼吸道疾病。

## 104. 三焦

**定位：**在穴 102 之下（图 36.3）。

**适应证：**激素紊乱的辅助治疗点。

**比较：**Nogier 认为是内脏投射区（图 36.4）。

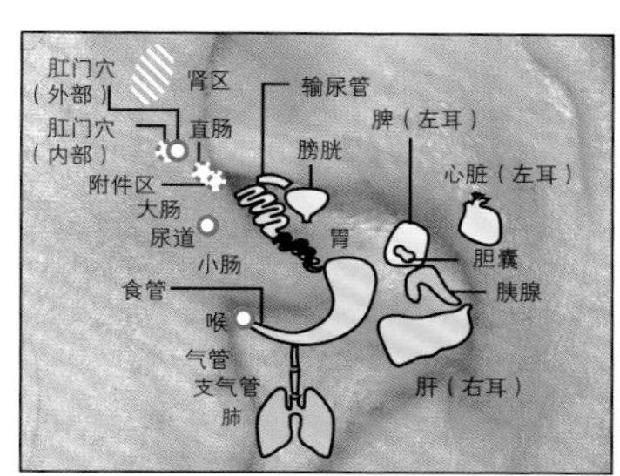


▲图 36.4　Nogier 的内脏投射区

# 37. 内脏投射区（Nogier 法）

上半身的器官投射于耳甲腔。下半身的器官投射于耳甲艇。例外：心脏投射在对耳轮，肾脏和生殖器官投射在上耳轮（图 37.1）。

**注意**

血液和淋巴管总是投射在它们所供养的结构附近。

## 心

**定位：**在左耳对耳轮上，第 4~7 胸椎反射区水平（图 37.1）。

**适应证：**支持泵血功能。

## 肺

**定位：**在耳甲腔中点（图 37.1）。

**适应证：**呼吸系统疾病。

## 支气管

**定位：**在肺区颅侧，向耳屏上切迹（图 37.1）。

**适应证：**呼吸系统疾病。

## 气管

**定位：**支气管投射区的内颅侧（图 37.1）。

**适应证：**呼吸系统疾病。

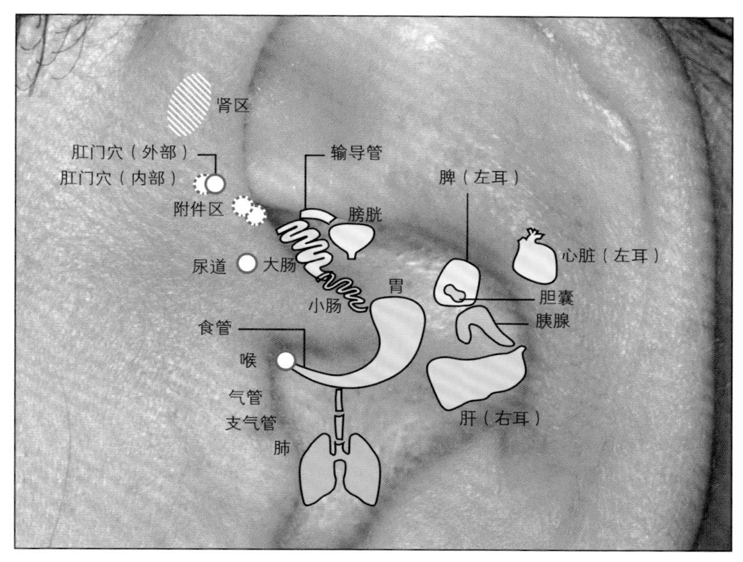


▲图 37.1 内部器官投射区（Nogier 法）

## 喉咙

**定位：**耳甲腔内，耳屏上切迹处（图 37.1）。

**适应证：**呼吸道和咽喉疾病，成瘾治疗。

## 食管

**定位：**在耳轮脚下方，朝向脸部，逐步收拢至喉咙区（图 37.1）。

**适应证：**食管疾病。

## 胃

**定位：**半月形，围绕耳轮脚（图 37.1）。

**适应证：**胃病。

## 十二指肠

**定位：**毗邻胃区，向颅方向（图 37.1）。

**适应证：**胃、十二指肠功能紊乱。

## 小肠

**定位：**耳甲艇的中下部分（图 37.1）。

**适应证：**胃肠系统疾病。

## 大肠

**定位：**耳甲艇的上部（图 37.1）。

**适应证：**胃肠系统疾病。

## 阑尾

**定位：**上耳轮内侧，在与耳甲艇形成的夹角里，耳甲艇边缘的中点（图 37.1）。

**适应证：**这是一个反射区，用于治疗阑尾疾病。

## 直肠

**定位：**在上耳轮下，耳甲艇的前内侧（不可见）部分（图 37.1）。

**适应证：**胃肠系统疾病。

## 肛门

**定位：**内膜部分在对耳轮下脚上、耳轮下方（图 37.1）。

**适应证：**肛门疾病，痔疮。

## 肝

**定位：**右耳，耳甲腔的外侧和中间部分（图 37.1）。

**适应证：**肝功能不全，肝炎。

## 胆囊

**定位：**耳甲艇的中 1/3（图 37.1）。

**适应证：**胆囊疾病，偏头痛。

## 胰腺

**定位：**胆囊区尾侧，在耳甲艇内（图 37.1），胰腺投射在第 12 胸椎反射区水平。

**适应证：**胰腺疾病。

## 脾

**定位:** 左耳，在耳甲艇内，胰腺投射反射区颅侧，颅胰腺区（图 37.1）。

**适应证：**血液疾病，消化不良。

## 肾区

**定位：**覆盖于耳轮下，三角窝中间（图 37.1）。

**适应证：**肾脏疾病。

## 输尿管

**定位：**内侧靠近膀胱区，在耳甲艇内（图 37.1）。

**适应证：**输尿管疾病。

## 膀胱

**定位：**在耳甲艇内，上腰椎投射区旁（图 37.1）。

**适应证：**膀胱疾病。

## 尿道

**定位：**在上耳轮前缘，可触及软骨边缘（图 37.1）。

**适应证：**尿道疾病。

**比较：**中医命名的内脏投射区（图 37.2）有：

- 84 口；
- 85 食管；
- 86 贲门；
- 87 胃；
- 88 十二指肠；
- 89 小肠；
- 90 阑尾 4；
- 91 大肠；
- 92 膀胱；
- 93 前列腺；
- 94 输尿管；
- 95 肾；
- 96 胰腺和胆囊；
- 97 肝；
- 98 脾；
- 99 腹水；
- 100 心；
- 101 肺；
- 102 支气管；
- 103 气管；
- 104 三焦。

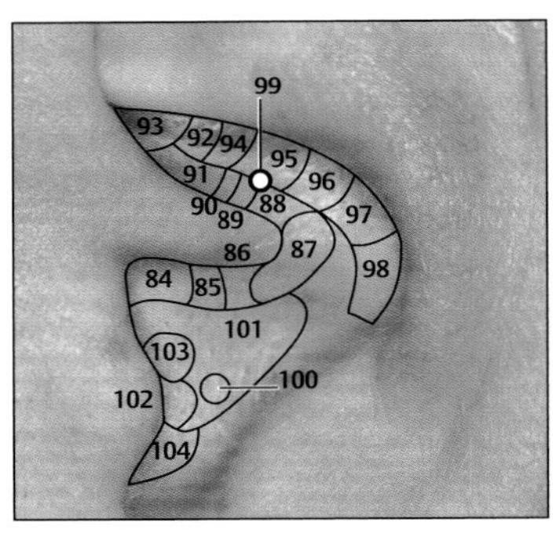


▲ 图 37.2 根据中国命名法的内脏投射区

# 38. 耳郭的能量与治疗线

在耳郭上描述了几条能量线和治疗线，比较活跃的穴位多位于这几条线上（图 38.1）。

## 耳垂后窝

**定位：**在耳垂后窝内，穴 0 点与对耳屏和对耳轮之间切迹的连线上（图 38.1）。要穴 29a、29b、29c 位于这条线上。

### 29. 晕动病 / 恶心穴

**定位：**在对耳屏与对耳轮交界处，穴 25（脑干穴，对耳轮的边缘，在对耳屏与对耳轮交界处）和穴 29（枕骨穴）之间（图 38.1）。

**适应证：**恶心、呕吐和晕动病。

### 29. 枕骨穴

**定位：**对耳屏后窝，约位于晕动病 / 恶心穴 29a 和 Jerome 穴 29 b 之间（图 38.1）。

**适应证：**重要的镇痛穴位，尤其是头痛。

### 29b. 杰罗姆穴（放松穴）

**定位：**对耳屏后窝，在营养槽凹陷中（图 38.1）。

**适应证：**身心疾病和性功能障碍的营养调理要点，多用于睡眠障碍。

## 实用技巧

Nogier 学说认为，针刺穴 29b时，用金针可治疗入睡困难，用银针可治疗嗜睡。

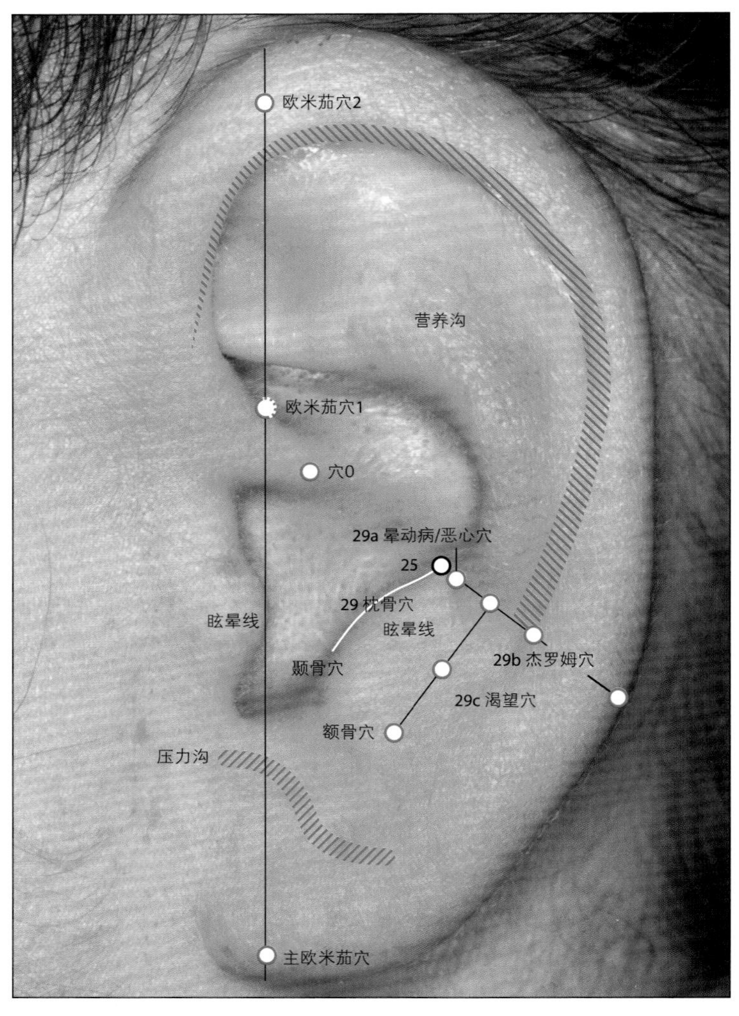


▲图 38.1　耳郭的能量与治疗线

### 29c. 渴望穴

**定位**：在耳轮边缘，对耳轮后窝（图 38.1）。

**适应证**：身心疾病，成瘾治疗。

## 感觉线

Nogier 把额骨穴（33，前额穴）、颞骨穴（35，孙穴）和枕骨穴（29，枕骨穴）的连线称为“感觉线”。这条线与流向头部的能量血液有关，类似经穴 PdM（奇迹点）和风府（图 38.1）。

对耳轮后窝和感觉线是耳针治疗的两个基本参考标志，均可用于相关脊柱节段的疼痛治疗。

## 压力沟

**定位**：压力沟是沿对角线穿过耳郭小叶的褶皱，常见于在处于压力之下或无法以适当的方式应对压力的患者。这条沟仅用于诊断（图 38.1），没有治疗作用。

## 营养沟

**定位**：从耳轮边缘下的对耳屏后窝到对耳轮下脚和上耳轮的交界处（图 38.1）。

**适应证**：营养沟是耳针治疗的重要标志。在每次治疗前都应该检查其敏感性。

## 欧米茄穴线

根据 Nogier 观点，这条线连接 3 个欧米茄穴，是耳屏前的垂线（图 38.1）。

Nogier 把外耳分为 3 个区域：

- 内胚层的区域支配新陈代谢；
- 中胚层的区域支配运动机能；
- 外胚层的区域支配脑和中枢神经系统。

Nogier 为每个区域找到了一个控制穴。

### 欧米茄穴 2

**定位：**在耳轮上边缘，穴 78 过敏穴的鼻侧，在耳屏前的一条假想垂直线上（图 38.1）。

**作用带：**中胚层带，由三叉神经的耳颞神经支配。

**支配：**运动功能，改善与环境的不和谐关系。

### 欧米茄穴 1

**定位：**在耳轮边缘，大约穴 0 与对耳轮下角和上耳轮连线的中点，耳屏前的假想垂直线上（图 38.1）。

**作用带：**内胚层，由迷走神经支配。

**支配：**新陈代谢。

### 欧米茄穴

**定位：**在耳垂的腹下部分，在耳屏尖前的假想垂直线上（图 38.1）。

**作用带：**外胚层，由颈丛支配。

**支配：**脑和中枢神经系统。

## 眩晕线（冯·斯坦伯格线）

**定位：**在对耳屏后窝（图 38.1）。

**适应证：**眩晕。

**针刺：**在这条线上寻找最敏感的点。

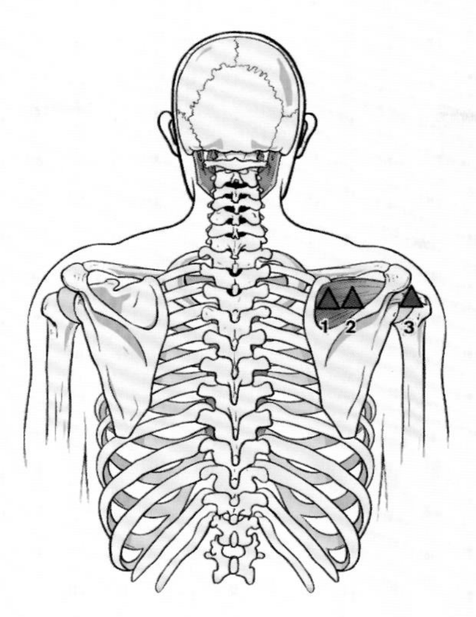


# 第三部分
# 扳机点

# 39. 扳机点的定义

“肌筋膜扳机点”（myofascial trigger point，MTrP）一词是由 D. J. Simons 和 J. Travell 在 20 世纪 50 年代提出的。触诊扳机点会有压痛，并可引起远端牵涉痛。当在扳机点区域进行针刺或浸润时，肌肉局部可以产生特征性的抽搐反应。通常，这种现象很容易由扳机点区域的深部触诊引起。扳机点是由肌纤维中肌节的收缩引起的。

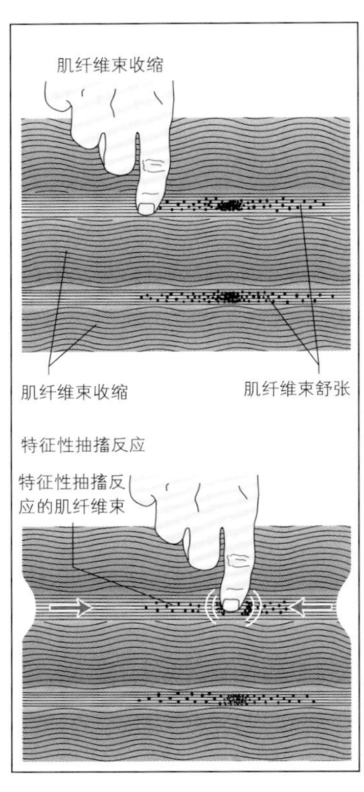

▲图 39.1　扳机点复杂图

由多条肌纤维形成的收缩节或盘状结节相对容易触及（图 39.1）。这些肌纤维其余的部分会被拉伸，形成一条很硬的肌肉带（绷紧的肌肉带），很容易被触及。慢性扳机点在显微镜下会有肌节 Z 盘的组织学改变。肌电图（EMG）检查揭示扳机点区域的肌电活动增加，但没有检测到 α 运动神经元的活动。

## 流行病学

根据 Raspe 的研究，德国人一生腰背痛的发病率超过 80%[104]。另据统计，在调查时腰背痛的时间点患病率约为

35%[103]。

研究表明，针对腰背痛的治疗，占了矫形外科医生工作量的一半以上，普通医生工作量的25%左右。进一步的研究表明，25%的腰痛患者的花费约占肌肉骨骼疾病总费用的95%[139]。在美国，肌肉骨骼疾病的总费用预计将达到全国总支出的1%[141]。1998年，德国治疗因腰背痛而致残的总费用约为170亿欧元[17]。

如果认为患者的症状是由严重的器质性病变引起的，那就错了。相反，这些持续的症状通常是由正常的肌肉紧张、不良的姿势和关节运动的继发性功能障碍引起的。传统的药物治疗和物理治疗常使患者和治疗师都感到沮丧。急性肌筋膜疼痛综合征的自愈率很高（超过90%），但复发率也极高。因此，复发性功能障碍往往发展为慢性肌筋膜疼痛综合征。

## 肌肉生理学

肌肉系统的基本张力与交感神经系统的活动直接相关。交感神经活动的增加总是会导致肌肉张力增加[84]。放松的肌肉在肌电图（EMG）上没有电活动[9]。

区分黏弹性张力和收缩活性很重要[85]。黏弹性张力受肌节蛋白相互滑动的影响[31]，在主要运动过程中呈下降趋势[138]。肌肉张力多有肌电活动的改变。肌肉收缩是由γ运动神经元（γ neurons）肌肉纺锤体中的伸展受体通过单突触反射对长度的变化做出的反应。因此，拉伸会提高运动神经元的活性。肌肉在收缩或休息时，肌肉纺锤波的传入信号是不可预期的。运动神经元的传入信号刺激肌梭，增强肌肉张力。

为了保护肌肉不发生创伤性断裂，高尔基肌腱体中的特殊伸展受体在快速钝化（扳机点的定义）、拉伸或肌肉的强烈主动牵拉时受到刺激，对运动神经元的反射抑制导致肌肉张力降低。许多因素可以改变静息肌张力。疼痛可影响周围肌肉的张力。如果疼痛的原因在肌肉本身，α－运动神经元没有电活动。然而，节段性带来的疼痛反应，如内脏疼痛或关节疼痛，常会使周围肌肉的张力增加（图 39.2）[86]。

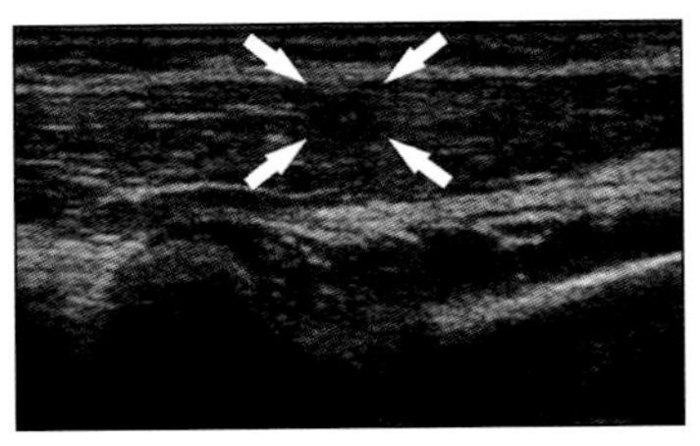

▲图 39.2 腕长伸肌扳机点的超声影像

情绪紧张还会增加肌肉张力，通常局限于肩带区[83]。气候因素，如寒冷和潮湿，也可以增加肌肉张力[133]。

## 肌筋膜痛的病理生理学

肌筋膜疼痛综合征的病理生理学通常被认为是由单一或重复的肌肉拉伤，如急性过度拉伸或特定肌肉区域遭受直接创伤性打击引起的，后者较少见[8，122]。肌筋膜疼痛综合征患者常需要执行重复、单调的手臂和手的运动，同时保持不利的身体姿势。受影响最严重的是音乐家[27，112]、伏案工作者[53]、流水线工人[3，121]、运动员，他们的重复动作会引发上述问题[25，40]。

肌肉收缩是由前角细胞运动神经元的动作电位触发的。动作电位导致神经肌肉连接（运动终板）的突触前膜和肌节前膜的离子通道打开，$Ca^{2+}$ 流入神经末梢，同时乙酰胆碱释入突触间隙，突触后膜离子通道开放，形成新的动作电位并传导至整个肌纤维表面。最小的收缩单位是肌节，在此处肌动蛋白分子和肌球蛋白头相对滑动，这需要能量载体 ATP 的存在。从肌动蛋白丝中释出肌球蛋白头需要消耗大量的能量。ATP 不足时，肌球蛋白头部无法从肌动蛋白中释放，从而形成一个僵硬复合体。根据能量危机理论，某些肌肉部位持续的僵硬是肌筋膜功能障碍的病理生理学基础[122]。

能量危机理论与扳机点的组织学和肌电图研究相结合，为观察到的现象提供了最好的解释，但目前尚无法完全阐明。迄今为止的研究结果表明，Simons 偏爱的运动端板假说并没有为此提供完整的解释，还有待进一步的研究。但可以肯定的是，肌筋膜疼痛综合征的发生与急、慢性肌肉过用或过度拉伸有关（图 39.3）。

从理论上讲，肌筋膜疼痛综合征可能存在两种不同的损伤类型。

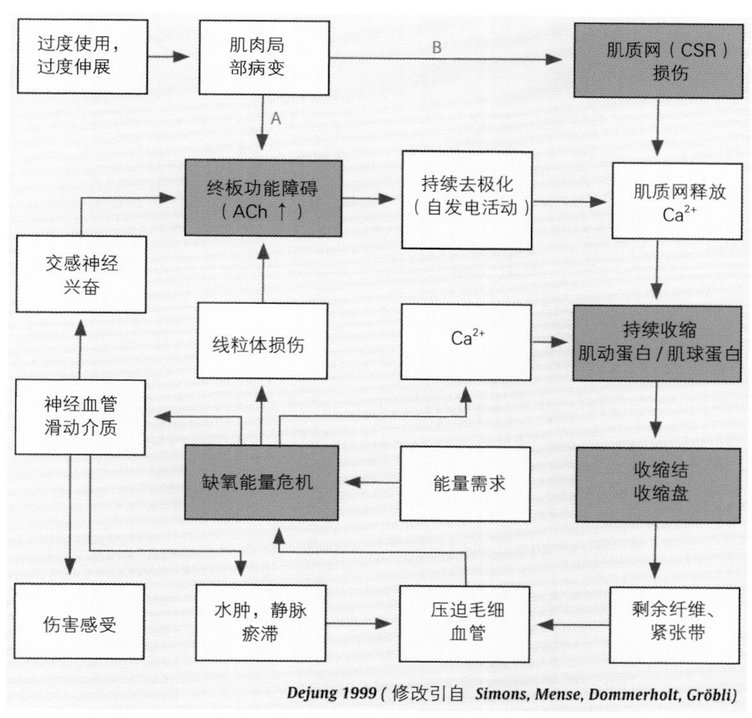


▲图 39.3　肌筋膜疼痛综合征的病理生理学机制

- 第一，终板障碍导致少量的乙酰胆碱释放到突触间隙，导致肌肉纤维突触后膜的持续去极化，被记录为端板的自发电活动[52]。
- 第二，据最近的观察，肌肉病变可能导致肌质网受损，从而增加 $Ca^{2+}$ 的释放。在这种情况下，终板与收缩盘或收缩结分离[99]。Pongratz 认为这种现象是导致随后的病理生理过程的原因。

动作电位在肌纤维表面向各个方向传播，并通过横管（T 小管）传至肌质网，导致 $Ca^{2+}$ 的持续释放，是扳机点形成的病因之一。

此外，还对肌质网内容物外漏进行了讨论，这会造成终板或钙离子间室受损，肌节持续挛缩，同时会消耗大量的 $Ca^{2+}$ 和 ATP。肌节收缩形成收缩结或收缩盘，从而形成一个明显的扳机点。其余受影响的肌肉纤维被拉伸，形成可触及的紧张带。受影响的肌纤维过度拉伸会导致毛细血管收缩和整个肌肉的缺血。在 ATP 需求增加的情况下，ATP 的消耗会导致相关肌肉区域的能量危机。由于缺氧，在扳机点部分氧分压下降，损伤线粒体，加重终板功能障碍。能量缺乏会阻止肌动蛋白和肌球蛋白丝分离，形成僵硬复合体（图 39.4）。

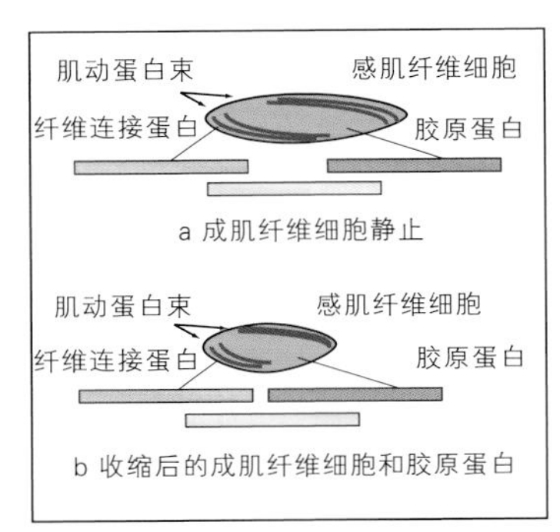


▲ 图 39.4　在成肌纤维细胞的影响下，修复期新形成的结缔组织在 2 周后开始收缩

肌肉的低氧血症和能量危机会导致血管神经活性物质的释放，如缓激肽、血清素、组胺和 P 物质。血管通透性的增加造成局部水肿、反应性静脉淤血和小动脉充血，进一步加重了扳机点

处的缺血。从有氧代谢到无氧代谢的转变导致组织酸中毒，进而刺激肌肉处于敏感状态的痛觉感受器（图 39.5）。血管神经活性物质的释放导致交感神经系统激活，交感神经活动的增加又导致终板处乙酰胆碱的释放增加，从而进一步加重终板的功能障碍。

这些病理机制进一步被患者的个人状况放大：缺乏锻炼、肌肉毛细血管化不足、线粒体形成不良等，都促进了这种恶性循环的形成。从本质上来说，所有增加肌肉张力的因素都会导致毛细血管收缩。肌胶质细胞增多反过来会损害运动神经功能，从而直接对终板功能产生负面影响[16]。

其他研究结果也支持了上述关于扳机点的假设。

Kuan 等[72]讨论了肌筋膜扳机点与脊髓的关系，与未受累肌肉的传入和传出神经纤维相比，未发现明显差异，有扳机点的肌纤维的运动神经元直径较小。

Shah 等提出[118，119]，与未受累肌肉相比，微透析可使组织内炎性介质明显增加，组织 pH 明显降低。这些结果还有待证实。

近来，筋膜的治疗得到了越来越多的关注，特别是骨科领域。Paoletti 认为[92]，筋膜是连接所有器官系统的基本结构。筋膜结构，特别是肌肉，含有收缩成分。由于人体试图达到最优的经济性，主要具有姿势（静态支撑）功能的肌肉都有较厚的筋膜。这些筋膜能够承受肌肉紧张，并保持理想的紧张状态（张力），使得身体能长时间保持静态姿势，同时消耗的能量也最少。有扳机点的肌肉的慢性肌细胞增多，导致筋膜和肌肉的重组和结缔组织的硬化（挛缩）。除了通过手法操作或扳机点治疗未放松关节区域通常存在的限制外，需要同时治疗筋膜收缩[50，108]。

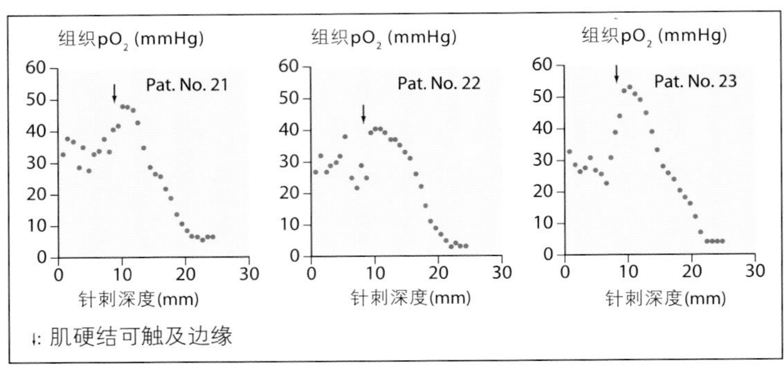


▲图 39.5　背部紧张肌肉组织氧分压测定

## 肌筋膜疼痛综合征的同步化模型

通过对急性扳机点的手法操作来治疗短期过用损伤通常效果良好，症状多会完全消失。慢性肌筋膜疼痛综合征的治疗存在一定挑战性。扳机点周围的敏化已经被描述[106]。痛觉信号在脊髓后角的持续输入导致脊髓神经元的转变，神经元的重新定位反过来导致脊髓后角的第一或第二投射神经元敏化。宽动态范围神经元（WDR 神经元）通过前脊髓丘脑束的上行通路向丘脑发送伤害性信号，信号通过内膜和外膜传递到边缘系统并传递到大脑皮质。大脑也会发生重组，受影响的肌肉（或身体部位）的投射区也会发生变化。

通常此时下行疼痛抑制系统也会发生紊乱。正是通过这些机制，最初的外周伤害性痛觉障碍从最初的节段性发展为区域性，最后发展为全身性疼痛障碍。这种情况严重地干扰了患者的日常生活，因为患者的痛觉发生了变化，而且经常会采用不利的应对策略。将这种紊乱整合到生物 – 心理 – 社会疾病模式中[29]，不仅对患者来说很困难，对医生来说也很困难。医生常常屈服于患者的疾病概念，这种概念强调典型的因果模式（针对病变的位置加以修复）。另一个需要考虑的因素是不利的应对策略，如无助感、无望感和工作中的不满，是影响治疗结果的重要预测因素。因此，扳机点治疗是多模态治疗概念的一部分，以解决肌筋膜疼痛障碍，因为这些很快会变成慢性疾病。

## 基本治疗注意事项

为了正确治疗扳机点，受影响的肌肉必须被归入肌筋膜张力系统，该系统由 Richardson、Jull 等于 1999 年首次描述[106]。在该系统中，深层肌代表了对节段稳定性至关重要的骨－心理结构。表层由跨越多个关节的长肌组成，主要起运动作用。在这两层之间是一层负责保持主动节段稳定平衡的肌肉。

深层肌的例子是像脊柱区域的肌肉，如旋转肌、多裂肌、颈部的颈长肌和头直肌。上肢肌包括冈下肌、冈上肌、肩胛下肌和大圆肌。下肢肌包括股内侧肌和腘肌。中间层的例子是外斜角肌、多角肌、三角肌、股外侧肌、中间肌和内侧肌。表层具有全身功能的多关节肌肉的例子有腹直肌、胸锁乳突肌、斜角肌、斜方肌、背阔肌、手臂的二头肌（长头）、股直肌和股二头肌。

在临床上这种细分是很有必要的。强烈建议强化这些局部肌肉以防止节段性不稳定。研究人员在康复计划中证实了其长期效果，可减少复发性疼痛[49]。局部不舒服常与肌肉骨骼问题有关[69，91]。

多关节肌肉功能障碍多由急性而不是慢性肌肉骨骼疾病引起[51，56]，常有与神经支配相关的过早活动。这种类型的肌肉倾向于发生萎缩，其周长会急剧缩小。比较而言，局部肌肉萎缩多为 I 型纤维的减少以及毛细血管和肌纤维周长的明显减小，脂肪和结缔组织成分增加。这组肌肉的临床检查应在肌肉处于最大主动张力下进行。对于全身单关节肌肉，肌肉功能测试侧重于力量、耐力和肌肉平衡，而全身多关节肌肉则通过拉伸敏感性测试、激发、肌肉平衡和神经结构测试来检测。

## 特定的扳机点检查和基本的治疗注意事项

诊断工具最重要的是首先考虑扳机点存在的可能性。扳机点患者的特征性问题表现出来的不同扳机点投射区域会有重叠，对治疗师的解剖学和生理学知识提出了很高的要求。由 Uberall 等[135]引进的治疗脊柱、背部、肩部和颈部疼痛的 DGS- 练习的调查问卷，提供了一种有助于肌筋膜症状诊断的测试。扳机点通常位于肌腹。从骨科原理和临床经验来看，肌筋膜扳机点不仅存在于拮抗肌，也存在于协同肌。

下面以手指屈肌和手指伸肌为例，用一种与日常练习相关的方式来说明伸展高张力肌和收缩高张力肌的区别，主要适用于多关节的对抗性和拮抗性肌肉。例如，在前臂肌肉，握拳需要同时收缩手指屈肌和伸肌，即屈肌收缩而伸肌伸展。如果手指屈肌持续收缩，这些肌肉就会发展为潜在的——也就是不活跃的——扳机点。患者很少会诉说手部的放射痛。触诊时，这些扳机点也会表现为局部抽搐反应。然而，临床经验表明，拉伸的高张力肌肉（在本例中是指手指的共同伸肌）可以出现紧张带，并且在这些相对较弱的肌肉（与手指屈肌相比）的肌腹处会出现可触及的扳机点，可能会引起沿前臂放射到手部的疼痛。收缩的高张力肌是由神经过度刺激造成的，或是由于过度运动，或是由于支配肌肉的神经纤维受到刺激。这些神经刺激可能是由神经根刺激或压迫引起的。

识别和区分肌肉张力的差异是治疗成功的关键。伸展的高张力肌的扳机点失活只能带来短暂的治疗成功，这是有道理的，因为它不能解决缩短的高张力肌不平衡的潜在原因。在拉伸的高张力肌区域，扳机点的持久失活需要对收缩的肌肉进行治疗，如拉伸，同时也需要对导致肌肉收缩的潜在病因进行治疗（图39.6）。

临床检查包括单指触诊或双指触诊，用示指和拇指（捏握）确定方向。肌肉局部抽搐反应通常在扳机点区域被激发，伴随疼痛放射到扳机点的投射区。通常也存在相应的卫星扳机点，这些点也应予以处理。

同时，肌筋膜扳机点可以通过超声和 MRI 技术进行诊断。超声可明确紧张带内可触及的收缩结节。Sikdar 等[120]、Taylor 等[128]、Turo 等[134]的研究证实，振动超声弹性成像（外部振动源与多普勒或双相超声相结合）可用于扳机点的检查。这些研究表明，扳机点是局部椭圆形的低回声区域，与触诊发现的局部肌肉硬化有关。活动扳机点与潜伏扳机点的大小无显著差异。在双相超声中，MTrPs 附近的小动脉或增大的小动脉在舒张期呈明显的逆向流动，表明血管床高阻力。在没有 MTrPs 的对照组中未发现这些局部变化。高分辨率 3T–MRI 可以在很小

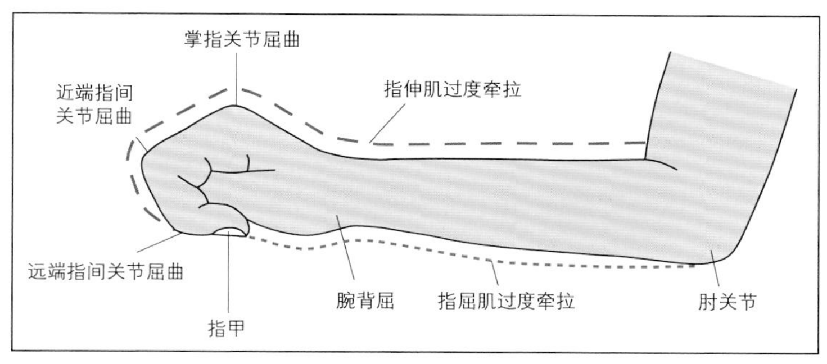


▲图 39.6　指屈肌和指伸肌

的视场中高分辨率显示相关解剖结构，具有很好的软组织对比度。扳机点上方的皮肤用硝酸甘油胶囊标记，在 MRI 检查中很容易被发现，并能与潜在的可触及的扳机点进行全面的形态学对比。这些扳机点在 MRI 中表现为肌肉内明确的圆形信号改变，在 T2WI 上与周围肌肉等强度，周围区域被低信号或者不太集中的高信号边界包围。这些硬结中有一些呈 V 字形，形态学 MRI 证实伴有血管数量增加。可触及的紧张带的强度为 9.0 kPa，比未受累肌肉的强度高 50%[21]。

对于扳机点的处理有很多选择，干针法最有效，包括直接针刺收缩结并进行扇形操作，以触发局部抽搐反应[41]。尽可能长时间引发此类反应，直至扳机点失活，可通过触诊发现收缩结松解来确认。随后进行有针对性的肌肉拉伸。应向患者演示拉伸技术，并建议进行家庭锻炼，以防止复发。

对于慢性肌紧张，手法治疗必不可少。关节功能障碍是扳机点复发的原因之一，也应通过手法治疗处理。湿针，也就是局部注射麻醉剂，通常是不必要的，效果也不会比干针更好[86]。其他治疗方法包括肌筋膜松解、穴位按摩（穴位按摩）结合缺血压迫或经皮电刺激（PuTENS），电疗法或电刺激（经皮神经电刺激）不太适合。然而，在肌筋膜疼痛综合征的一般疼痛管理方面，经皮神经电刺激有很高的价值。

# 40. 颞肌

## 肌肉（图 40.1）

**起点：**颞筋膜深层，颞平面；蝶骨颞筋膜，颧骨后方。

**止点：**下颌骨的冠状突，位于第三臼齿的内侧表面。

**神经支配：**来自下颌神经（三叉神经下颌支的颞深神经。

**功能：**抬起下颌。后部：拉下颌骨向后；支持咀嚼运动。

**注意：**颞浅动脉位于肌肉上方，在颞区分为顶叶和额叶。

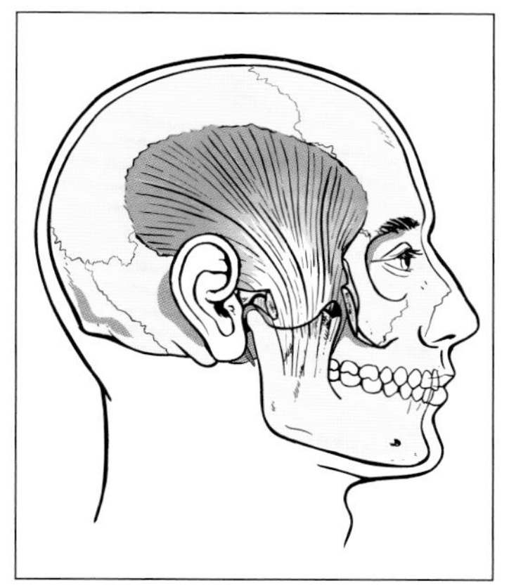

▲ 图 40.1　颞肌

## 扳机点

颞肌有 4 个扳机点区域（图 40.2），位于沿耳尖方向分布的虚线上，始于目外眦角水平的肌下部分。

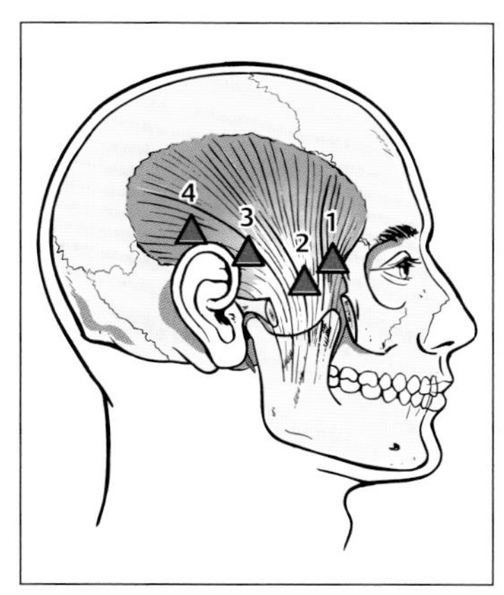


▲ 图 40.2　颞肌扳机点

这些扳机点是由牙齿咬合不当、直接创伤或长期固定引起的，但也可由牙科手术或心理因素（如磨牙或咬合牙齿）引起，很少由外部气候因素（如气流或寒冷）引起。同时，也要考虑同侧咬肌和对侧颞肌的扳机点。内侧和外侧的翼状肌，无论是单侧还是双侧，都较少受累。卫星扳机点多见于斜方肌和胸锁乳突肌上部疼痛区。

鉴别诊断应考虑颞动脉炎、风湿性多肌痛和多发性肌炎。通常，此处扳机点的典型疼痛投射区是不存在的。

**扳机点的检查：**触诊扳机点区域时，固定患者的头部，张口约 2 cm。确定局部、压力敏感的肌肉硬结，多会伴有典型的放射痛。触诊下颌骨冠状突，确定附近肌肉中可以触发肌肉局部抽搐反应的紧张带。

**扳机点的治疗：**避开颞动脉的两条分支，按常规方法针刺扳机点，并留针 20 分钟。收缩的肌肉可以通过针刺直接使其放松，也可以采用低浓度的局麻剂进行浸润。接下来是通过前拉下颌来抑制肌肉的收缩，如有必要，可采用等距收缩后放松的方法。

## 扳机点和放射痛

**扳机点 1：**位于颞肌的前部（图 40.3）。疼痛投射区包括上颌切牙、鼻外侧下翼、眉毛和颞骨前部。

**扳机点 2：**位于颞肌前内侧部（图 40.4）。疼痛辐射至前尖牙和上颌第一前磨牙区，也可投射于扳机点颅侧。

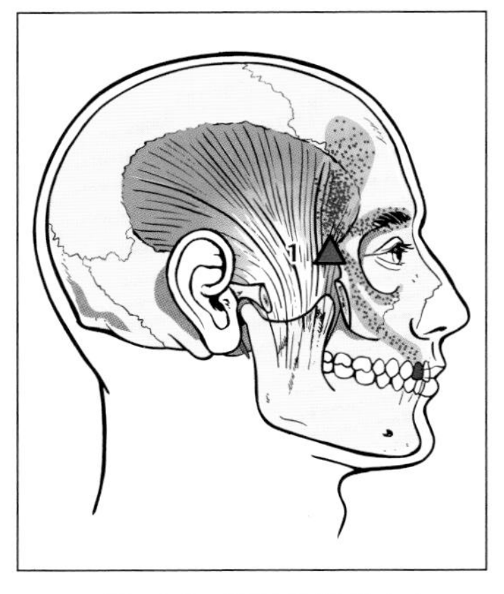


▲ 图 40.3　颞肌的扳机点 1

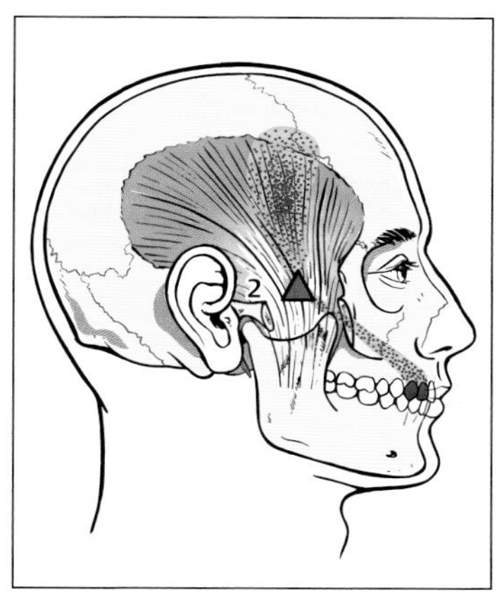


▲图 40.4　颞肌的扳机点 2

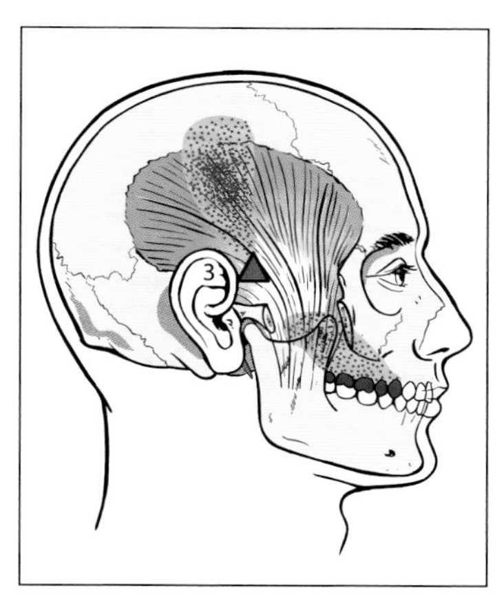


▲图 40.5　颞肌的扳机点 3

**扳机点 3：** 位于耳前（图 40.5）。疼痛投射区位于上颌磨牙区，也可在扳机点区域上方沿颞肌中间纤维方向辐射。

**扳机点 4：** 位于耳后（图 40.6）。疼痛投射区位于颞肌纤维的后方。

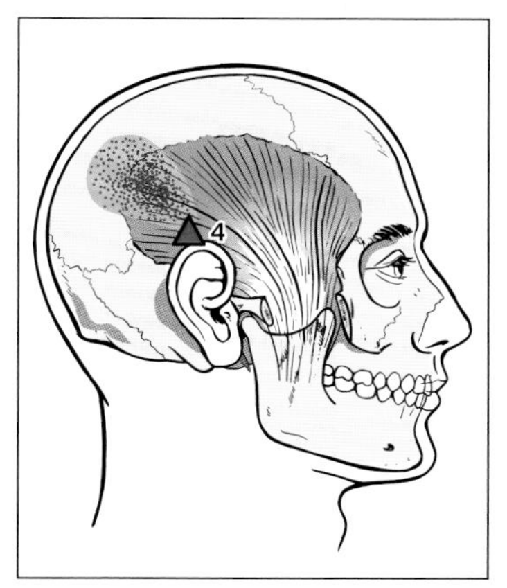


▲图 40.6　颞肌的扳机点 4

## 重要穴位（图 40.7，图 40.8）

### 头维（ST-8）

**定位：** 当额角发际上 0.5 寸，发线角度与颞部发线垂直。该点位于 GV-24 神庭外侧 4.5 寸。

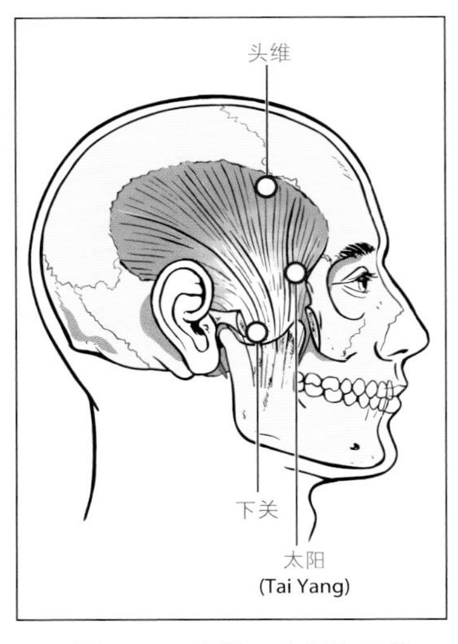


▲图 40.7 头维、太阳和下关

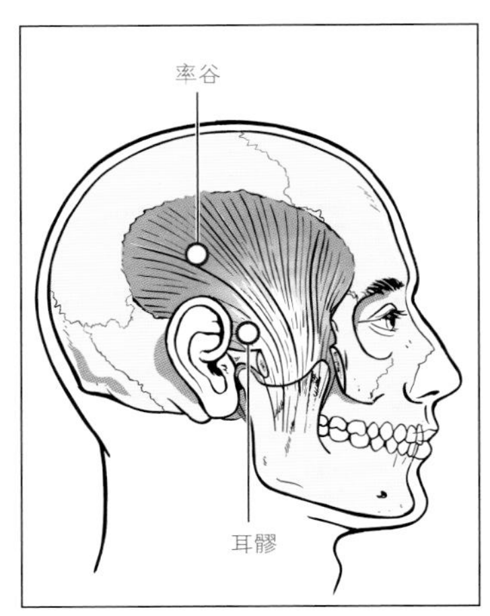


▲图 40.8 耳和髎、率谷

**太阳（EX-HN-5）**

**定位：**眉梢与目外眦连线的中点，向后约一横指的凹陷处。

**下关（ST-7）**

**定位：**在颧弓下方凹陷的中心，也就是下颌骨冠突和髁状突之间的下颌切迹处。

下颌骨髁状突在耳屏前很容易触及（张开嘴时向前滑动），下关位于其前方的凹陷区。下关应闭口取穴和针刺。

**耳和髎（TE-22）**

**定位：**在耳郭根水平稍前侧，颞浅动脉的后缘。

**率谷（GB-8）**

**定位：**在耳郭最高点以上 1.5 寸。

## 颌力学

### 颞肌，前部（图 40.9）

**功能：**内收肌（闭口）。

**触诊：**眼眶外侧缘后约 1 cm。

**症状：**顶骨头痛，正中咬合，近中心磨牙。

**放射痛：**

- 上颌内切牙和外切牙疼痛（牙髓炎、变态反应、热刺激导致的疼痛反应），有时是接触前感觉；
- 向太阳穴方向；
- 从太阳穴向上颌的切牙；
- 顶骨的方向；
- 眼眶方向；
- 眼球后的方向。

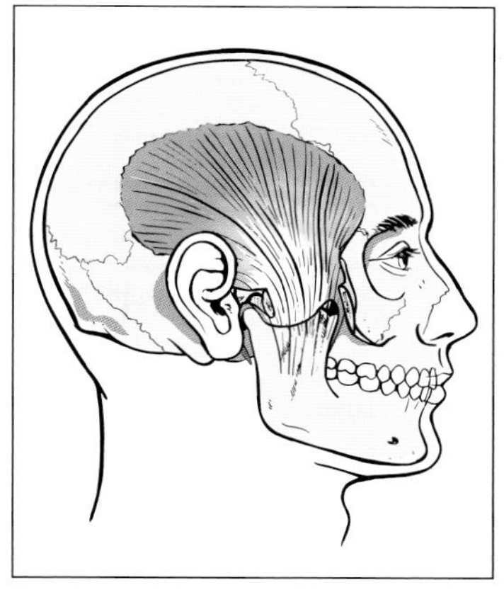

▲图 40.9 颞肌颌力学

### 颞肌，中部（图 40.9）

**功能：**

- 内收肌（闭口）只有内侧部分；
- 拉下颌骨向后。

**触诊：**从颅骨到耳。

**症状：**

- 颞头痛；
- 枕部头痛。

**功能异常：**

- 突出；
- 牙齿后移。

**放射痛：**

- 向喉方向；
- 向太阳穴方向；
- 从太阳穴通过上颌外侧和颧弓向前尖牙和上颌第一前磨牙；在前尖牙和上颌第一前磨牙区域（牙髓的症状、过敏、热刺激疼痛反应时间延长），有时有接触前的感觉。

**颞肌，后部（图 40.9）**

**功能：**

- 内收肌（闭口）与内侧部分；
- 拉下颌骨向后。

**触诊：**从颅骨到耳。

**症状：**

- 颞头痛；
- 枕部头痛。

**功能异常：**

- 突出；
- 牙齿后移；
- 髁突移位伴继发性关节盘功能障碍（关节盘脱位）。

**放射痛：**

- 向喉方向；
- 向太阳穴方向；
- 从太阳穴经颧弓到外侧上颌，到黏膜和臼齿，再到上颌第二前磨牙和臼齿区域的疼痛（牙髓症状、过敏、热刺激疼痛反应时间延长）；有时有接触前的感觉。

# 41. 咬肌（图 41.1）

## 肌肉

**起点：**

- 浅表部分：颧骨外侧下缘及颞突；
- 深部：颧弓内侧表面的下缘。

**止点：**

- 表浅部分：下颌骨与第二磨牙区夹角；
- 深部：向下颌骨分支的上 1/3（咬肌粗隆）和冠状突的底部。

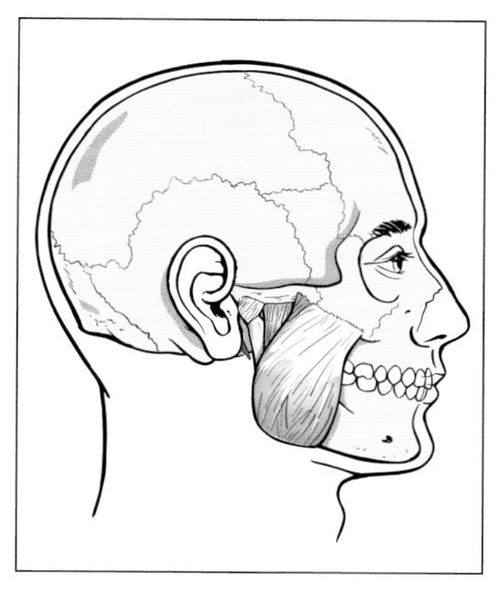

▲图 41.1　咬肌

**神经支配：**下颌神经（三叉神经的下颌支）的颞深神经。

**功能：**抬高下颌，支撑突出。

**注意：**面动脉在肌肉前缘跨过下颌骨。

## 扳机点

咬肌包括 7 个扳机点：6 个在浅部，只有 1 个在肌肉深部。这些扳机点可由磨牙症、心理因素、颞下颌关节紊乱症（例如由于咬合不当）、缺牙或牙齿移位引起的下颌运动障碍激活，也可由急性创伤和急性拉伤激活。这些扳机点通常通过胸锁乳突肌的原发性扳机点被激活；继发性扳机点位于颞肌和翼内侧肌，较少发生在对侧咬肌。

**扳机点的检查：**张口约 2 cm，按压检查扳机点区域，同时提供口内支持。典型的牵涉疼痛可以被触发，肌肉的紧张带可以被触诊。

**扳机点的治疗：**按常规方法进行针刺，留针 20 min。通过肌内刺激可以有针对性地放松紧张带。如有必要，也可以用局麻剂浸润扳机点。然后是被动拉伸肌肉，将上颌向前向下拉，患者可以自己进行。

## 扳机点和放射痛

**扳机点 1 和 2：**位于上颌牙齿水平的肌肉的上表面（图 41.2）。疼痛投射至磨牙、前磨牙和上颌，容易与上颌窦炎混淆。

**扳机点 3 和 4：**位于下颌中心（图 41.3）。疼痛投射至咬肌前面的下颌到下颌的前磨牙和臼齿区域。

**扳机点 5 和 6：**位于肌肉止点处的浅面（图 41.4）。疼痛投射至下颌骨、眉，以及下颌角和同侧眉之间的区域。

**扳机点 7：**位于在颞下颌关节的咬肌深层（图 41.5）。疼痛局限于颞下颌关节和耳下联合区。弥漫性疼痛也可能出现于整个咬肌区域。

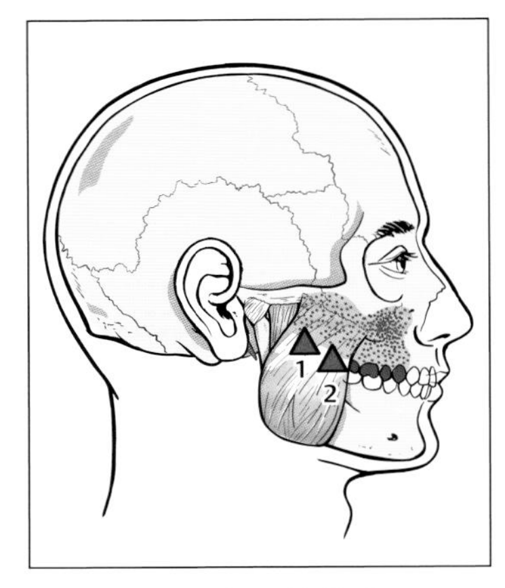


▲图 41.2 咬肌的扳机点 1、2

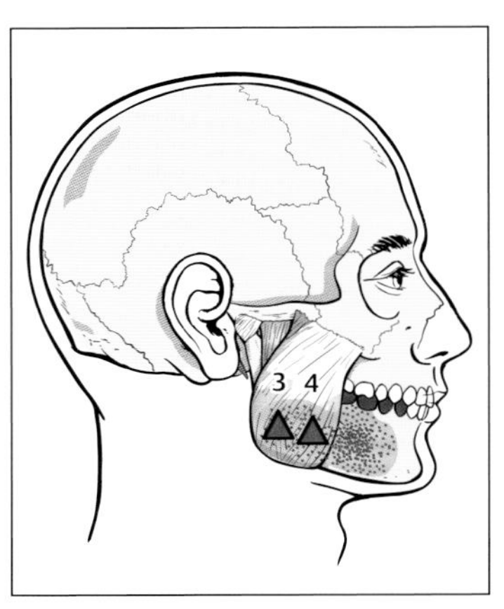


▲图 41.3 咬肌的扳机点 3、4

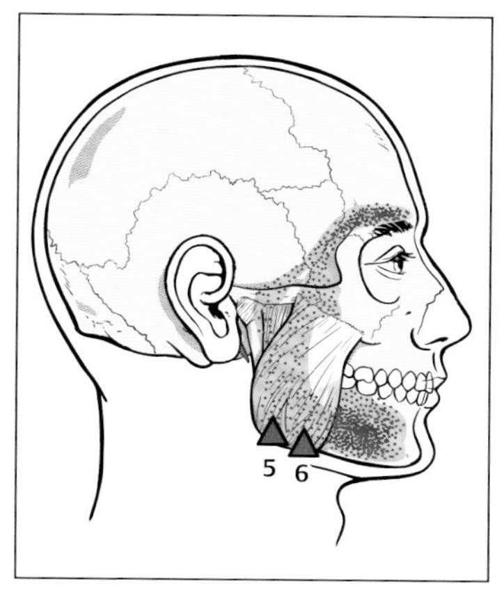

▲ 图 41.4　咬肌的扳机点 5、6

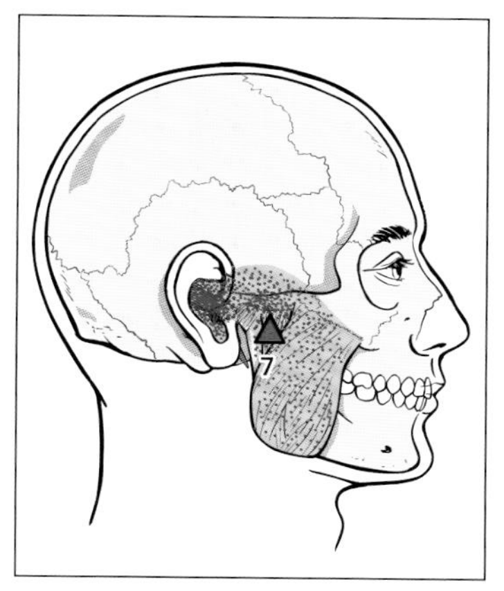

▲ 图 41.5　咬肌的扳机点 7

## 重要穴位（图 41.6）

### 大迎（ST–5）

**位置：**咀嚼肌前缘与下颌骨交界处。此处可以触及面部动脉搏动。

### 颊车（ST–6）

**位置：**从下颌角向上约 1 寸，颅面腹侧。此处可触及咬肌。

### 下关（ST–7）

**位置：**位于颧弓下方凹陷的中心，即下颌骨髁突和髁突之间的下颌骨切迹。下颌骨髁突在耳屏前方易于触及（张口时向前滑动），下关位于其前方的凹陷处。

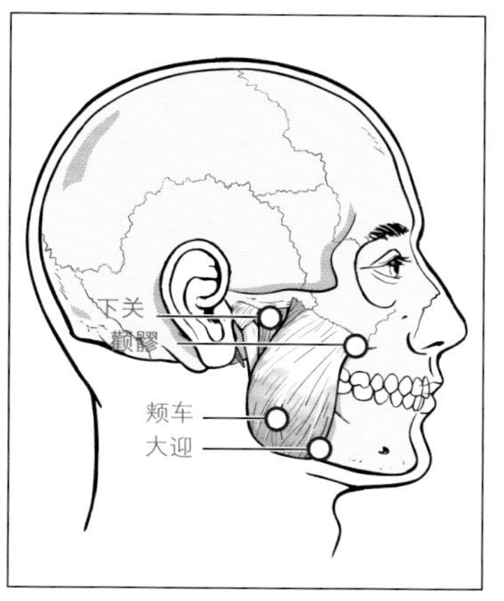

▲ 图 41.6　大迎、颊车、下关和颧髎

**颧髎（SI–18）**

**位置：**在颧弓下缘，垂直于眼角外侧，咬肌前缘。

## 颌力学方面

### 咬肌，浅部（图 41.7）

**功能：**内收肌（闭口），伸肌。

- 当一侧收缩时支撑内错位；
- 当两侧收缩时支持突出。

**触诊：**在放松和最大收缩时：

- 颧弓下方可触及肌腹；
- 张口时用 2 个手指插入，可于下颌角上 1 cm 处触及腱膜；
- 双手置于下颌骨背侧。

**症状：**严重疼痛时，牙关紧闭（不能正常开口），磨牙，主要在突出的位置。

- 如果一侧肌肉缩短，则在前尖牙处；
- 如果两侧肌肉都缩短，则在门牙的边缘。

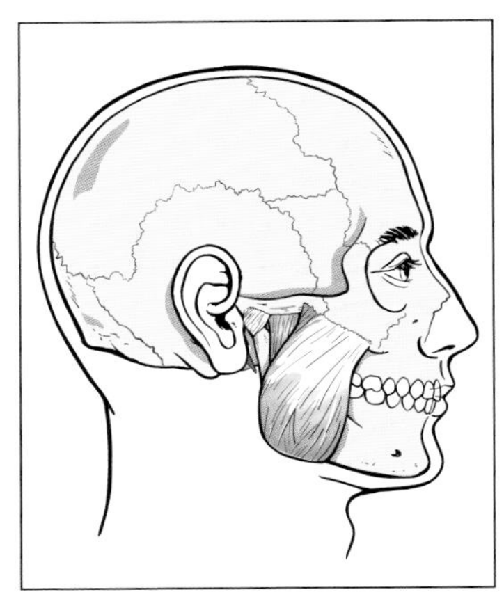

▲图 41.7　咬肌浅部颌力学

**放射痛：**从上颌骨球后区域经上颌窦（鼻窦炎样鼓室）进入眶下神经分布区和三叉神经上颌部。从总体上看，主要在上颚（在骨头上）和上颚外侧的黏膜。

**颌部扳机点：**第二前磨牙、上颌第一磨牙和第二磨牙疼痛（牙髓症状、变态反应、热刺激引起的疼痛反应）。

**中部扳机点：**下颌第二前磨牙、第一磨牙、第二磨牙疼痛（牙髓症状、超敏、热刺激反应时间延长）；下颌磨牙区疼痛。

**下部扳机点：**疼痛沿眶下方向沿颧弓和颞前区向整个眉骨和眶上弓放射；罕见情况：单侧耳鸣。

# 42. 翼状肌

## 肌肉（图 42.1）

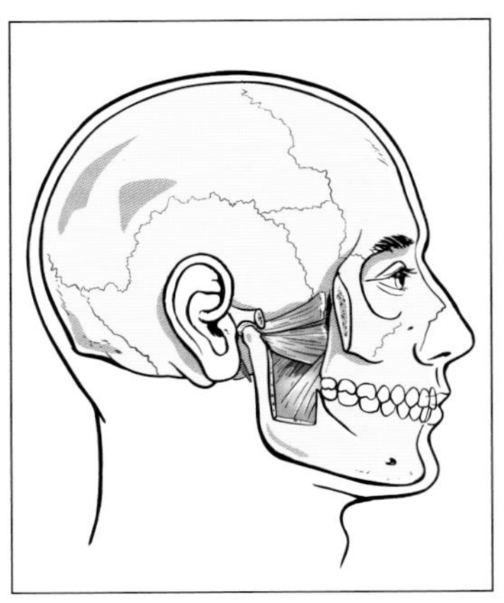
▲ 图 42.1　翼外肌

**起点：**

- 上头：蝶窦骨大翼的颞下筋膜和颞下嵴；
- 下头：蝶窦骨外侧翼状板外侧表面；
- 尾侧头：在翼状肌内侧的两个头之间。

**止点：**下颌骨翼状窝、关节囊、颞下颌关节盘的上缘。

**神经支配：**来自下颌神经（三叉神经下颌支）的翼突外侧神经。

**功能：**降低下颌骨，使下颌骨突出，左右移动下颌骨。

## 扳机点

两块肌腹包含 2 个扳机点，很少由于急性损伤（如创伤）激活，通常由颞下颌关节慢性劳损合并错殆和身心失调（如夜间磨牙症）造成。该区域的扳机点很少单独出现，多与咬肌和颞肌后的扳机点联合出现。

**扳机点的检查：**张口约 3 cm，触诊下颌关节附近、关节与颧骨之间的肌肉部分；张口 5~8 mm，从颊部开始，触诊位于离关节较远的下颌冠状突上方的肌肉部分。

**扳机点的治疗：**可考虑干针、常规针刺、局部麻醉等。要准确找到肌肉需要精确地掌握相关解剖学知识。扳机点的深度为 3 cm。通常只有通过理疗松动颞下颌关节才能使肌肉伸展。

## 扳机点和放射痛

**扳机点 1 和 2：**一个扳机点位于颅骨部分肌肉的颧弓下，另一个位于下颌骨的喙突下（图 42.2）。典型投射区位于颞下颌关节上方，平颧弓处。

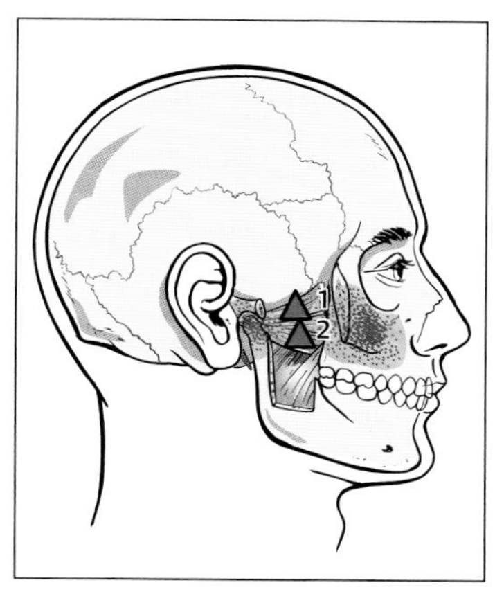


▲图 42.2 翼外肌的扳机点 1、2

## 重要穴位

### 下关（ST–7）

**位置：**在颧弓下方凹陷的中心，即下颌骨髁突和髁突之间的下颌骨切迹（图 42.3）。

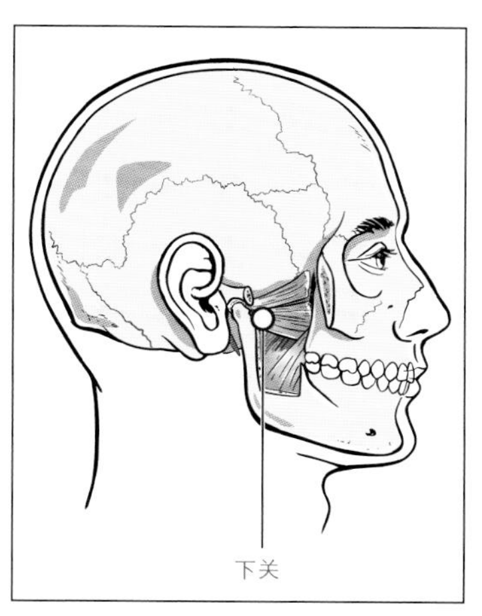


▲图 42.3 下关

## 颌力学（图 42.4）

**功能方面：**双侧：外展；单侧：内错位。

**触诊：**仅间接触诊，在最后一颗臼齿后面，张口一半时，在上颌骨结节和翼状突的侧翼之间。

**症状：**

- 正中磨牙症；
- 偏心磨牙症。

**放射痛：**

- 疼痛更可能在深处；
- 外耳；
- 颞下颌关节；
- 舌；
- 上颌窦。

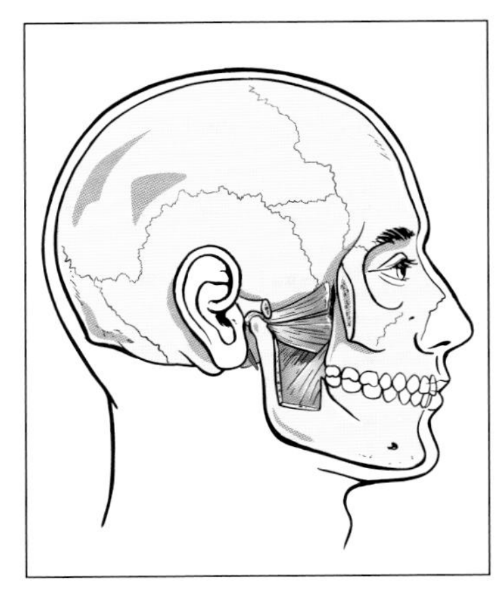

▲图 42.4　翼外肌领力学

# 43. 颈部短肌

## 肌肉（图 43.1）

枕下三角由头上斜肌、头下斜肌、头后大直肌和寰椎后弓围成。椎动脉向后内侧走行，穿过横孔后进入枕骨大孔与基底动脉汇合。在此区域进行注射和干针操作，有伤及动脉的风险。

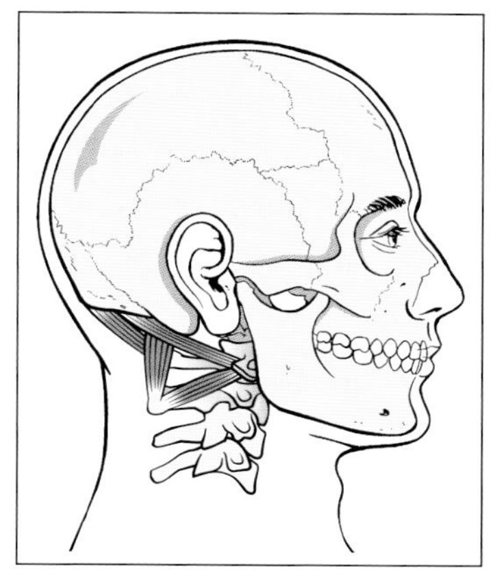

▲图 43.1　颈部短肌

**起点：**

- 头后小直肌：寰椎结节后侧；
- 头后大直肌：枢椎棘突；
- 头上斜肌：寰椎横突；
- 头下斜肌：枢椎棘突。

**止点：**

- 头后小直肌：枕骨颈下线的内侧部分；
- 头后大直肌：项线下外侧部分；
- 头上斜肌：枕骨上、外侧线至下项线；
- 头下斜肌：寰椎横突。

**神经支配：**

- 头直肌后小肌及上斜肌：枕神经后支（C1 背支）；
- 头直肌后大肌：枕神经后支（C1、C2 背支）；
- 头部下斜肌：枕神经（C2）。

**功能：**由于生物力学原因，肌肉作用于寰枕关节时，会导致头部微向同侧旋转和向对侧倾斜；当作用于寰枢关节时，头部将向同侧旋转。

## 颈部短肌的扳机点（图 43.2）

此区域的扳机点通常由慢性而非急性劳损引起，主要在迷走神经的内脏传入信号增加时产生。脊柱关节和神经位置较近，易受姿势不良造成的压迫，伴有扳机点激活。头痛、眩晕和急性应变可由颈部甩鞭样损伤引起，但更可能的是由左肾疾病引起的，因为左肾实质由迷走神经支配。仰头工作者由于长期肌肉收缩，也容易在这个区域形成扳机点。

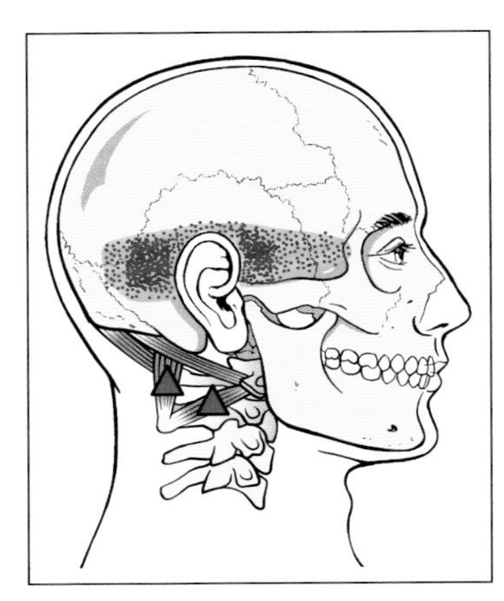

▲图 43.2　颈部短肌的扳机点

**扳机点的检查：**由于坐位时患者颈部短肌紧张，因此建议以仰卧位触诊颈部短肌。这种检查需要医师掌握精确的解剖学知识。

**扳机点的治疗：**逐渐消除姿势不良的原因至关重要。多数情况下首先清除异常传入信号是必要的。强烈建议放松枕部肌肉。在肌肉收缩的情况下，干针和注射局麻药也是一种选择。后续治疗包括通过头部屈伸和使头向对侧旋转来拉伸颈部短肌。

## 扳机点和放射痛

扳机点和疼痛投射区位于头后大直肌和头后下斜肌的肌腹。疼痛投射至枕骨到颞骨的前方，疼痛最剧烈的区域是耳上方。

## 重要穴位（图 43.3）

### 风池（GB–20）

**定位：**位于枕骨下缘胸锁乳突肌与斜方肌之间的凹陷处。针于枕骨与寰椎之间的横突区域刺入，穿过头夹肌、半棘肌，最后靠近头部的上斜肌和下斜肌。

### 天柱（BL–10）

**定位：**在第一个可触摸到的颈椎棘突（C2，枢椎）上方，斜方肌下降处；天柱位于其颅侧约 0.5 寸的后发际处，哑门外侧，靠近枕大神经。

横断面上在枢椎的正上方。

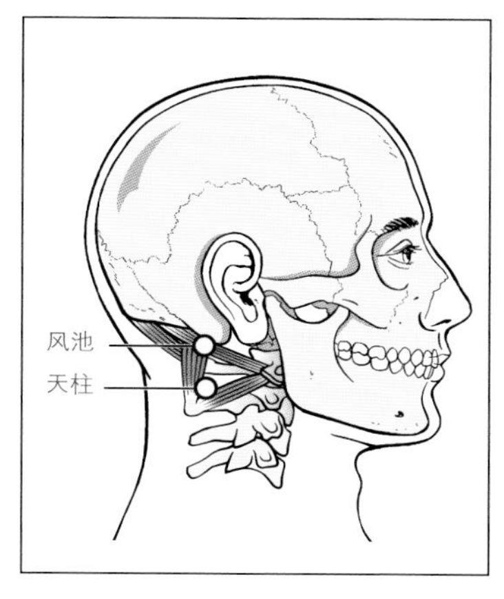


▲图 43.3　风池和天柱

# 44. 头夹肌

## 肌肉（图 44.1）

**起点：**第 3~7 颈椎的项韧带和第 1~2 胸椎的棘突。

**止点：**颞骨乳突和枕骨上项线，少量纤维向颅侧延伸。

**神经支配：**第 3~5 颈神经后支的背支。

**功能：**单侧收缩使头部同侧倾斜并向对侧旋转，双侧收缩使头后伸。

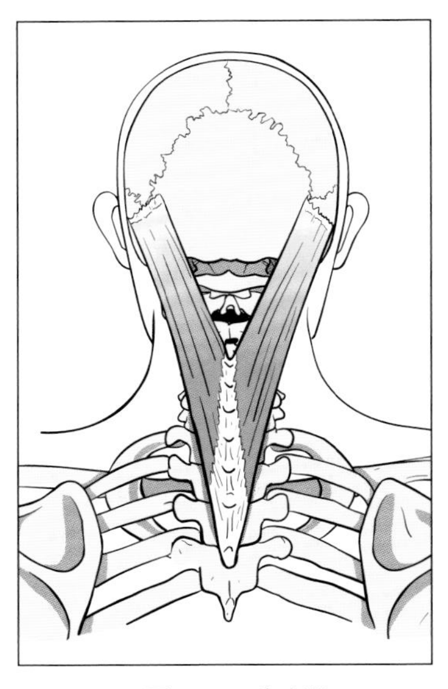

▲图 44.1　头夹肌

## 扳机点

肌肉在乳突的止点附近有一个扳机点。这一区域的扳机点是由于错误运动造成的，如前滚翻失败或与颈椎甩鞭样损伤无关的颈部软组织张力过大。另一方面，此区域的肌肉张力增加通常与颈椎姿势不良有关，是由严重的上胸椎后凸和反应性颈椎过伸引起的。在这种情况下，扳机点也常常出现在延伸到上颈椎的其他肌肉中，如颈部短肌。

**扳机点的检查：**患者取坐位，直接触摸肌肉止点处的扳机点，常可诱发典型的牵涉痛。

**扳机点的治疗：**多通过针刺或浸润来治疗。由于存在损伤椎动脉和颈部神经的危险，建议在最上方2个横突区域进行针刺或浸润治疗。在触诊横突时，从颅侧向尾侧针刺可将损伤血管和神经的风险降到最低。后续治疗可以使头部侧弯并向对侧旋转，同时放松颈椎。

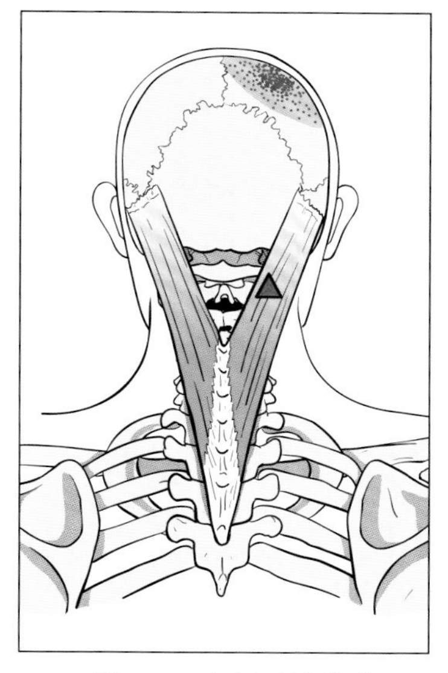

▲图 44.2　头夹肌的扳机点

## 扳机点和放射痛

**扳机点：**位于第2~3颈椎横突附近（图 44.2）。疼痛主要放射到同侧枕骨，很少扩散到面部或前额。

## 重要穴位（图 44.3）

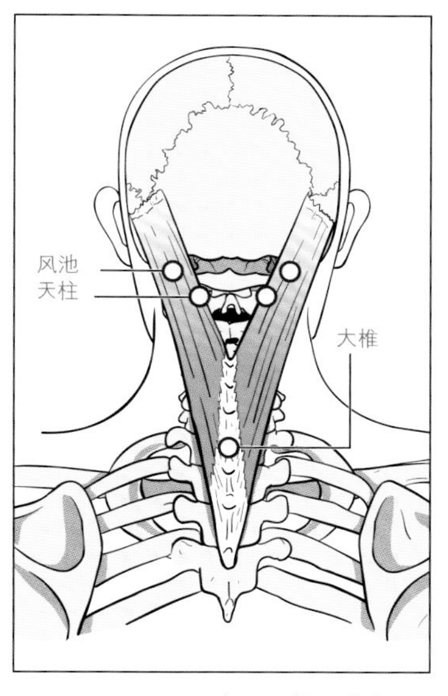


▲图 44.3　风池、天柱和大椎

### 风池（GB–20）

**位置：**位于枕骨下缘胸锁乳突肌与斜方肌之间的凹陷处。于枕骨与寰椎（上头关节）之间的水平处进行针刺，在寰椎横突附近。针穿过头夹肌、半棘肌，然后靠近头部的上斜肌和下斜肌。

### 天柱（BL–10）

**位置：**在颈椎第一个可触及的棘突（第2颈椎棘突，枢椎）的上方，在斜方肌开始下降处，哑门旁开约 0.5 寸，靠近枕大神经。

枢椎水平位于第 2 颈椎（枢椎）的棘突之上。

**大椎（GV-14）**

**位置：**第 7 颈椎棘突下。

# 45. 斜角肌（前、中、后斜角肌）

## 肌肉

### 前斜角肌（图 45.1）

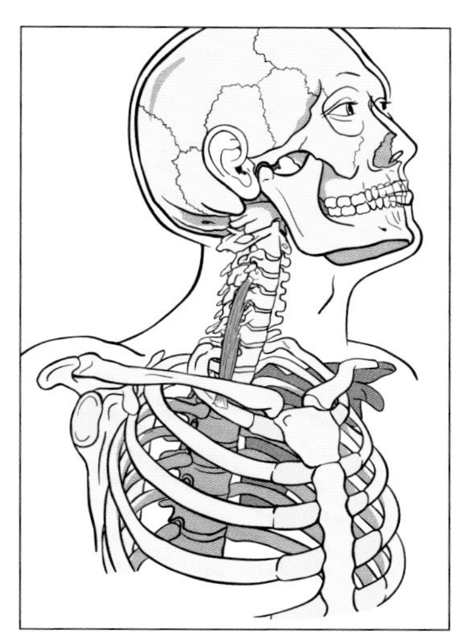

▲ 图 45.1　前斜角肌

**起点：** 第 3~6 颈椎椎体横突的前结节。

**止点：** 第一肋骨前斜角结节。

**神经支配：** 第 5~8 颈神经的前支。

**功能：** 第一肋骨固定后，将颈椎弯曲至同侧并旋转至对侧。颈椎固定时，可抬起第 1 肋骨，支撑吸气。

### 中斜角肌（图 45.2）

**起点：** 第 2~7 颈椎的横突的前结节。

**止点：** 第 1 肋骨，在锁骨下沟后，在第 1 肋间间隙的外肋间膜处。

**神经支配：** 第 4~8 颈神经的前支。

**功能：** 侧屈颈椎。颈椎固定后，抬起第 1 和第 2 肋骨，辅助呼吸肌支持吸气。

### 后斜角肌（图 45.3）

**起点：** 第 5 颈椎和第 6 颈椎横突的后结节。

**止点：** 第 2 肋骨上缘。

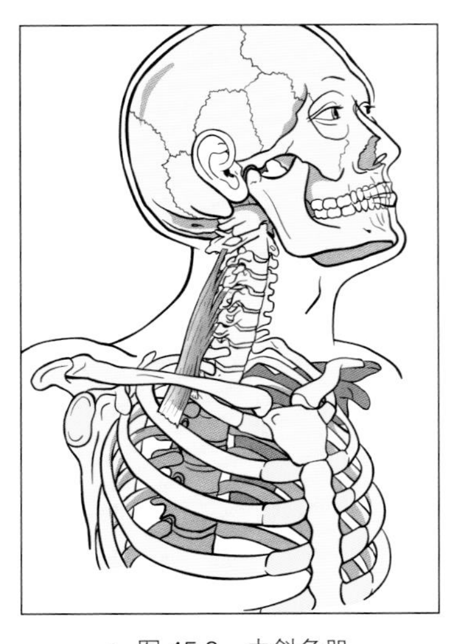

▲ 图 45.2 中斜角肌

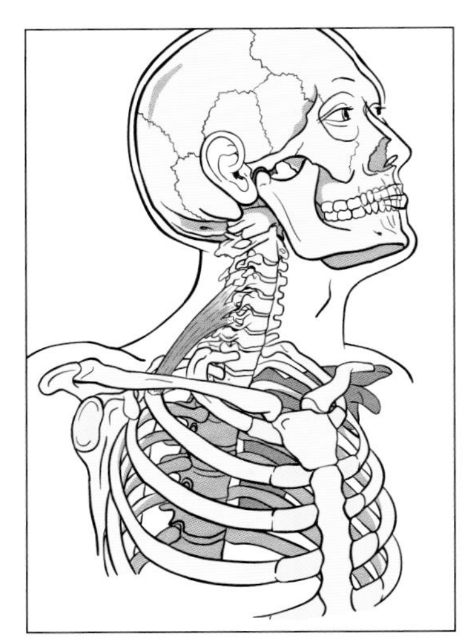

▲ 图 45.3 后斜角肌

**神经支配：**第 6~8 颈神经的前支。

**功能：**侧屈颈椎。颈椎固定时，抬起第 1 和第 2 肋骨，辅助呼吸肌支持吸气。

**补充信息**

斜角肌间隙由胸锁乳突肌锁骨部的后缘和前斜角肌的前缘、锁骨上缘形成的，其下方有锁骨下静脉走行。锁骨下动脉和臂丛神经穿过后斜角肌后缘和中斜角肌前缘之间的后斜角肌空隙。

## 扳机点

本组肌肉出现扳机点的原因是颈椎急性扭挫伤，主要由侧向冲击造成。其他原因还包括睡姿不良。当斜角肌用于辅助呼吸时，如支气管哮喘，就会出现慢性肌紧张。

扳机点多位于中斜角肌，通常与上斜方肌、胸锁乳突肌和头夹肌的扳机点有关。这些扳机点在临床上与胸廓出口和胸廓入口综合征相关。

胸廓出口综合征是锁骨下动脉、椎动脉和臂丛神经受压引起的，表现为手冷和感觉异常，影响整个手和前臂，特别容易在夜间发生，在搬运重物时也会发生。这种压迫综合征很常见，临床诊断时容易与腕管综合征混淆。电生理学研究显示，神经传导速度减慢，影响正中神经、桡神经和尺神经。另一方面，前斜角肌裂孔的锁骨下静脉和淋巴引流受压迫会导致手部肿胀，被称为胸廓入口综合征，临床亦常见。

**扳机点的检查：**触诊前斜角肌腹侧和背侧至胸锁乳突肌，后斜角肌背部至胸锁乳突肌。后斜角肌比中斜角肌平坦，部分被肩胛骨运动肌覆盖。第 2 肋处的止点通常不能触及。

**扳机点的治疗：**中斜角肌的扳机点多采用浸润或干针进行治疗。针刺不能太深，以避免损伤脊髓神经。我们应该记住胸膜在锁骨水平之上。前、后斜角肌处的注射应该由非常熟练的治疗师完成，特别是在前半部分，必须非常小心，以确保注射或针刺的扳机点是横向直行到颈总动脉。随访治疗采用固定肩带的颈椎弯曲的患者。

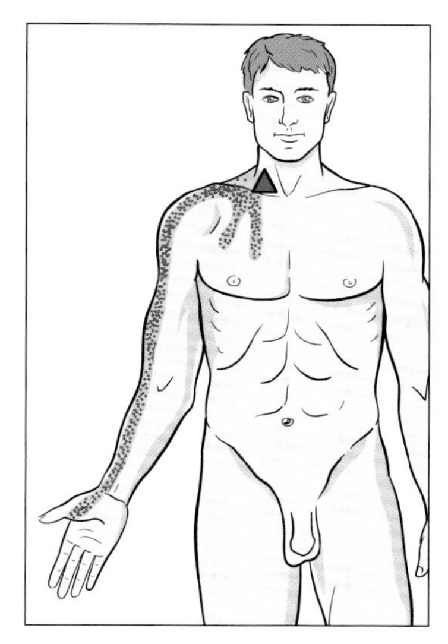

▲图 45.4　斜角肌的扳机点（1）

## 扳机点和放射痛（图 45.4~6）

最常见的扳机点位于中斜角肌的末端。疼痛主要放射到肩胛

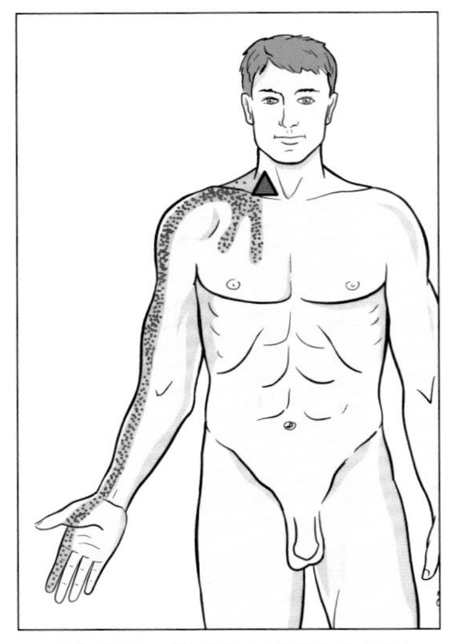

▲图 45.5 斜角肌的扳机点（2）

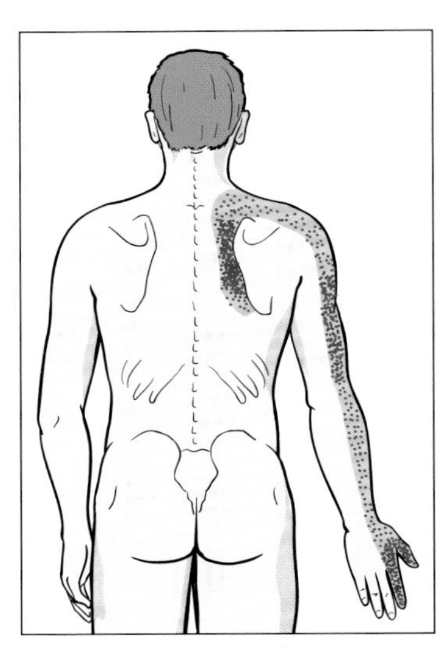

▲图 45.6 斜角肌的扳机点（3）

骨内侧缘，从上臂背侧到肘部，从外侧到肱二头肌；还沿着拇指和示指的伸肌放射到前臂，以及肱桡肌的前部。

## 重要穴位（图 45.7~9）

### 天窗（SI–16）

**定位：**胸锁乳突肌后缘，喉结水平。

### 天容（SI–17）

**定位：**位于耳垂下方，胸锁乳突肌前方，下颌骨下缘水平。

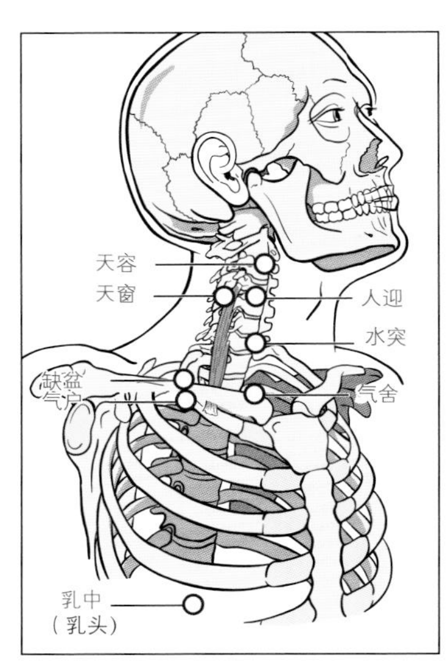


▲图 45.7 天窗、天容、人迎和水突

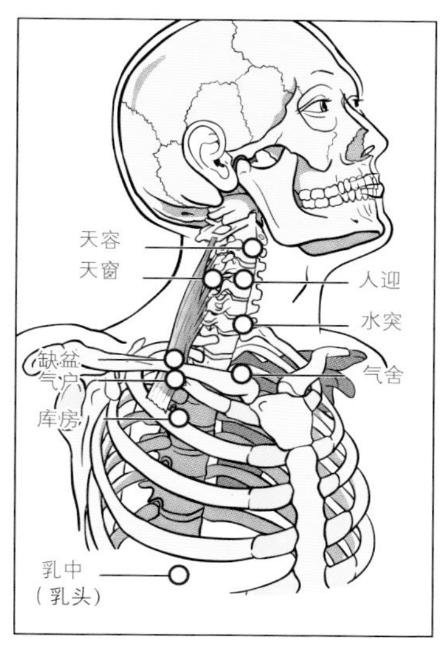


▲图 45.8　气舍、缺盆和气户

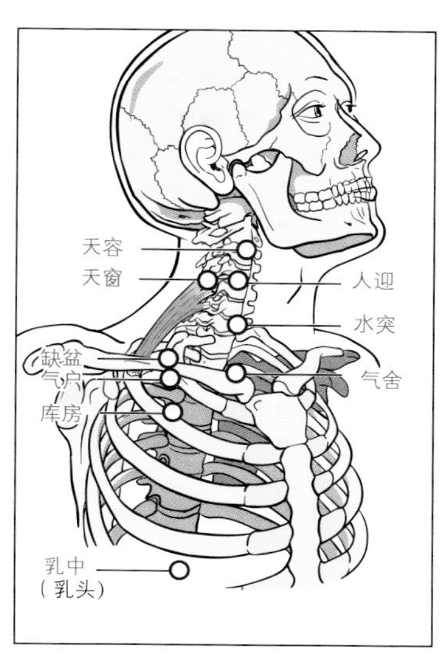


▲图 45.9　库房和乳中

**人迎（ST–9）**

**定位：**在甲状软骨水平，胸锁乳突肌前面。于此处可触摸及颈动脉的搏动。

**水突（ST–10）**

**定位：**胸锁乳突肌前缘，人迎和气舍连线的中点。

**气舍（ST–11）**

**定位：**位于锁骨上缘，在胸锁乳突肌在胸骨、锁骨止点之间（俞府上方）。

**缺盆（ST–12）**

**定位：**锁骨上窝，中位线外侧 4 寸，胸锁乳突肌锁骨部分外侧。

**气户（ST–13）**

**定位：**锁骨下缘，位于锁骨中线外侧 4 寸处。

**库房（ST–14）**

**定位：**在第 1 肋间隙，在锁骨中线（乳头线）上或正中线外侧 4 寸处。

**乳中（ST–17）**

**定位：**在第 4 肋间隙中，位于前正中线外侧 4 寸处。

# 46. 斜方肌

## 肌肉（图 46.3，图 46.4）

**起点：**

- 降部：第 6 颈椎外侧，枕骨粗隆；
- 横部：从第 7 颈椎棘到第 3 胸椎棘突；
- 升部：第 3 胸椎到第 12 胸椎。

**止点：**锁骨外侧 1/3，肩峰和脊柱。

**神经支配：**副神经。

**功能:** 肌肉在肩部的运动范围较大，可抬高肩（升部和降部），内收肩胛骨（横部）；当肩带固定时，移动头部（两侧收缩时使头后仰）。

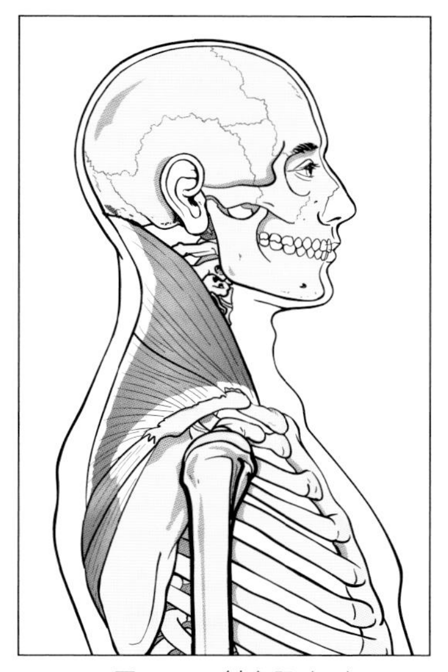

▲ 图 46.1　斜方肌（1）

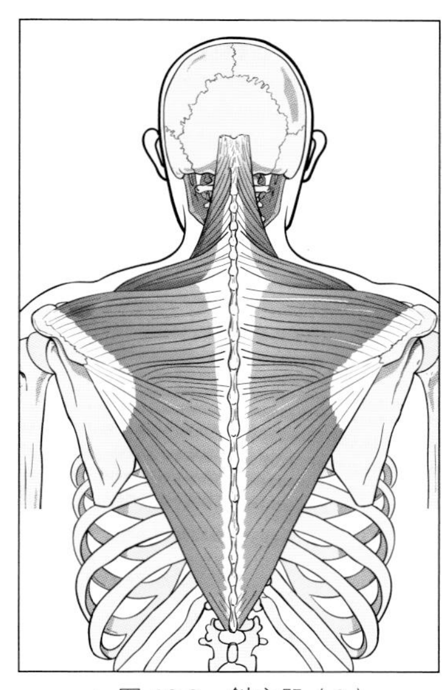

▲ 图 46.2　斜方肌（2）

## 扳机点（图 46.3，图 46.4）

斜方肌扳机点有7个。这些扳机点很少是由急性损伤引起的，主要由不良姿势、持续保持坐姿、脊柱侧凸以及身体不平衡的职业活动（如打字）造成的慢性疲劳引发。这种肌肉的扳机点在有心理压力的情况下特别常见，并与肩胛提肌、斜角肌以及胸锁乳突肌与胸肌的扳机点有关。

**扳机点的检查：**用拇指按压或用拇指和示指捏住这些点。除了引发疼痛外，肌肉收缩也是一个显著的特征。检查时患者通常取坐位，用手抓住对侧上臂使背部屈曲呈圆形。

**扳机点的治疗：**传统针灸治疗。局部麻醉和肌肉刺激可使紧张带放松。通过肌肉的被动拉伸进行随访治疗。

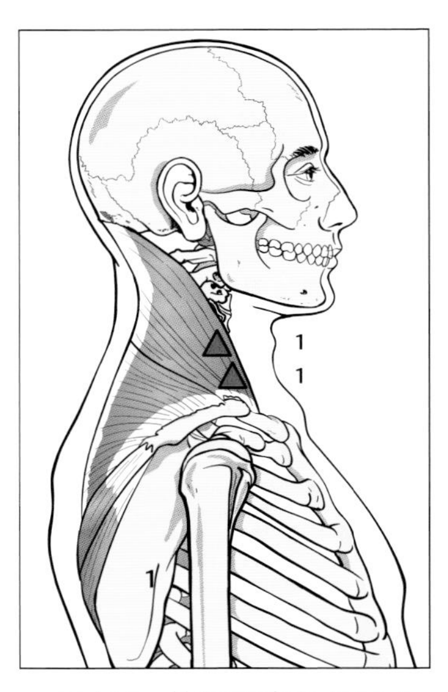


▲ 图 46.3 斜方肌的扳机点（1）

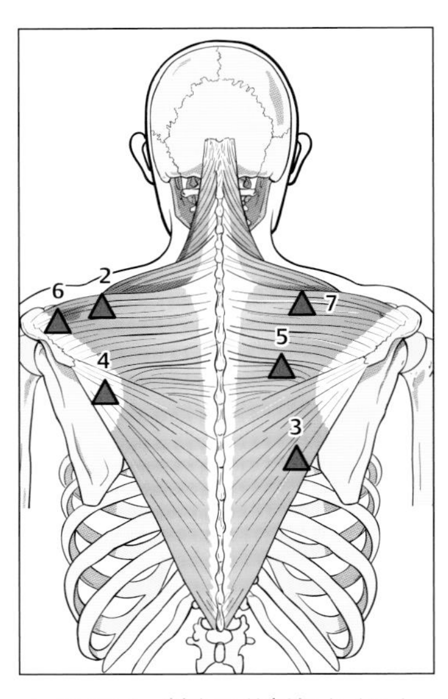


▲ 图 46.4 斜方肌的扳机点（2）

## 扳机点和放射痛

**扳机点 1：**位于锁骨的前缘（图 46.5），通常向乳突、下颌角及眉侧上方的区域辐射。在乳突顶端和下颌骨升部之间以及从乳突通过枕骨和颞骨到颞部的半圆带内都可出现持续疼痛。

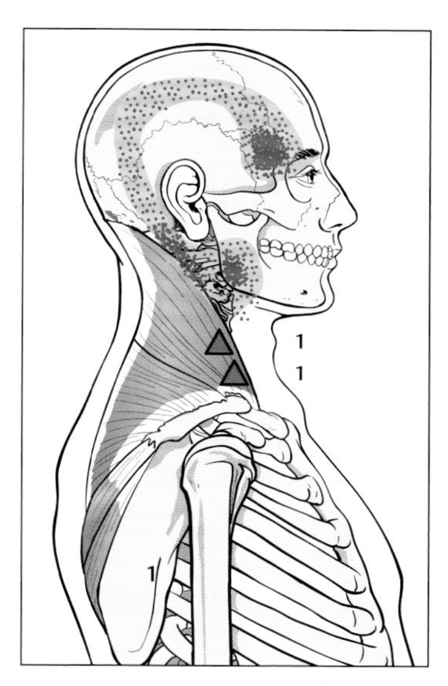

▲ 图 46.5　斜方肌的扳机点 1

**扳机点 2：**位于横断面上锁骨中、外 1/3 交点处（图 46.6）。主要疼痛投射区位于乳突的背侧。

**扳机点 3：**位于第 6 胸椎棘突水平，肩胛骨内侧缘 2 寸（图 46.6）。主要疼痛投射区域延伸到肌肉在肩峰和颈部的止点处附近。次级投射区是指扳机点以上的肌肉区域。

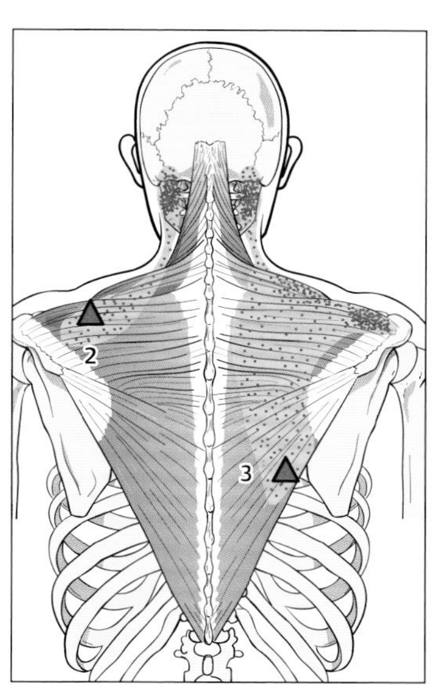

▲ 图 46.6　斜方肌的扳机点 2、3

**扳机点 4：**位于肩胛冈下方凹陷外侧 1~2 寸。（图 46.7）。主要疼痛投射区位于肩胛骨内侧缘。

**扳机点 5：**位于肩胛内侧，肩胛冈上方约 2 寸（图 46.7）。疼痛投射区位于第 6 颈椎至第 3 胸椎之间，紧邻椎骨，并延伸到斜方肌的横部。

**扳机点 6**：位于肌肉在肩峰止点附近（图 46.7），也是其疼痛投射区域。

**扳机点 7**：位于在斜方肌横断面中间约 5 cm × 5 cm 的区域（图 46.8）。疼痛放射至上臂外侧并延伸至肱骨外上髁。

## 重要穴位（图 46.9，图 46.10）

### 天柱（BL–10）

**定位：**

- 纵轴方向：后正中线（督脉）旁开 1.3 寸，位于斜方肌肌腹（开始下降的地方）。天柱位于哑门旁侧，接近枕大神经的出口；
- 水平方向：位于第 2 颈椎（枢椎）的棘突上。

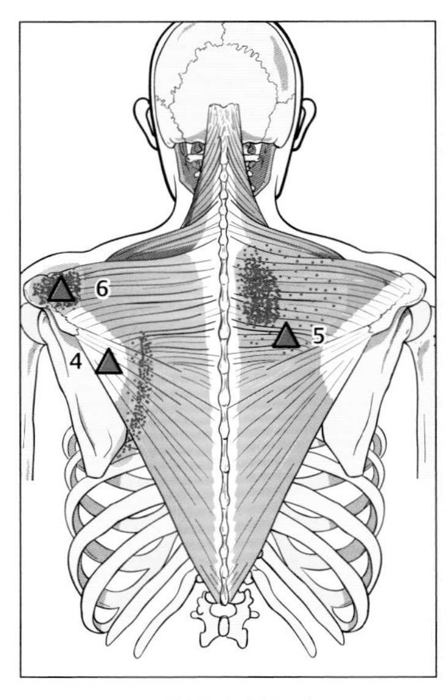


▲图 46.7 斜方肌扳机点 4、5、6

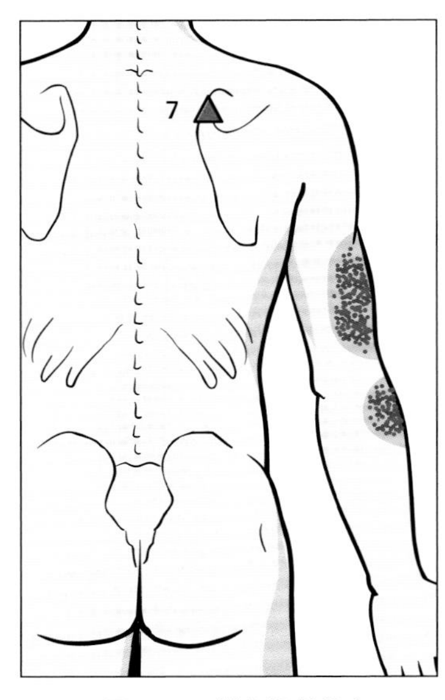


▲ 图 46.8 斜方肌扳机点 7

**大杼（BL-11）**

**定位：**第 1 胸椎棘突下旁开 1.5 寸。

**风门（BL-12）**

**定位：**第 2 胸椎棘突下缘旁开 1.5 寸。

**风池（GB-20）**

**定位：**位于胸锁乳突肌和斜方肌之间的凹陷处，位于枕骨粗隆外侧。

**大椎（GV-14）**

**定位：**位于第 7 颈椎棘突下方。

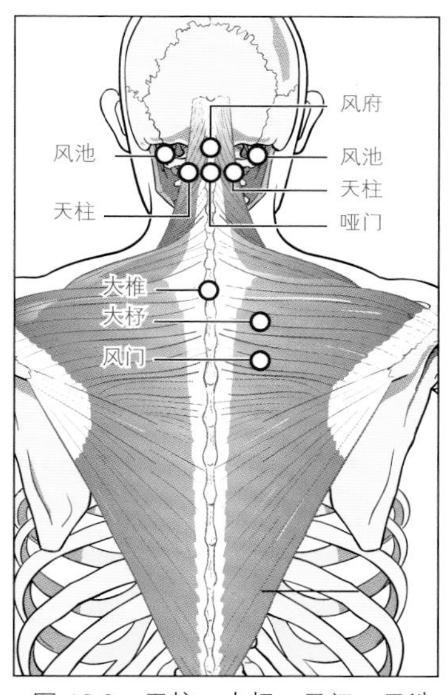


▲ 图 46.9　天柱、大杼、风门、风池、大椎、哑门和风府

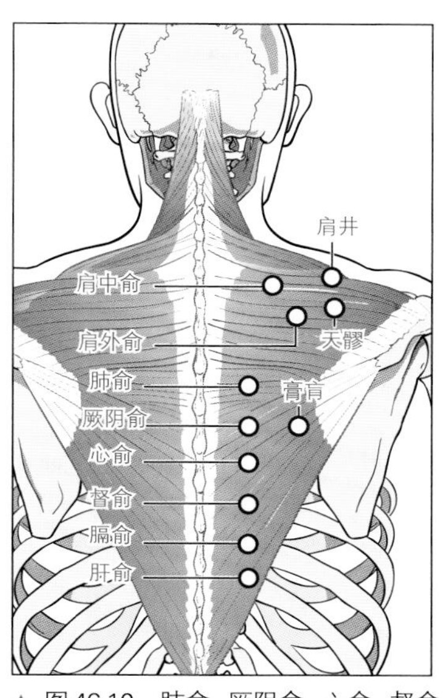


▲ 图 46.10　肺俞、厥阴俞、心俞、督俞、膈俞、肝俞、膏肓、肩外俞、天髎和肩井

**哑门（GV–15）**

**定位：**位于第 2 颈椎棘突以上，与天柱处于同一水平，背部发际 0.5 寸以上。

**风府（GV–16）**

**定位：**位于枕骨粗隆下方，与风池水平。

**肺俞（BL–13）**

**定位：**第 3 胸椎棘突下缘，旁开 1.5 寸。

**厥阴俞（BL–14）**

**定位：**第 4 胸椎棘突下缘，旁开 1.5 寸。

**心俞（BL–15）**

**定位：**第 5 胸椎棘突下缘，旁开 1.5 寸。

**督俞（BL–16）**

**定位：**第 6 胸椎棘突下缘，旁开 1.5 寸。

**膈俞（BL–17）**

**定位：**第 7 胸椎棘突下缘，旁开 1.5 寸。

**肝俞（BL–18）**

**定位：**第 9 胸椎棘突下缘，旁开 1.5 寸。

**膏肓（BL–43）**

**定位：**第 4 胸椎棘突下缘，后正中线旁开 3 寸。

**肩外俞（SI–14）**

**定位：**第 1 胸椎下缘，旁开 3 寸。

**肩中俞（SI–15）**

**定位：**第 7 颈椎棘突下缘，旁开 2 寸。

**天髎（TE–15）**

**定位：**在肩井和曲垣之间，肩胛角上方。天髎位于肩井下约 1 寸。

**肩井（GB–21）**

**定位：**位于肩峰与第 7 颈椎棘突连线的中点，即乳头正上方与肩线交界处。

## 病理生理学

**斜方肌横部（图 46.11，图 46.12）**

**功能：**

- 双侧活动：扩展颈椎和胸椎；
- 单侧活动：上举、旋转，收缩肩胛骨；
- 狭义的内错位：在咀嚼时使颈部固定。

**触诊：**上缘从颈部到肩峰。

**疼痛：**

- 枕部痛；
- 肩部痛；
- 肩部僵硬；
- 所有咀嚼肌的疼痛，尤其是颞肌、咬肌和胸锁乳突肌等。

**放射痛：**

- 颈项部；
- 枕部，头夹肌区域；
- 从耳后向前延伸至颞区；

- 下颚角；
- 下颌磨牙；
- 可出现眩晕。

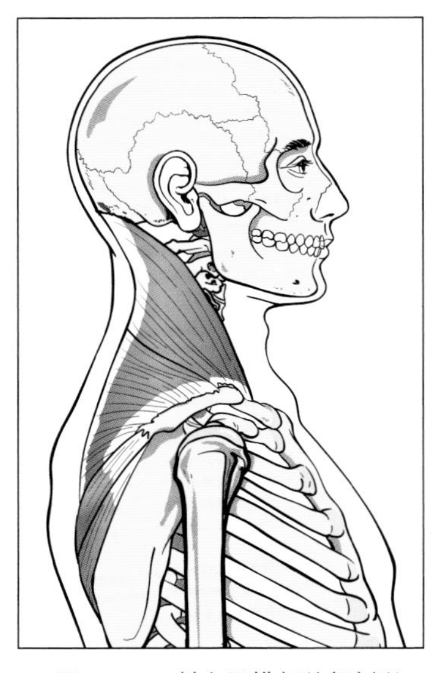

▲ 图 46.11　斜方肌横部的解剖学特征（1）

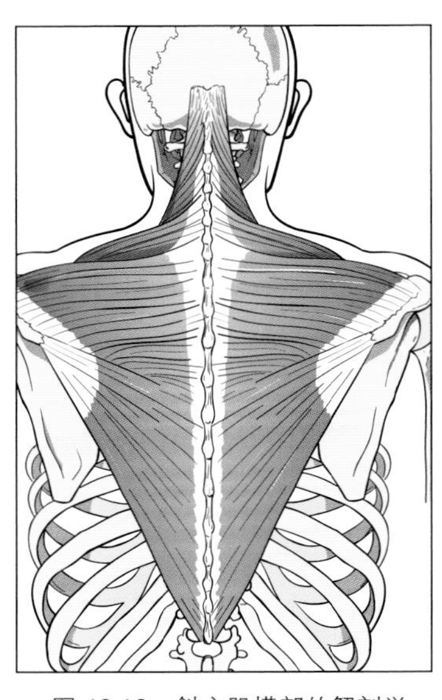

▲ 图 46.12　斜方肌横部的解剖学特征部（2）

# 47. 肩胛提肌

## 肌肉（图 47.1）

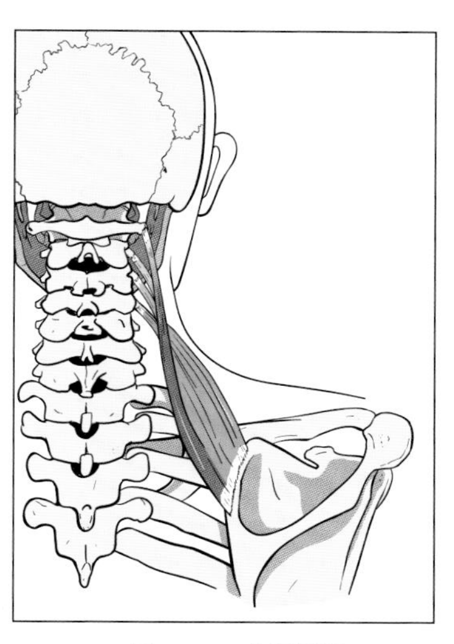

▲ 图 47.1　肩胛提肌

**起点：**第 1~4 颈椎横突的后结节。

**止点：**肩胛上角。

**神经支配：**肩胛背神经（C3~C5）。

**功能：**抬举并内缩肩胛骨。

## 扳机点

肩胛提肌的 2 个扳机点经常引起持续的严重不适。

它们可以由急性劳损（如长途驾车）引起，但主要由姿势不良导致肌肉慢性收缩引起。少数情况下，在网球运动员和游泳者中的这些扳机点会被激活，也可能与感染相关。在经常使用前臂拐杖和身心疾病者中也观察到扳机点的激活。

**扳机点的检查：**患者采用侧卧位，支撑头部以避免颈椎侧屈。可以在肩胛骨上角和肩胛骨上角上方肌肉部分直接触诊扳机点。通常，在靠近肌肉止点处可触及明显的紧张带。

**扳机点的治疗：**传统的针刺或浸润可使扳机点失活，放松紧张带。患者取坐位，通过固定同侧肩（如固定在椅子上）来实现肌肉的主动拉伸；同时，通过颈部的倾斜和侧屈使肌肉被动拉伸。

## 扳机点和放射痛

**扳机点 1 和 2：** 扳机点 1 位于肩胛上角内缘附近。扳机点 2 位于斜方肌横部和降部之间（图 47.2）。疼痛投射区围绕扳机点，向三角肌的背外侧上部肌肉和肩胛骨内侧缘辐射。

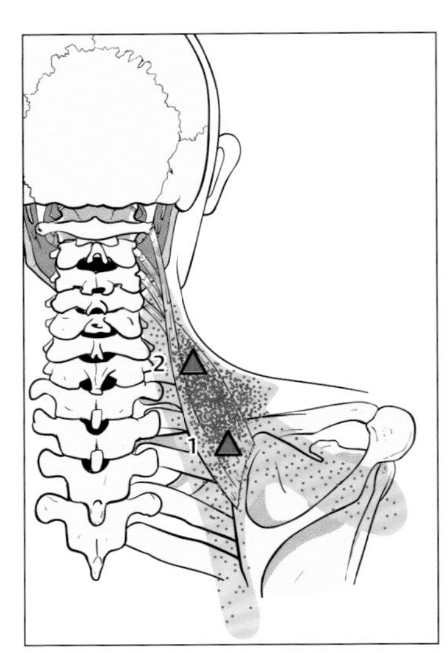


▲ 图 47.2　肩胛提肌的扳机点 1、2

## 重要穴位（图 47.3）

### 肩外俞（SI–14）

**定位：** 第 1 胸椎棘突旁开 3 寸。

### 肩中俞（SI–15）

**定位：** 第 7 颈椎棘突下缘旁开 2 寸。

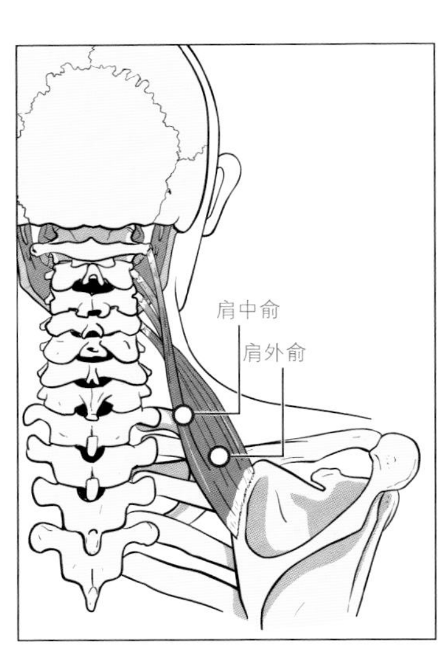


▲ 图 47.3　肩外俞和肩中俞

## 颌力学（图 47.4）

**功能：**

- 抬举肩胛骨；
- 旋转颈部时固定肩胛骨；
- 维持对称的头部姿势；
- 承载负荷的肌肉；
- 狭义的咀嚼肌，咀嚼时固定头部；
- 发生功能障碍时常伴疼痛。

**触诊：**位于锁骨头内侧。

> 警示
> 易与斜方肌上缘混淆。

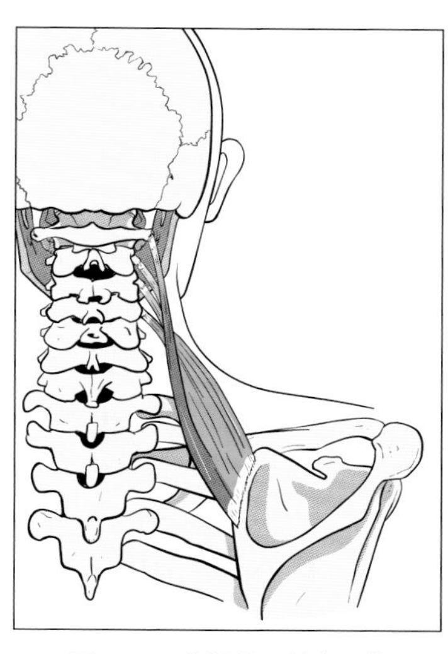

▲ 图 47.4　肩胛提肌的病理特征

**症状：**

- 斜颈；
- 肩部疼痛延伸到项部；
- 颈项痛；
- 项部僵硬；
- 肩部僵硬。

**放射痛：**

- 颈部两侧；
- 进入肩胛上角。

# 48. 胸锁乳突肌

## 肌肉（图 48.1）

**起点：**

- 胸骨部：胸骨柄的上边缘；
- 锁骨部：锁骨内侧 1/3 上缘。

**止点：**乳突向枕骨上项线延伸。

**神经支配：**副神经。

**功能：**

- 单侧收缩：使头部同侧侧屈和向对侧旋转；
- 双侧收缩：头后仰。

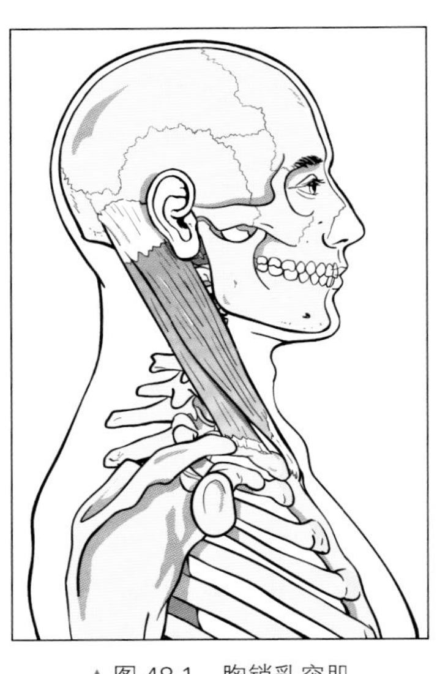

▲图 48.1 胸锁乳突肌

### 注意

颈丛皮支的主要分支自肌肉后缘的中间 1/3 进入皮下。颈动脉三角与颈总动脉和颈外动脉的第一个分支分叉，位于肌肉前缘的同一水平。

## 扳机点

有 7 个扳机点（图 48.2），4 个位于胸锁乳突肌的胸骨部分，3 个位于锁骨部分。激活因素包括慢性肌肉拉伤、脊柱侧弯、胸肌综合征；慢性紧张或反应，如颈椎甩鞭伤后或过度饮酒后的宿醉性头痛；慢性鼻窦炎或牙齿感染。罕见的原因包括脑脊液穿刺或髓核切除术后。相关扳机点主要集中在对侧胸骨锁乳突肌，也包括所有的颈背肌和颞下颌系统。在胸骨痛应排除胸锁关节炎。鉴别诊断还应考虑耳鼻喉疾病，如梅尼埃病、霍顿综合征（丛集性头痛）和斜颈。

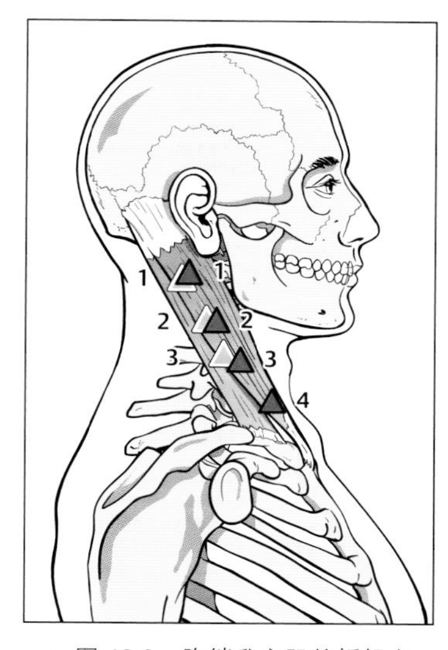

▲ 图 48.2　胸锁乳突肌的扳机点

**扳机点的检查：**患者取坐位，头固定在中立位，用捏法触诊胸锁乳突肌的胸骨部分。锁骨较深的部分最好在患者处于卧位和颈部同向侧屈时用捏法检查。同样，我们应该区分拉紧的肌肉和疼痛投射区。

**扳机点的治疗：**常规扳机点针刺治疗；如有必要，可通过麻醉使其失活，通过肌肉刺激使紧张带松弛，同时避免损伤面部血管和神经。锁骨部的被动拉伸可通过头部向对侧旋转并适度倾斜以及对向侧屈曲来实现。胸骨部的伸展通过同侧旋转和同侧屈曲来实现。等长收缩后放松也有帮助。

## 扳机点和放射痛

**扳机点 1~4（胸骨部）：**胸锁乳突肌胸骨部分的 4 个扳机点的疼痛投射区位于胸锁乳突以上的枕区和胸锁关节水平。拱形疼痛投射区始于眉内侧，向耳和颧弓放射（图 48.3）。上颌和下颌、颏尖、下颌骨下方和顶骨区域的疼痛可有变化。

**扳机点 1~3（锁骨部）：**胸锁乳突肌锁骨部的 3 个扳机点的疼

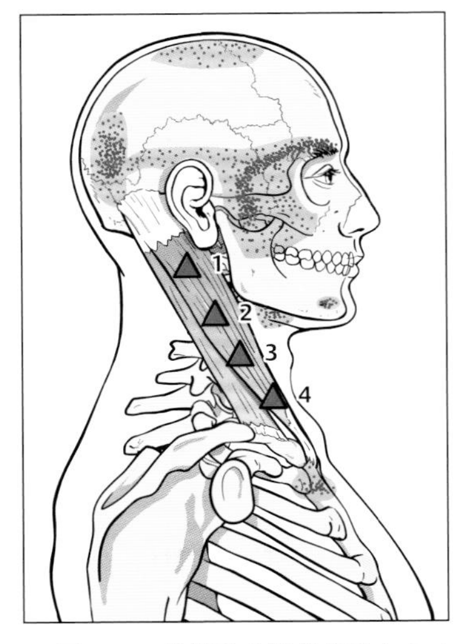


▲ 图 48.3 胸锁乳突肌的扳机点 1~4（胸骨部分）

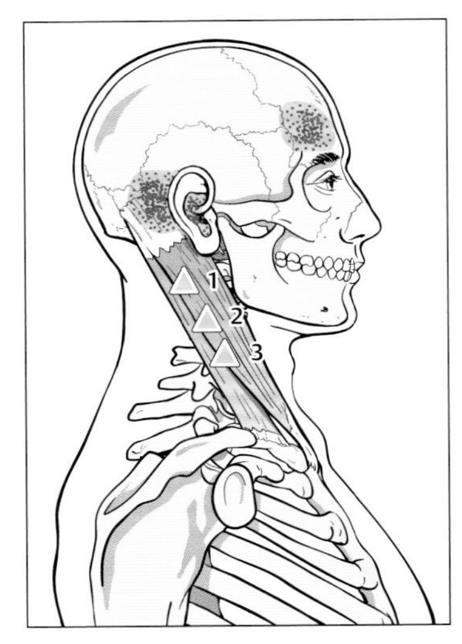


▲ 图 48.4 胸锁乳突肌的扳机点 1~3（锁骨部分）

痛投射区主要位于耳水平，耳郭后面和眼的前上方（图 48.4）。

## 重要穴位（图 48.5，图 48.6）

### 天鼎（LI–17）

**定位：**扶突下 1 寸，位于胸锁乳突肌后缘。

### 扶突（LI–18）

**定位：**在甲状软骨水平，胸骨锁乳突肌的胸骨部和锁骨部之间。

### 天窗（SI–16）

**定位：**胸锁乳突肌的后缘，位于喉结处。

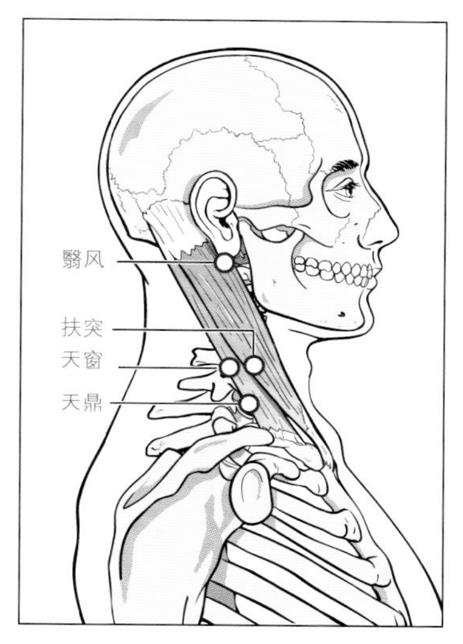


▲ 图 48.5　天窗、天鼎、扶突和翳风

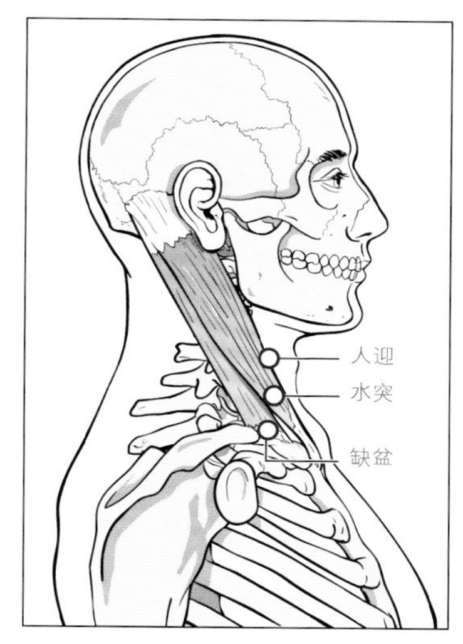


▲ 图 48.6　人迎、水突和缺盆

**翳风（TE–17）**

**定位：** 耳垂后方，下颌与乳突之间。

**人迎（ST–9）**

**定位：** 在甲状软骨水平，紧靠胸锁乳突肌，可触及颈动脉搏动。

**水突（ST–10）**

**定位：** 胸锁乳突肌前缘，位于人迎和气舍连线中点（注：气舍位于人迎之下，锁骨上缘，胸锁乳突肌胸骨部与锁骨部之间）。

**缺盆（ST–12）**

**定位：** 在锁骨上窝中心，中线外侧 4 寸，胸锁乳突肌锁骨部外侧。

## 颌力学（图 48.7）

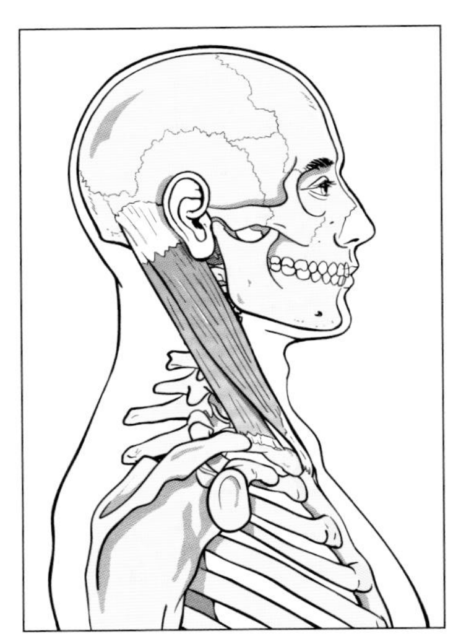

▲ 图 48.7　胸锁乳突肌的病理特征

**功能方面：**

- 双侧运动：头部直立。
- 单侧运动："鸽子式"，即：
  - 头向对侧旋转；
  - 头向同侧屈曲；
  - 将下颏（头）抬高并旋向另一侧。

**触诊：**

- 在乳突起点区；
- 胸骨部；
- 锁骨部；
- 在不同位置的肌腹。

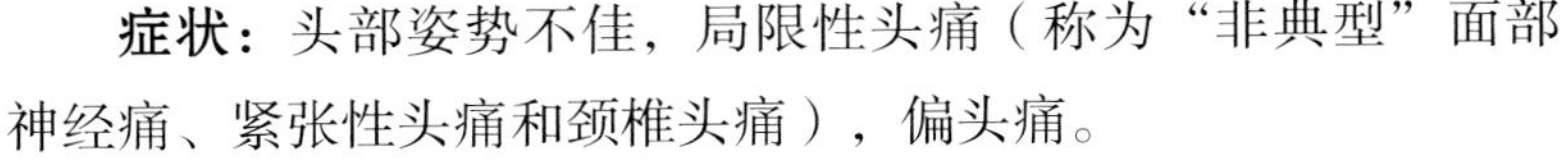

**症状：**头部姿势不佳，局限性头痛（称为"非典型"面部神经痛、紧张性头痛和颈椎头痛），偏头痛。

**放射痛：**

- 没有颈部疼痛。
- 胸骨部：
  - 至头顶；
  - 至枕骨部；
  - 至眶周和眼后（常伴泪腺肿大、结膜变红、上睑下垂、视力问题）；
  - 至侧面部（常被误称为"非典型面部疼痛"）；
  - 横过脸颊；
  - 至外侧上颌；
  - 至外耳道；

- 至舌骨和喉区域；
- 可有吞咽困难，喉咙痛；
- 至胸骨；
- 下颌外侧的一个小点；
- 时有耳鸣。

• 锁骨部：
  - 朝向前方：面部痛；
  - 向前，往往也在同侧；
  - 向对侧和耳部（常与中耳炎混淆）投射。
• 耳后部分：
  - 颊部；
  - 扩散至上颌外侧牙齿；
  - 头昏，并有头部可感知的动作和感觉，很少有眩晕；
  - 失衡。

# 49. 锁骨下肌

## 肌肉（图 49.1）

**起点：** 第一肋骨的颅面，靠近骨 – 软骨交界处。

**止点：** 锁骨下表面。

**神经支配：** 锁骨下神经（C5~C6）。

**功能：** 使肩峰末端下降，紧压胸骨。这条肌肉也在第一肋和锁骨之间形成肌肉垫，有助于维持锁骨下血管，尤其是锁骨下静脉和淋巴管中的血液和淋巴液的流动。此处的压迫表现为胸廓入口综合征。

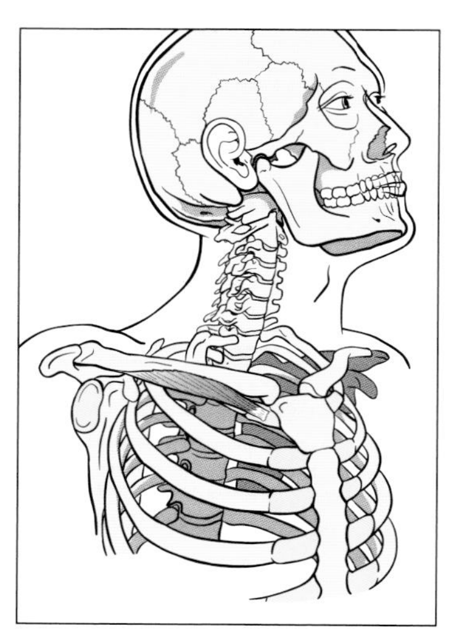

▲ 图 49.1　锁骨下肌

## 扳机点

胸廓出口综合征患者此处常出现扳机点。该区域的扳机点与胸大、小肌的扳机点相联系。

**扳机点的检查：** 最好在患者侧卧下用捏法触摸，常可于锁骨外侧部下方触及痛性肌硬节。

**扳机点的治疗：** 最成功的治疗方法是按压法，可以与肩带松解相结合。患者侧卧，受累侧在上。治疗师站在患者身后，一只手握住锁骨，另一只手置于肩带背部，通过向头部、腹侧、尾部和背部方向移动肩带进行旋转。

警示

在这些扳机点进行针刺或注射会有损伤胸膜的危险。

## 扳机点和放射痛

**扳机点 1：** 疼痛通常发生在锁骨，也可放射至上臂前侧和前臂前侧的桡侧（图 49.2，图 49.3）。

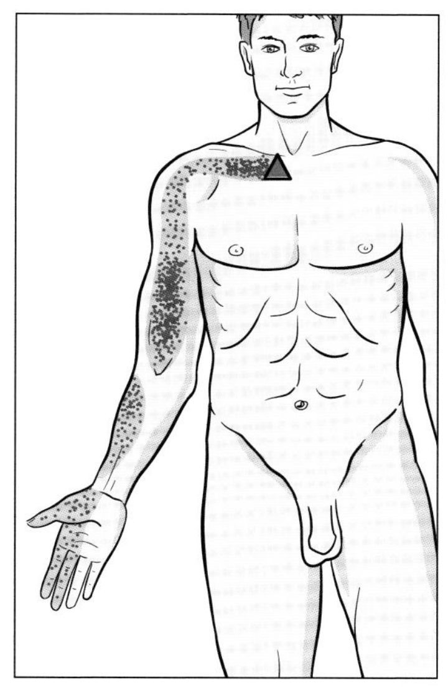

▲图 49.2　锁骨下肌的扳机点 1（1）

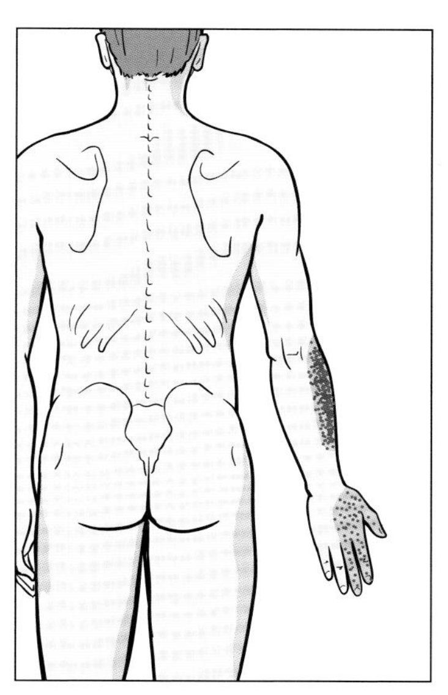

▲图 49.3　锁骨下肌的扳机点 1（2）

## 重要穴位（图 49.4）

### 中府（LU–1）

**定位：** 正中线旁开 6 寸，锁骨下 1 寸，位于第一肋间隙水平（ICS 1），喙突尾缘内侧。

**云门（LU–2）**

**定位：**锁骨正下方，距离中线与中府的距离相同。

**气舍（ST–11）**

**定位：**锁骨上缘，胸锁乳突肌胸骨与锁骨部止点间，锁骨内侧头与骨干移行处（俞府之上）。

**缺盆（ST–12）**

**定位：**锁骨上窝中央，正中线旁开 4 寸，胸锁乳突肌锁骨部分外侧。

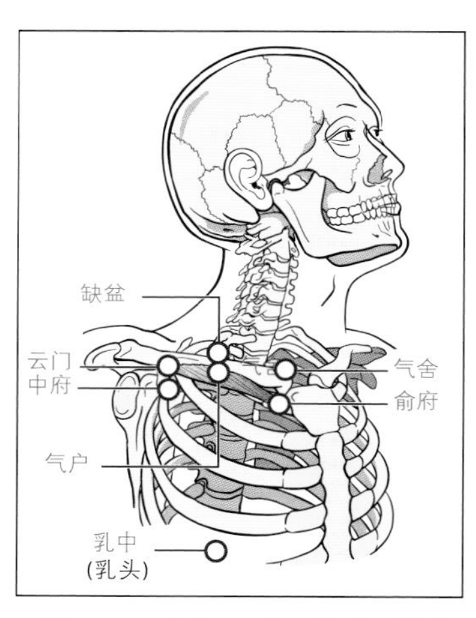

▲图 49.4 中府、云门、气舍、缺盆、气户和俞府

**气户（ST–13）**

**定位：**锁骨下缘，位于锁骨中线外侧 4 寸。

**俞府（KI–27）**

**定位：**锁骨下方，前正中线外侧 2 寸，靠近喙锁关节。

# 50. 胸大肌

## 肌肉（图 50.1）

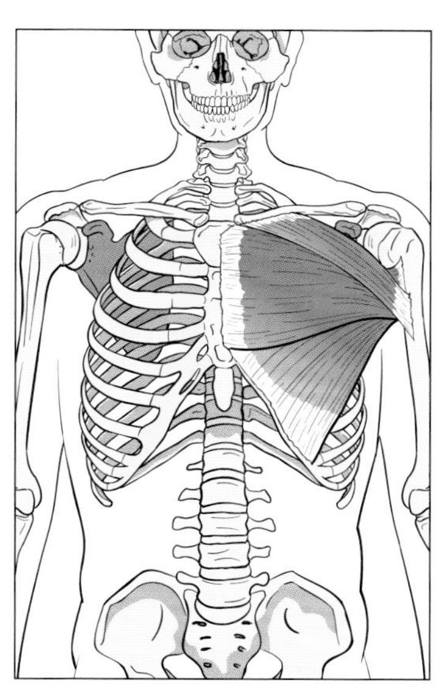

▲图 50.1　胸大肌

**起点：**

- 锁骨部：锁骨内侧的一半；
- 胸肋部：6 根上肋的胸骨和肋软骨的前平面；
- 腹部：腹直肌鞘的前板。

**止点：** 肱骨小结节的顶部（下半部分最靠近颅骨）。

**神经支配：** 胸内侧神经和胸外侧神经（C5~T1）。

**功能：** 使上肢内收和内旋，上提肋骨帮助呼吸。

## 扳机点

根据解剖结构的不同，该肌肉扳机点分布在5个不同的区域。当采用使胸骨联合紧张、肩关节旋前，或搬运重物、承受意外压力时，这些扳机点可被激发。然而，冠心病和心肌梗死也会导致放射至前胸的症状，持续存在的症状会导致胸大肌的扳机点被激发。

**扳机点的检查：** 通过上肢水平外展和肩关节的同时收缩定向拉伸肌肉，在肌肉的外侧部分进行直接触诊或施加压力经常可以引发扳机点的局部抽搐反应。

**扳机点的治疗：**传统的针刺疗法或局部麻醉疗法，有针对性地放松紧张带。随后进行肌肉的被动拉伸，手臂外旋，肩部回缩。

## 扳机点和放射痛

**扳机点 1 和 2（左胸大肌锁骨部）：**锁骨部中间 1/3 有 2 个扳机点（图 50.2），主要投射于三角肌腹侧。这只适用于左胸大肌。

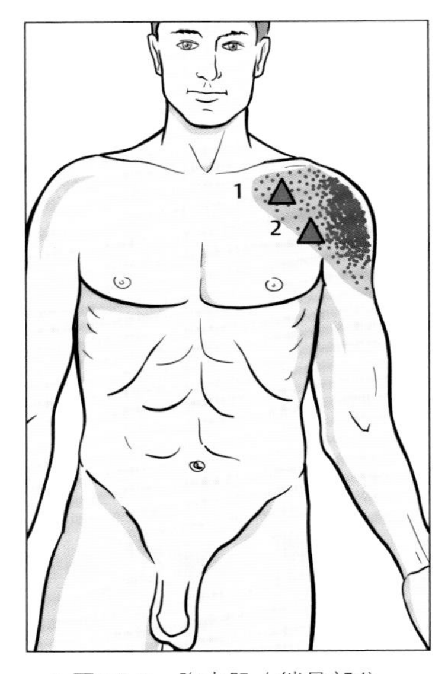

▲图 50.2　胸大肌（锁骨部分，左侧胸大肌）的扳机点 1、2

**扳机点 3~5（左胸大肌胸骨肋部）：**胸肋部的 3 个扳机点（图 50.3）位于胸大肌上。另一个投射区域位于靠近起点的位置，在腕部尺屈肌水平，上臂内侧，靠近中指和无名指。这只适用于左胸大肌。

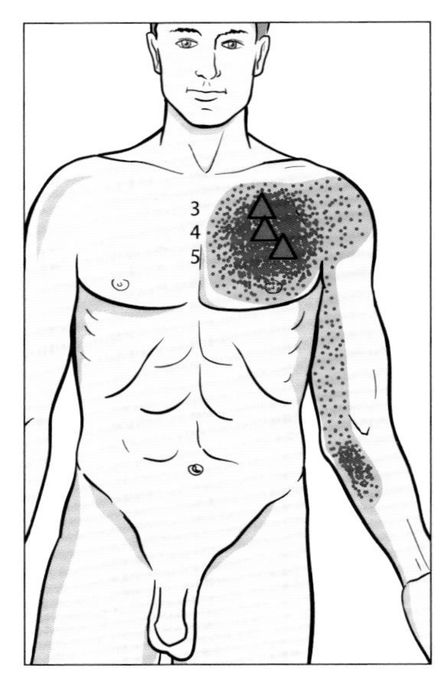

▲图 50.3　胸大肌（胸胁部分，左侧胸大肌）的扳机点 3~5

**扳机点 1 和 2（右胸大肌胸骨肋部）：**这 2 个扳机点（图 50.4）位于胸大肌胸肋部的胸骨附近。主要疼痛投射区也在这个投射区域内。这只适用于右胸大肌。

**扳机点 3（右胸大肌肌腹）：**这个扳机点（图 50.4）位于肌腹中间，并且与无规则心跳相关。这适用于右胸大肌。

**扳机点 6 和 7（左侧胸大肌腹外侧部）：**肌腹的 2 个扳机点位于肌肉进入腋窝处的腹侧（图 50.5）。主要疼痛投射区位于乳腺内侧，距离扳机点较远。这只适用于左胸大肌。

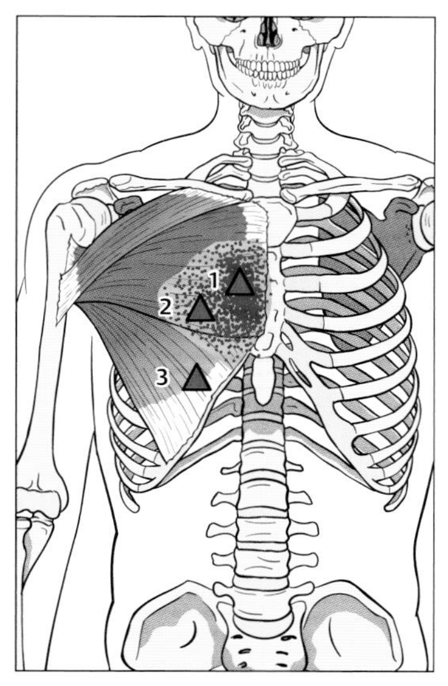


▲图 50.4　胸大肌（胸肋部分，右侧胸大肌）的扳机点 1、2

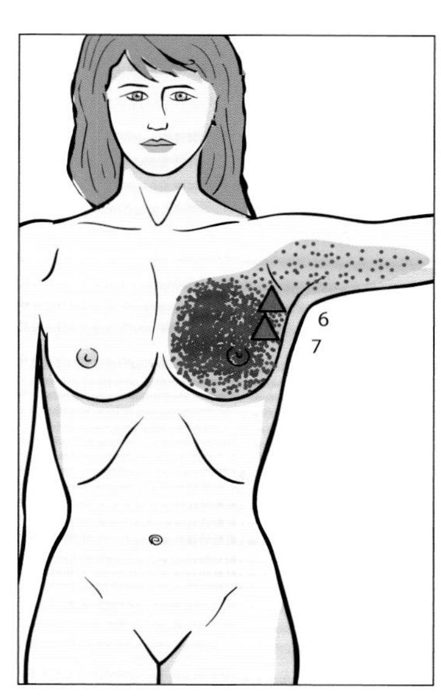


▲图 50.5　胸大肌（腹部，左侧胸大肌）的扳机点 6、7

## 重要穴位（图 50.6~8）

### 中府（LU-1）

**定位：**位于前正中线外侧 6 寸外，锁骨下 1 寸内，第 1 肋间隙（ICS 1）水平，位于喙突尾缘内侧。

**气户（ST–13）**

**定位：**在锁骨下缘，乳头线上，前正中线旁开 4 寸。

**库房（ST–14）**

**定位：**第 1 肋间隙，乳头线上，前正中线旁开 4 寸。

**屋翳（ST–15）**

**定位：**第 2 肋间隙，在乳头线上，正中线旁开 4 寸。

**膺窗（ST–16）**

**定位：**第 3 肋间隙，在乳头线上，前正中线旁开 4 寸。

**乳中（ST–17）**

**定位：**第 4 肋间隙内，在乳头线，前正中线旁开 4 寸。

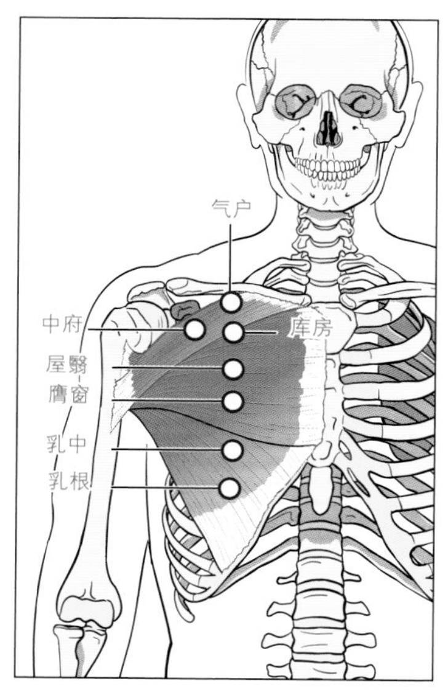


▲图 50.6　中府、气户、库房、屋翳、膺窗、乳中和乳根

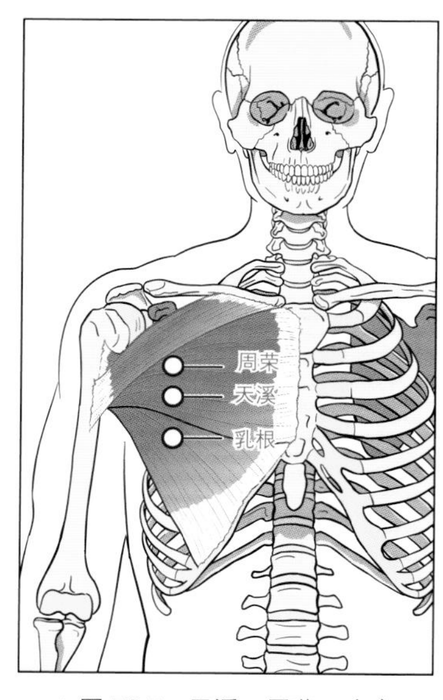


▲图 50.7　天溪、周荣、步廊

**乳根（ST–18）**

**定位：**第 5 肋间隙，在乳头线上，前正中线旁开 4 寸。

**天溪（SP–18）**

**定位：**第 4 肋间隙，乳头线旁边 2 寸（注意：肋间隙上层）。

**周荣（SP–20）**

**定位：**第 2 肋间隙，乳头线旁边 2 寸。

**步廊（KI–22）**

**定位：**第 5 肋间隙，前正中线旁开 2 寸。

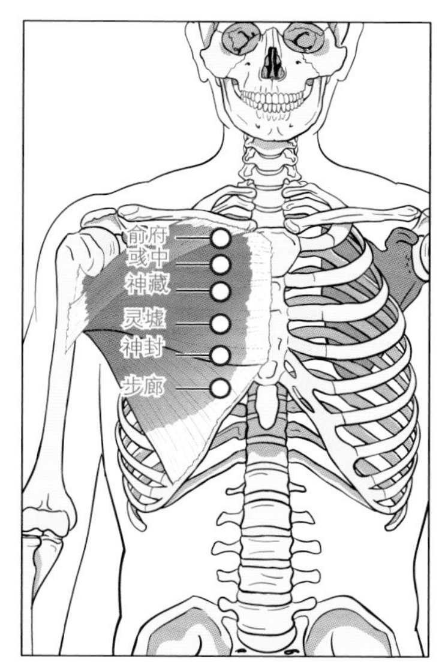

▲图 50.8 步廊、神封、灵墟、神藏、彧中和俞府

**神封（KI–23）**

**定位：**第 4 肋间隙，前正中线旁开 2 寸。

**灵墟（KI–24）**

**定位：**第 3 肋间隙，前正中线旁开 2 寸。

**神藏（KI–25）**

**定位：**第 2 肋间隙，前正中线旁开 2 寸。

**彧中（KI–26）**

**定位：**第 1 肋间隙，前正中线旁开 2 寸。

**俞府（KI–27）**

**定位：**锁骨下缘，前正中线旁开 2 寸。

# 51. 胸小肌

## 肌肉（图 51.1）

**起点：**第 3 到第 5 肋的末端。

**止点：**肩胛骨喙突，有一个短的、扁平的肌腱（连同喙肱肌和短头肱二头肌的肌腱）。

**神经支配：**胸内侧神经（C8/T1）和胸外侧神经（C5~C7）。

**功能：**降低肩胛骨；手臂固定时抬高肋骨（副呼吸肌）。

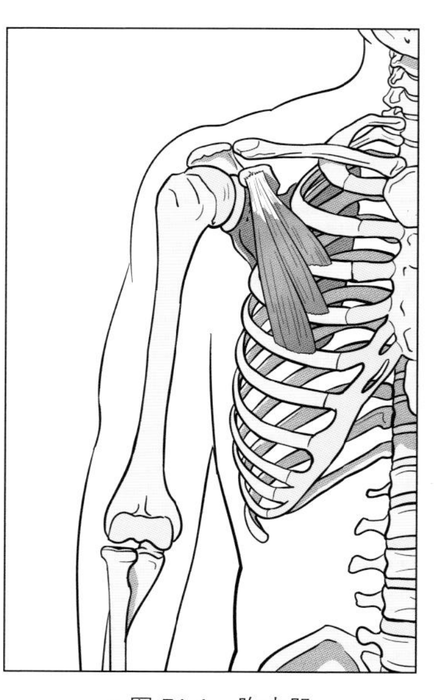

▲图 51.1　胸小肌

## 扳机点

此肌肉倾向于保持收缩。临床上，由于这一区域内神经与血管较密集（胸廓出口综合征），尤其是手臂外旋、外展超过 140° 时，会压迫肱动脉和肱神经。已知 2 个扳机点位置，常与胸大肌和锁骨下肌的扳机点同时出现。

**扳机点的检查：**患者仰卧，上肢外旋并外展 80° 。扳机点在第 4 肋水平靠近起点处。用示指或拇指在胸大肌下触诊。

**扳机点的治疗：**患者取与上述检查体相同的位置，可对这些扳机点进行针刺或局部麻醉使其失活。在治疗靠近肌肉止点处的扳机点时，应该考虑损伤肌腱下的神经血管结构的风险。可以通过上肢外展、外旋和旋后，以及等长收缩后放松来治疗。

## 扳机点和放射痛

**扳机点 1 和 2：**只有一个共同的疼痛投射区（图 51.2），主要位于肩关节前部。疼痛可放射至胸部肌肉，沿上臂和前臂的尺侧，延伸到中指到小指的手部区域。扳机点 1 位于肌肉止点附近，喙突下 1~2 寸。扳机点 2 位于肌肉起点附近，平第 4 肋。

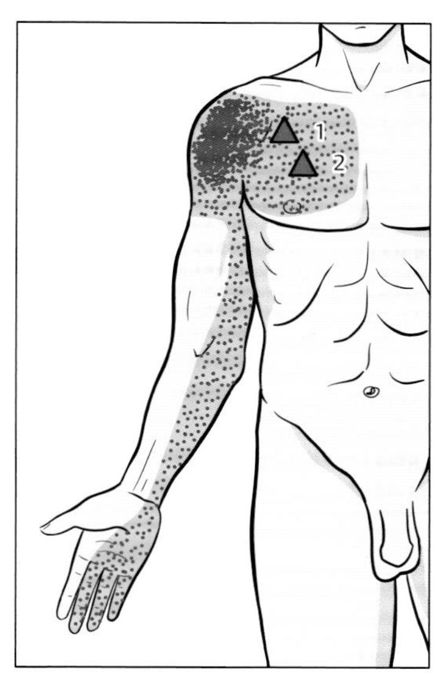


▲ 图 51.2　胸小肌的扳机点 1、2

## 重要穴位（图 51.3）

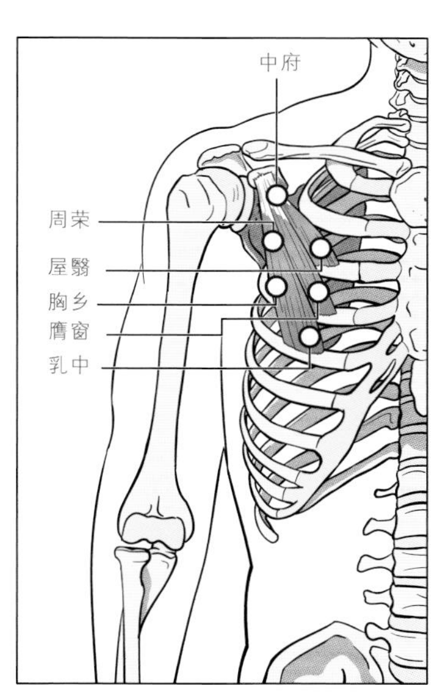


▲ 图 51.3　中府、屋翳、膺窗、乳中、胸乡和周荣

### 中府（LU-1）

**定位：**位于前正中线旁开 6 寸外，锁骨下 1 寸，第一肋间隙（ICS 1）水平，喙突尾端内侧。

### 屋翳（ST-15）

**定位：**第 2 肋间隙，乳头线上，前正中线旁开 4 寸。

### 膺窗（ST-16）

**定位：**第 3 肋间隙，在乳头线上，前正中线旁开 4 寸。

### 乳中（ST-17）

**定位：**第 4 肋间隙内，在乳

头线，前正中线旁开 4 寸。

**胸乡（SP–19）**

**定位：**第 3 肋间隙，乳头线旁开两寸。

**周荣（SP–20）**

**定位：**第 2 肋间隙，乳头线旁开 2 寸。

# 52. 大、小菱形肌

## 肌肉

### 小菱形肌（图 52.1）

**起点：**第 6 颈椎和第 7 颈椎的棘突。

**止点：**肩胛骨上内侧缘。

**神经支配：**肩胛背神经（C4/5）。

**功能：**使肩胛骨内收并内旋。

### 大菱形肌（图 52.1）

**起点：**第 1~4 胸椎的棘突。

**止点：**肩胛骨的内侧缘。

**神经支配：**肩胛背神经（C4/5）。

**功能：**使肩胛骨内收并内旋。

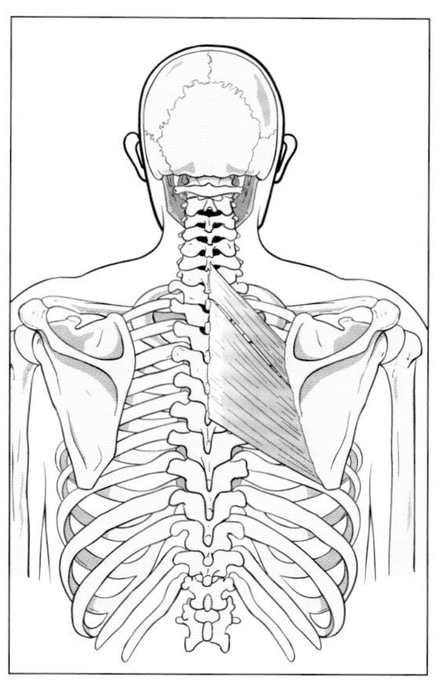

▲图 52.1　大、小菱形肌

## 扳机点

大菱形肌有 2 个扳机点，小菱形肌有 1 个扳机点（图 52.2）。这些扳机点主要由应力激活，特别是圆背使胸骨联合紧张时。扳机点位于肩胛提肌、冈下肌和斜方肌的中间部分。

**扳机点的检查：**当患者呈躬背状态时，扳机点很容易在肩胛骨内侧缘被发现。

**扳机点的治疗：**可以采用针刺或局部麻醉的方法使这些扳机点快速失活，应切向针刺以避免形成气胸。

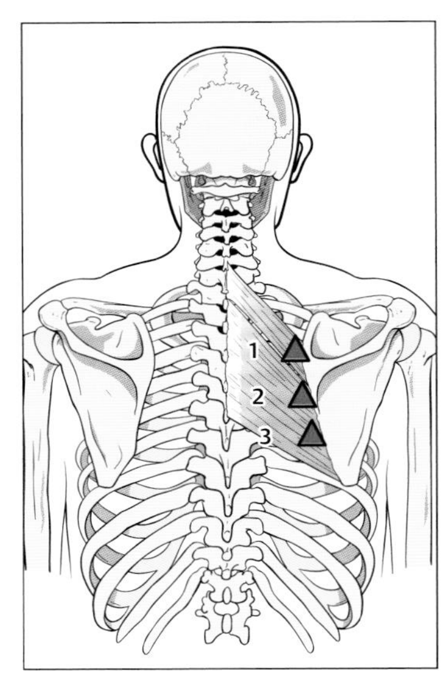


▲图 52.2 大、小菱形肌的扳机点

## 扳机点和放射痛

**扳机点 1 和 3：**大、小菱形肌的 3 个扳机点约在肩胛骨内侧缘的 3 cm 处，大菱形肌的扳机点位于尾侧。3 个扳机点疼痛投射区位于肩胛骨内侧缘和冈上窝周围（图 52.3）。

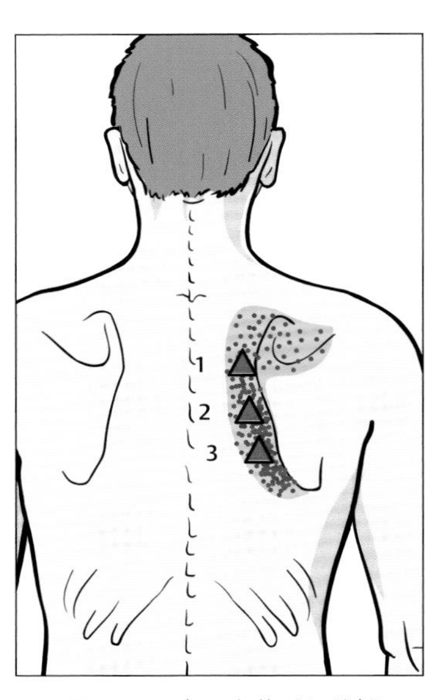


▲图 52.3 大、小菱形肌的扳机点 1~3

## 重要穴位（图 52.4）

### 肩外俞（SI–14）

**定位：**第 1 胸椎棘突，下旁开 3 寸。

### 大杼（BL–11）

**定位：**第 1 胸椎棘突下，旁开 1.5 寸。

### 风门（BL–12）

**定位：**第 2 胸椎棘突下，旁

开 1.5 寸。

**肺俞（BL–13）**

**定位：**第 3 胸椎棘突下，旁开 1.5 寸。

**厥阴俞（BL–14）**

**定位：**第 4 胸椎棘突下，旁开 1.5 寸。

**附分（BL–41）**

**定位：**第 2 胸椎棘突下，旁开 3 寸。

**魄户（BL–42）**

**定位：**第 3 胸椎棘突下，旁开 3 寸。

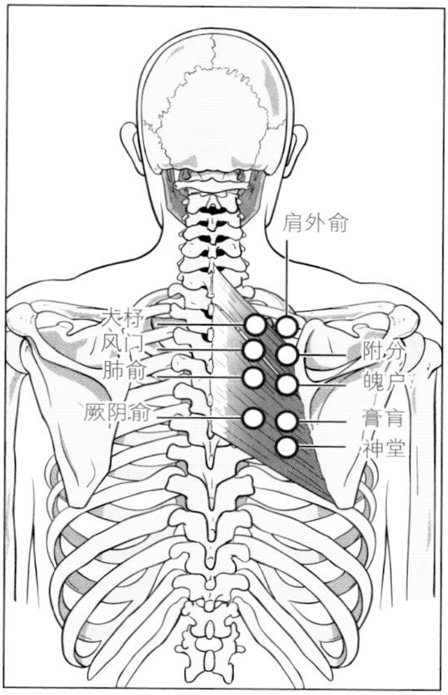

**膏肓（BL–43）**

**定位：**第 4 胸椎棘突下，旁开 3 寸。

**神堂（BL–44）**

**定位：**第 5 胸椎棘突下，旁开 3 寸。



▲图 52.4　肩外俞、大杼、风门、肺俞、厥阴俞、附分、魄户、膏肓和神堂

# 53. 冈上肌

## 肌肉（图 53.1）

**起点：**肩胛骨的冈上窝。

**止点：**肱骨大结节上缘，伸入关节囊（肩袖肌肉）。

**神经支配：**肩胛上神经（C4~C6）。

**功能：**外展；收紧关节囊。

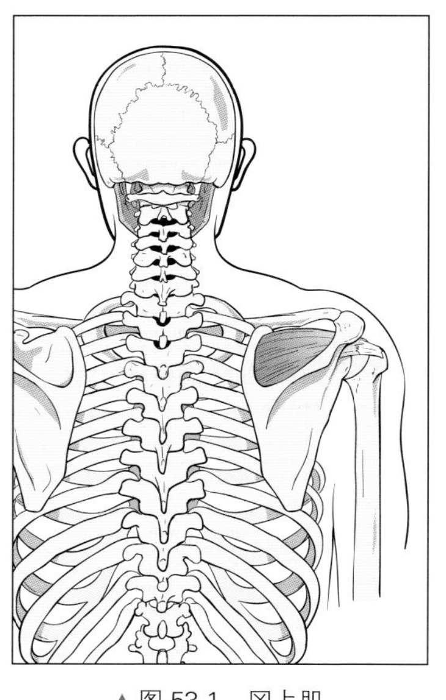

▲图 53.1 冈上肌

## 扳机点

该肌有 3 个扳机点，2 个在肌腹，1 个在肌腱（图 53.2）。这些扳机点主要是在急性紧张的情况下被激活的（如偶尔搬运重物），但也有可由慢性过载综合征引起。这些扳机点通常与斜方肌、冈下肌和背阔肌的扳机点有关。

**扳机点的检查：**于靠近肌肉止点处直接触诊，可引起典型的疼痛。

**扳机点的治疗：**这些扳机点通常通过针刺、局部麻醉治疗。行肌腱扳机点注射时，由于距离关节很近，应注意无菌操作。通过上肢内收和最大限度地内旋来拉伸肌肉，同时将上肢轻微后旋。

## 扳机点和放射痛

**扳机点 1 和 2：**位于肌腹。扳机点 1 位于肩峰到肩胛冈的过渡处。扳机点 2 位于冈下窝，接近肌肉在肩胛骨的起点和内侧缘处（图 53.3）。患者主诉放射痛，主要投射至三角肌上方、桡骨头上方，有时也会放射到肩背后段、背外侧和下肢腹侧。

**扳机点 3：**位于肌腱，主要疼痛投射区位于三角肌（图 53.4）。

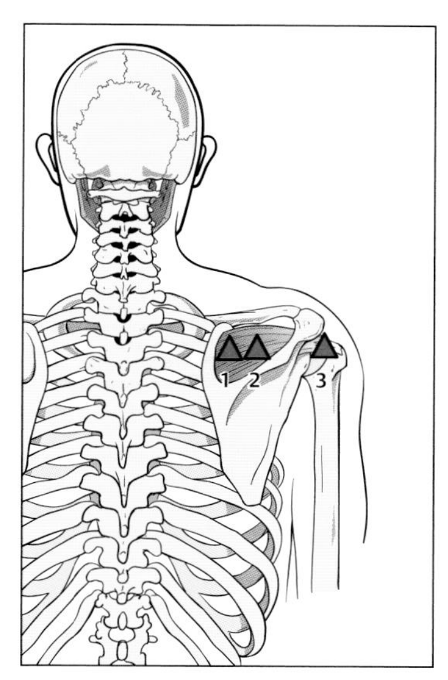

▲图 53.2　冈上肌的扳机点

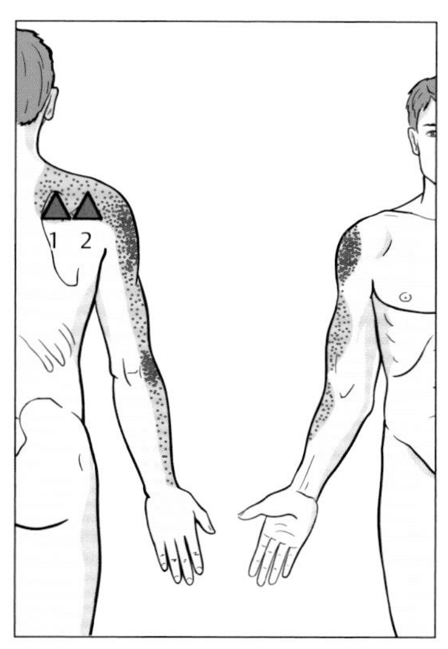

▲图 53.3　冈上肌的扳机点 1、2

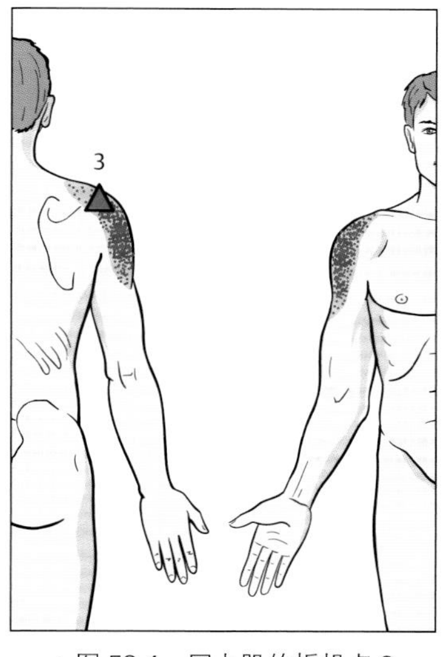

▲图 53.4　冈上肌的扳机点 3

## 重要穴位（图 53.5）

### 秉风（SI–12）

**定位：**天宗上方 1 寸处，肩胛冈上缘中部。

### 曲垣（SI–13）

**定位：**在肩胛骨的正上方，在臑俞和第 2 胸椎棘突连线中点。

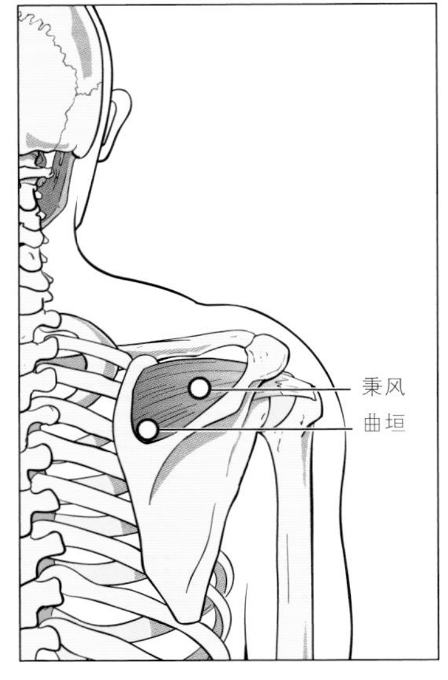


▲图 53.5　秉风和曲垣

# 54. 冈下肌

## 肌肉（图 54.1）

**起点：**肩胛骨的冈下窝。

**止点：**肱骨大结节的中下 1/3，关节囊。

**神经支配：**肩胛上神经（C4~C6）。

**功能：**

- 向外旋转；
- 上部：外展；
- 下部：内收。

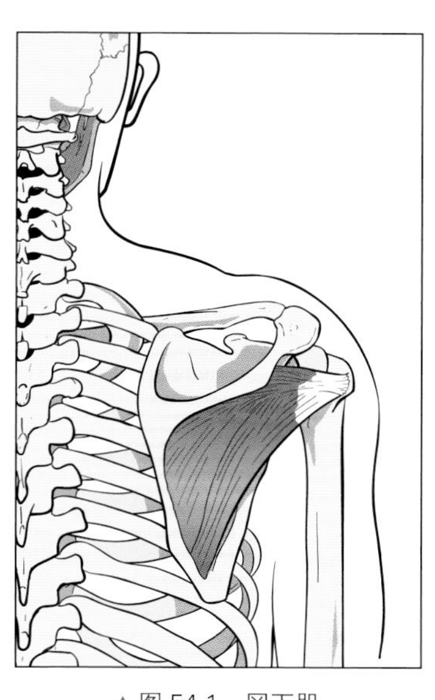

▲图 54.1　冈下肌

**注意**

冈下肌属于肩袖肌。

## 扳机点

该肌主要包含 2 个扳机点，有时可于冈下窝内侧缘出现第 3 个扳机点。这些扳机点多在进行不常进行的运动（如过度打网球）时出现。应与肩关节僵硬、病变和第 5~7 颈神经根受压迫相鉴别。

**扳机点的检查：**通过上肢外展并最大限度内旋以拉伸冈下肌，会刺激扳机点。当手臂放松时，典型的紧张带位于肩胛骨的尾部。

**扳机点的治疗：**扳机点定向针刺有助于使收缩的肌肉放松，也可局部注射麻醉剂。最后，通过上肢旋后和内旋使肌肉拉伸。

## 扳机点和放射痛

**扳机点 1 和 2：** 这 2 个扳机点都位于肌肉内侧，肩胛骨下约 2 寸处。疼痛投射至三角肌的背侧和腹侧，并放射至上臂的背部和腹侧，以及前臂的桡侧（图 54.2）。

**扳机点 3：** 位于斜方肌内尾侧部分，疼痛投射至肩胛骨内侧缘（图 54.3，图 54.4），仅有时出现。

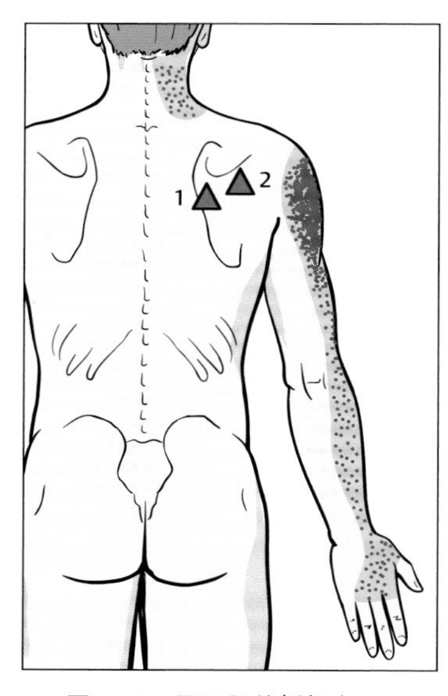


▲图 54.2　冈下肌的扳机点 1、2

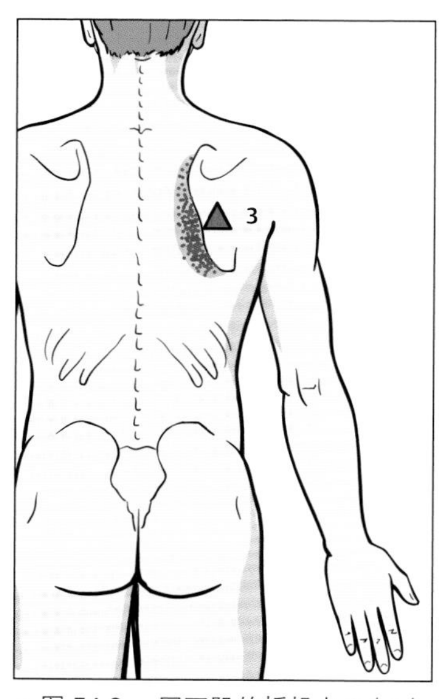


▲图 54.3　冈下肌的扳机点 3（1）

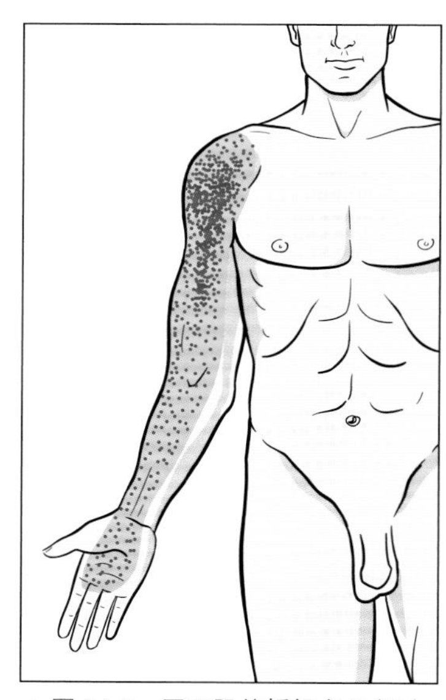

▲图 54.4　冈下肌的扳机点 3（2）

## 重要穴位（图 54.5）

### 臑俞（SI–10）

**定位：**肩贞右上方，肩胛冈下方。

### 天宗（SI–11）

**定位：**在冈下窝内，肩胛冈中点和肩胛下角的连线上。

肩贞位于这条线的上、中 1/3 交点处。

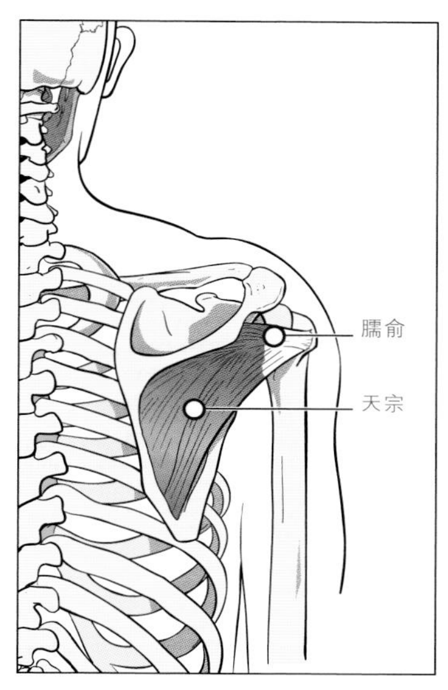


▲图 54.5　臑俞和天宗

# 55. 肩胛下肌

## 肌肉（图 55.1）

**起点**：肩胛骨的肩胛下窝。

**止点**：肱骨小结节和小结节近端骨嵴。

**神经支配**：肩胛下神经（C5/C6）。

**功能**：上臂内旋，收紧关节囊，肩胛下肌也延伸到关节囊（肩袖肌）。

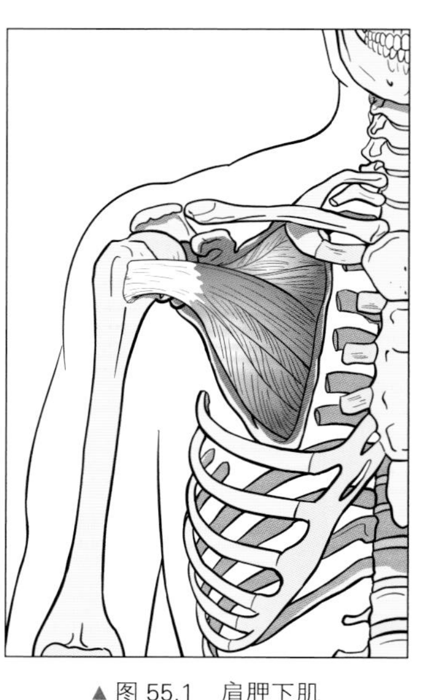

▲ 图 55.1 肩胛下肌

## 扳机点

该肌有 3 个扳机点，但由于肌肉的位置深在，所以很难治疗。此肌肉的扳机点通常由慢性病变引起，后者常被称为“冻结肩”。肩胛下肌的扳机点通常与胸大肌、大圆肌、背阔肌和肱三头肌长头的扳机点一起出现。

**扳机点的检查**：患者仰卧，前臂轻微牵引，外展约 90° 并内旋，用另一只手的拇指从内侧触诊肩胛骨的前部到背阔肌。在激活的扳机点区域可以引起局部抽搐反应。

**扳机点的治疗**：可应用靶向针刺、干针刺及局部麻醉治疗。但是，需要使用更长的针（7~8 cm）。随后，可使上肢外旋并外展 90° 以拉伸肌肉，外展可达 180°。最后行等长收缩后放松。

## 扳机点和放射痛

扳机点 1~3 位于肌肉的颅侧和中间 1/3。疼痛共同投射至上臂背侧，包括肩胛骨、三角肌，以及手腕的腹侧、背侧（图 55.2）。

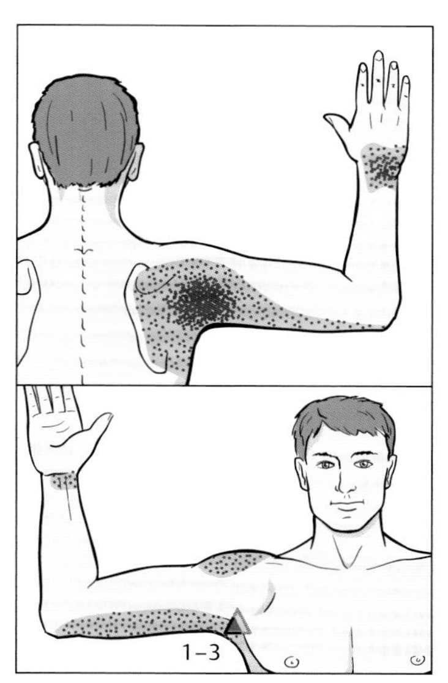


▲图 55.2　扳机点 1~3

## 重要穴位

由于其处于肩胛骨内侧，不能直接针刺。

# 56. 旋后肌

## 肌肉（图 56.1）

**起点：**肱骨外侧上髁、尺骨后端嵴、桡骨环形韧带和桡侧副韧带。

**止点:** 桡骨近侧 1/3（较广泛）。

**神经支配：**桡神经丛神经根 C5~C6 的深支。

**功能：**使肘关节旋后。

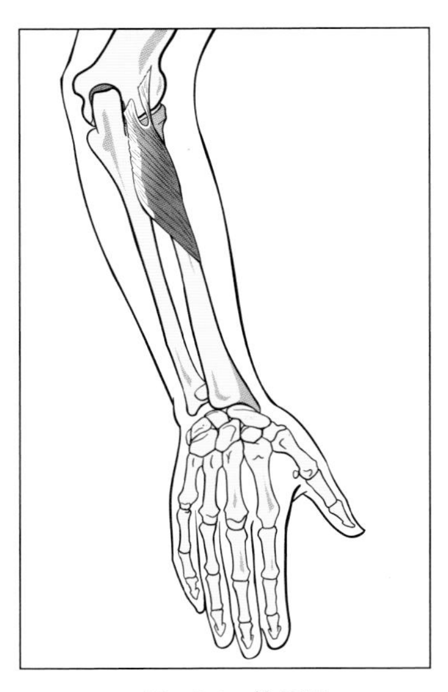

▲图 56.1 旋后肌

## 扳机点

这一区域的多数扳机点是由进行不常进行的动作引起肌肉较长时间的紧张造成的。由此引起的旋后肌收缩是肱骨桡侧上髁疼痛最常见的原因，会压迫桡神经，引起相应的表现。

**扳机点的检查：**嘱患者前臂旋前，肘关节轻微弯曲，该肌肉易于触诊。

**扳机点的治疗：**为了防止损伤桡神经，必须清楚辨识旋后肌裂，这可能是扳机点手法治疗的首选位置。有解剖学经验的治疗师可能会对扳机点进行定向浸润或针刺。

伸展是通过前臂的旋前完成的。

## 扳机点和放射痛

主要的扳机点通常位于肌肉基底部。疼痛主要向肱骨桡上髁、肘窝桡骨头放射，也可放射至第一掌骨与第二掌骨之间的第一骨间背侧肌（图 56.2，图 56.3）。

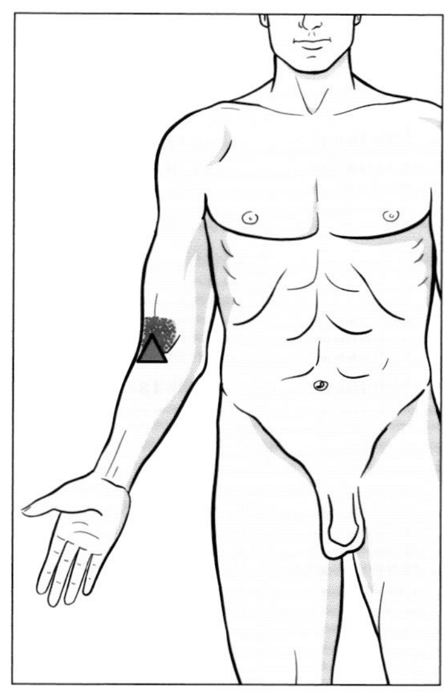

▲ 图 56.2　旋后肌的扳机点和疼痛投射区（1）

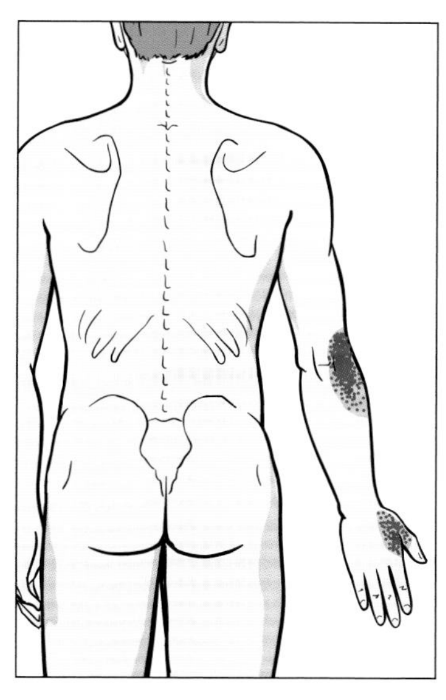

▲ 图 56.3　旋后肌的扳机点和疼痛投射区（2）

## 重要穴位（图 56.4）

### 下廉（LI–8）

**定位：** 如果将阳溪和曲池的连线分成 3 等份，下廉位于阳溪近端 2/3，曲池远端 1/3，曲池下 4 寸。

### 上廉（LI–9）

**定位：** 曲池下 3 寸。

## 手三里（LI–10）

**定位：**曲池下2寸，在阳溪和曲池的连线上，在桡侧腕长伸肌上（如果针刺较深，会刺入旋后肌）。

## 曲池（LI–11）

**定位：**在肘关节屈曲末端的外侧，前臂屈曲成直角，在肘横纹的外侧端和桡侧腕长伸肌处的肱骨外上髁之间的凹陷。曲池位于阳溪和肱骨外上髁之间。

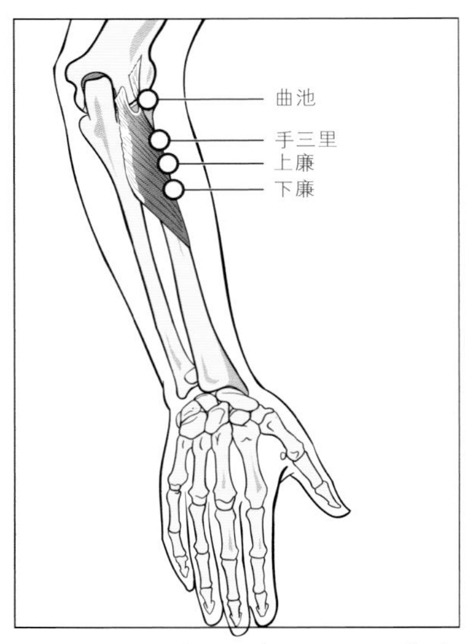


▲图 56.4　下廉、上廉、手三里和曲池

# 57. 桡侧腕长伸肌

## 肌肉（图 57.1）

**起点：**肱骨远端外侧髁上脊。

**止点：**第二掌骨的基底部。

**神经支配：**桡神经深支（C6/C7）。

**功能：**使手腕伸展和桡骨外展。

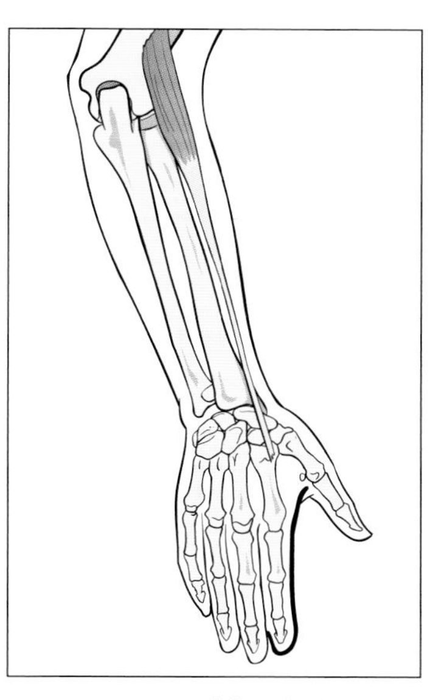

▲图 57.1　桡侧腕长伸肌

## 扳机点

该区域包含1个主要扳机点。这一区域的扳机点较常见，由于该区域肌肉活动频繁，通常导致伸肌和屈肌之间的不平衡。相关的扳机点位于伸肌、旋后肌和肱桡肌。

**扳机点的检查：**握住患者手腕时手指轻微弯曲，通过直接触诊相应的肌肉可引起频繁而剧烈的局部抽搐反应。扳机点也可以使用分项检测技术通过等距测试快速判断。

**扳机点的治疗：**传统针刺、治疗性局部麻醉以及肌内定向刺激效果较好。为防止复发，可采用等长收缩后放松使肌肉被动拉伸。

## 扳机点和放射痛

**扳机点 1：** 位于桡骨头水平的肌腹。疼痛投射区在桡骨头放射痛上方拇外展肌背面（图 57.2）。

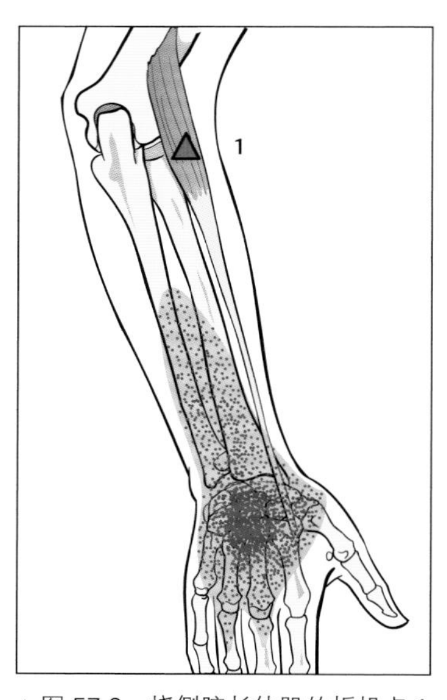

▲ 图 57.2 桡侧腕长伸肌的扳机点 1

## 重要穴位（图 57.3）

### 下廉（LI–8）

**定位：** 在阳溪和曲池之间的连线上，阳溪近端 2/3 和曲池远端 1/3，曲池下 4 寸。

### 上廉（LI–9）

**定位：** 曲池下 3 寸。

### 手三里（LI–10）

**定位：** 曲池下 2 寸。

### 曲池（LI–11）

**定位：** 肘关节屈曲至合适角度，于肘部横纹桡侧末端与肱骨外上髁之间的凹陷处，系桡侧腕长伸肌区域。该穴位于阳溪和肱骨外侧髁之间。

### 肘髎（LI–12）

**定位：** 曲池外上方 1 寸，肱骨边缘处。

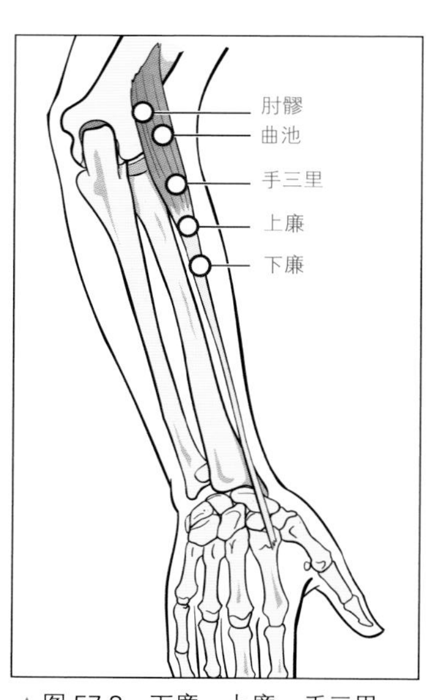

▲ 图 57.3 下廉、上廉、手三里、曲池和肘髎

# 58. 指伸肌

## 肌肉（图 58.1）

**起点：**肱骨外上髁，桡骨的环状和侧副韧带，前臂筋膜。

**止点：**手部背侧腱膜。腱膜在指关节近端分为尺骨和桡侧肌腱，在关节远端以腱膜的形式重新汇合并至远端指骨的基底部。

**神经支配：**桡神经的深支（C6~C8）。

**功能：**伸展指、腕关节，支持尺侧外展。

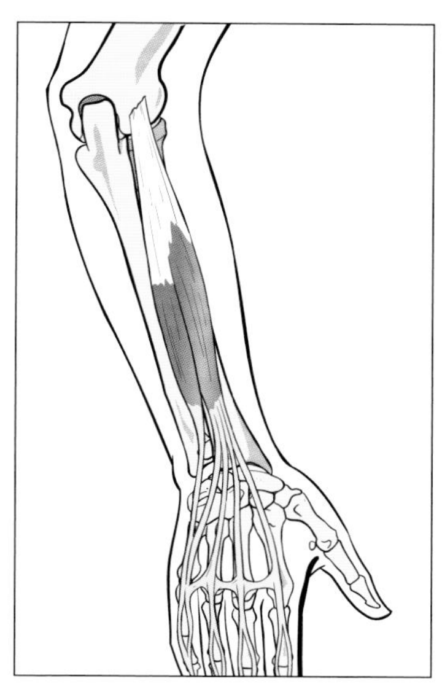

▲图 58.1　指伸肌

## 扳机点

扳机点主要位于无名指和中指伸肌的肌腹。这些扳机点的激活通常是由慢性紧张引起的。相关的扳机点也经常出现在手指肌肉和手腕伸肌。

**扳机点的检查：**典型的局部抽搐反应可以在这些扳机点的肌腹部中部被激发。

**扳机点的治疗：**通过有针对性的刺激，以及随后的肌肉被动拉伸，可以迅速达到治疗效果。也可以考虑常规针刺和局部麻醉。

## 扳机点和放射痛

**扳机点 1**：中指伸肌的扳机点位于靠近肘部的肌腹部区域。典型的疼痛投射沿着肌延伸到中指；有时疼痛局限于近端腕横纹处（图 58.2）。

**扳机点 2**：无名指伸肌的扳机点位于扳机点 1 的远端和尺侧。疼痛投射区延伸到无名指，向上至肩关节（图 58.3）。

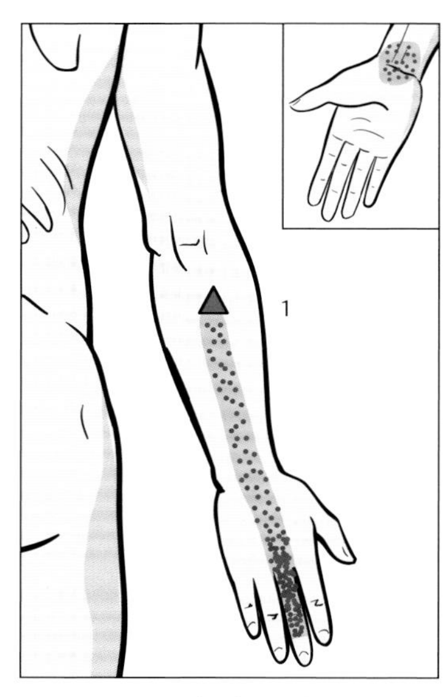

▲图 58.2 指伸肌的扳机点 1

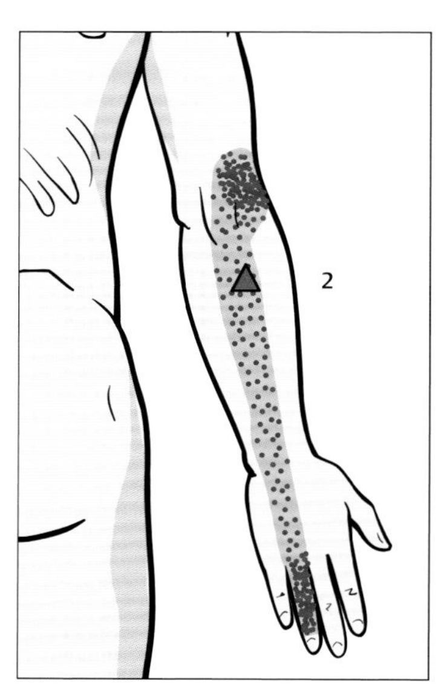

▲图 58.3 指伸肌的扳机点 2

## 重要穴位（图 58.4，图 58.5）

**下廉（LI–8）**

**定位**：曲池下 4 寸。

**上廉（LI–9）**

**定位**：曲池下 3 寸。

**手三里（LI–10）**

**定位**：曲池下 2 寸。

**曲池（LI–11）**

**定位**：肘关节适度屈曲，在肘部横纹外侧与肱骨外上髁之间的凹陷处，桡侧腕长伸肌区域。

**阳池（TE-4）**

**定位：**腕背侧横纹尺侧（桡骨、尺骨和近端腕骨系列之间的关节间隙），自尺侧至指伸肌腱，向桡侧至小指伸肌腱。

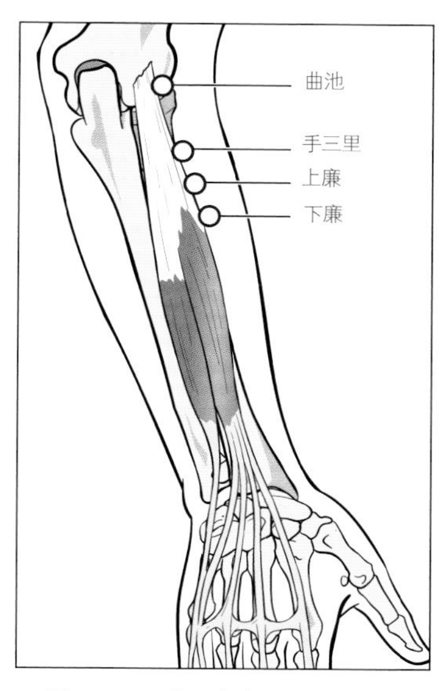


▲图 58.4　下廉、上廉、手三里和曲池

**外关（TE-5）**

**定位：**阳池上 2 寸，桡骨和尺骨之间，腕背部横纹稍偏尺侧（见阳池）。

**支沟（TE-6）**

**定位：**阳池上 3 寸，桡骨和尺骨之间，阳池和尺骨鹰嘴的连线上（见外关）。

**三阳络（TE-8）**

**定位：**阳池上 4 寸，桡骨和尺骨之间，腕背横纹稍偏尺侧（见阳池）。

**四渎（TE-9）**

**定位：**阳池上 7 寸，阳池和尺骨鹰嘴的连线上。在这条连线上，该穴位于距离阳池与肘部横纹连线中点 1 寸处。

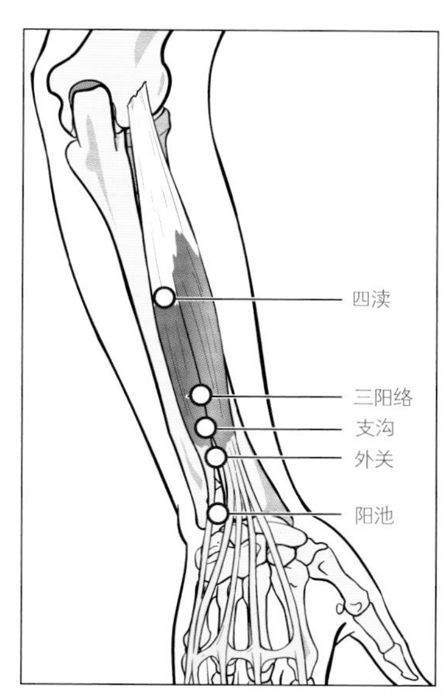


▲图 58.5　阳池、外关、支沟、三阳络和四渎

# 59. 旋前圆肌

## 肌肉（图 59.1）

**起点：**

- 肱骨头：肱骨内上髁；
- 尺骨头：尺骨冠突。

**止点：** 桡骨中段和旋前肌粗隆的外侧面。

**神经支配：** 正中神经（C6~C7）。

**功能：** 前臂旋前，屈肘。

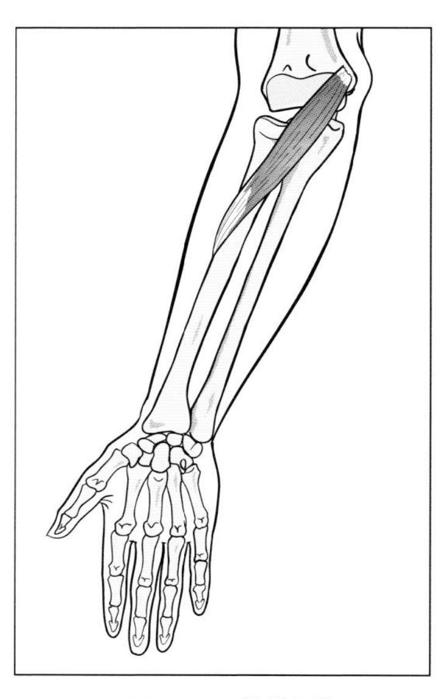

▲ 图 59.1　旋前圆肌

## 扳机点

这些扳机点通常位于肌腹近端，多由频繁、过度的前臂旋前造成的，如过度的体力劳动或运动带来的长期压力（如业余网球选手发球技术不佳）。由于正中神经有时会穿过旋前圆肌，可能会造成神经受压迫，形成典型的神经卡压病变，类似腕管综合征。

**扳机点的检查：** 于肘窝深部触诊很容易检查这块肌肉，可激 发典型的放射痛。

**扳机点的治疗：** 治疗有损伤正中神经的危险。在行扳机点针刺或注射前，必须准确识别正中神经。手法治疗是另一种选择。

## 扳机点和放射痛

**扳机点 1：**这是主要的扳机点，位于肘窝内的肌腹部，靠近肌肉的起点。疼痛从前臂近端向手腕放射，可至拇指掌侧近端（图 59.2）。

## 重要穴位（图 59.3）

### 曲泽（PC–3）

**定位：**肘部屈曲时，在肱二头肌腱的尺侧缘。

### 少海（HT–3）

**定位：**肘部屈曲，位于肘横纹尺侧端与肱骨内上髁之间。

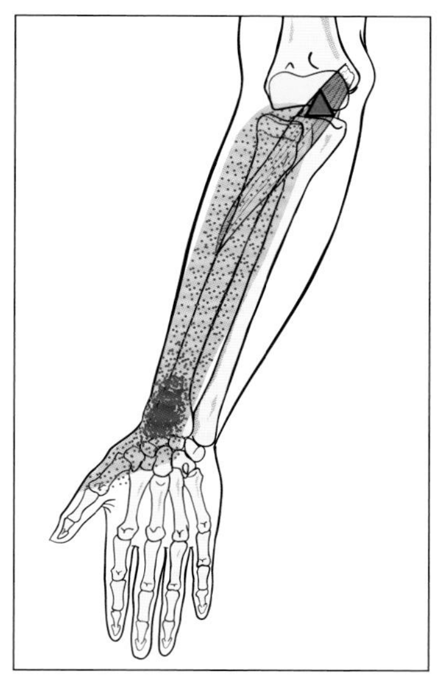

▲图 59.2 旋前圆肌的扳机点 1

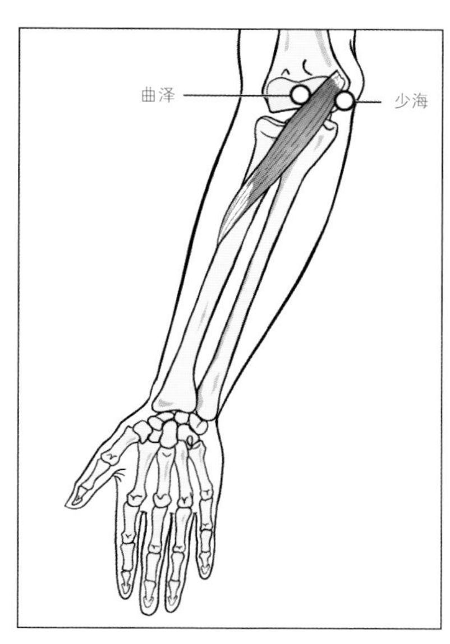


▲图 59.3 曲泽和少海

# 60. 指浅屈肌

## 肌肉（图 60.1）

**起点：**

- 肱骨头：肱骨内上髁和尺骨冠突。
- 桡骨头：桡骨前缘。

**止点：**第 2~5 指中节指骨底。

**神经支配：**神经根 C7~T1 的正中神经。

**功能：**屈曲第二至第五掌指关节，以及第二至第五近端指间关节。

## 扳机点

手指的屈肌和伸肌都是浅表肌肉，为腕部尺侧和桡侧屈肌覆盖。治疗时为了避免对神经造成损伤，切记不要深刺。扳机点激活多由慢性劳损引起，常见于体力劳动者。需要注意的是，单一的抓取动作往往会激发这些扳机点。

**扳机点的检查：**触诊肌腹中心的扳机点只需轻微用力即可，可以通过轻触尺侧和桡侧的腕部屈肌以及手掌肌肉来完成。触诊扳机点时，疼痛敏感性增强提高了识别的精准性。可同时进行肌肉功能测试。

**扳机点的治疗：**针刺或注射时要慎重，以防损伤正中神经、尺动脉和尺神经。这些扳机点很容易失活。治疗后通过背伸来伸展屈肌是预防复发的关键，患者可以自己进行练习（图 60.1，图 60.2）。

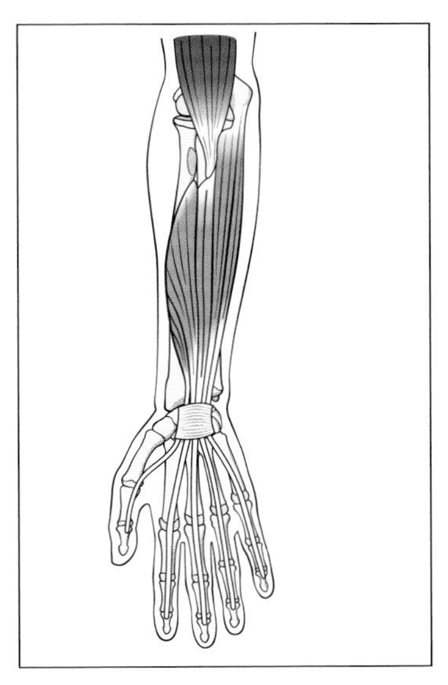

▲图 60.1　指浅屈肌

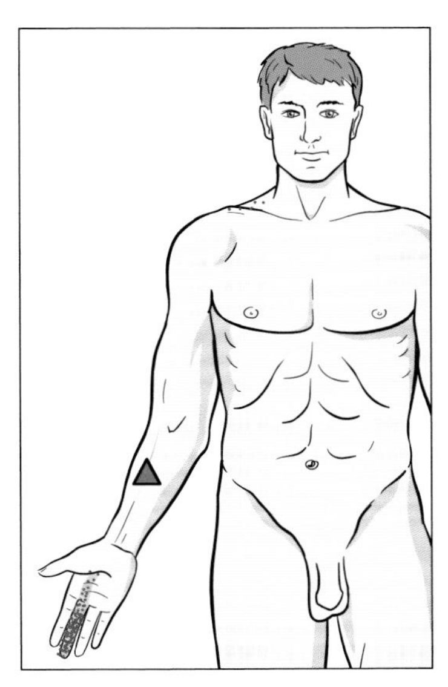

▲图 60.2　扳机点和疼痛投射区（1）

## 扳机点和放射痛

在屈肌桡侧部，疼痛向中指掌侧放射；尺侧部的疼痛。可放射至无名指和小指（图 60.2），有时会进一步放射至手掌（图 60.3）。

## 重要穴位（图 60.4）

### 尺泽（LU–5）

**定位：**肘关节屈曲时，位于肱二头肌腱桡侧。

### 列缺（LU–7）

**定位：**在前臂桡侧，桡骨茎突近端呈 V 字形的凹陷内，近端腕横纹上 1.5 寸，桡骨茎突近端与桡骨移行的位置。

**曲泽（PC–3）**

**定位：**在肘横纹上，肱二头肌腱的尺侧。

**内关（PC–6）**

**定位：**腕横纹近端上 2 寸，豌豆骨的近端，掌长肌腱和桡侧腕屈肌腱之间。

**大陵（PC–7）**

**定位：**腕横纹上，靠近豌豆骨，掌长肌腱和桡侧腕屈肌腱之间。

**少海（HT–3）**

**定位：**肘部弯曲，位于肘横纹尺侧端与肱骨内上髁之间。

**灵道（HT–4）**

**定位：**神门上 1.5 寸，尺侧腕屈肌腱的桡侧缘。

**通里（HT–5）**

**定位：**神门上 1 寸，尺侧腕屈肌腱的桡侧缘。

**神门（HT–7）**

**定位：**腕横纹处，尺侧腕屈肌腱的桡侧缘（图 60.4）。

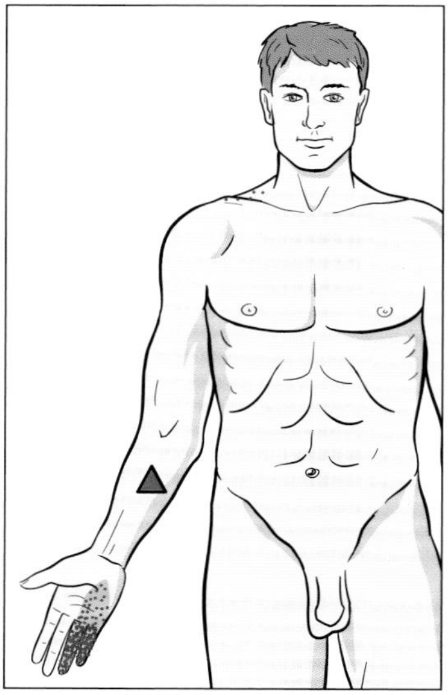

▲图 60.3 扳机点和疼痛投射区（2）

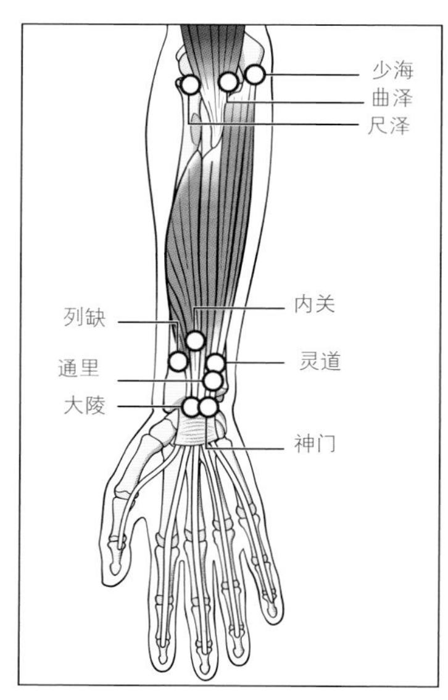


▲图 60.4 尺泽、列缺、曲泽、内关、大陵、少海、灵道、通里和神门

# 61. 腹外斜肌

## 肌肉（图 61.1）

**起点：**第 5 到第 12 肋骨的下界和外缘。

**止点：**耻骨结节，耻骨嵴，髂嵴外缘，腹股沟韧带，腹白线。

**神经支配：**肋间神经（T5~T11）、肋下神经（T12~L1）、髂腹下神经（T12~L1）、髂腹股沟神经（L1）。

**功能：**使胸腔相对于骨盆旋转至对侧；双侧肌肉收缩使脊柱弯曲；辅助髂肌用于控制腹压，同时作为呼吸辅助肌强制呼气。

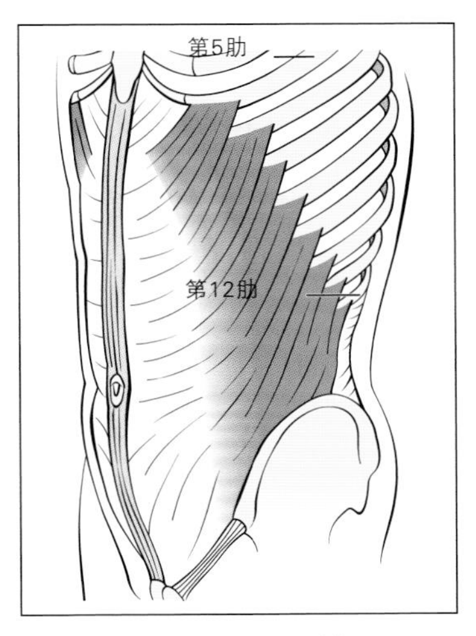

▲图 61.1　腹外斜肌

## 扳机点

这些扳机点常见于急腹症，也可见于内脏疾病，如痛经、腹泻、膀胱痉挛和睾丸疼痛等。这些扳机点可先于腹部症状出现。然而，更常见的情况是内脏传入刺激激活腹部肌肉的扳机点。腹部斜肌的扳机点常与急性腰痛有关。

**扳机点的检查：**患者取坐位，使肌肉收缩，该肌肉的扳机点可由旋转运动引起。

**扳机点的治疗：**在这个区域进行针刺是可能的，也可以选择扳机点渗透治疗。患者取仰卧位时，可对扳机点行注射或针刺，注意避免刺入腹腔。

## 扳机点和放射痛

**扳机点 1：**位于肋弓前缘，特点是疼痛会向膈的方向放射（图 61.2），易与心绞痛或胃脘痛相混淆。

**扳机点 2：**位于肌肉间髂嵴的止点处附近，疼痛可放射至腹股沟和阴唇或睾丸（图 61.3）。长时间站立会使疼痛放射到整个腹部，很难定位疼痛最初的起点。

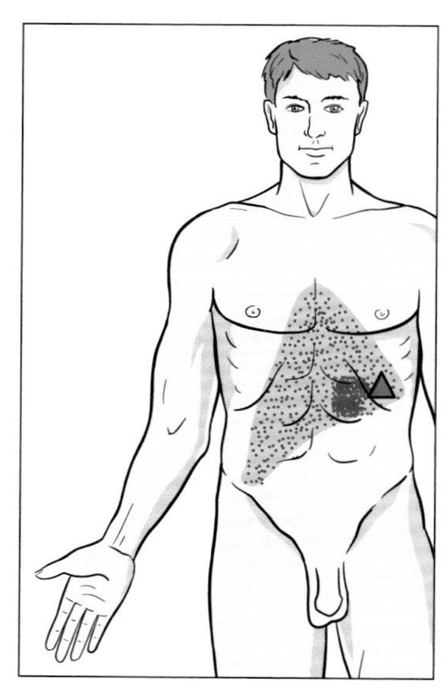

▲图 61.2　腹外斜肌的扳机点 1

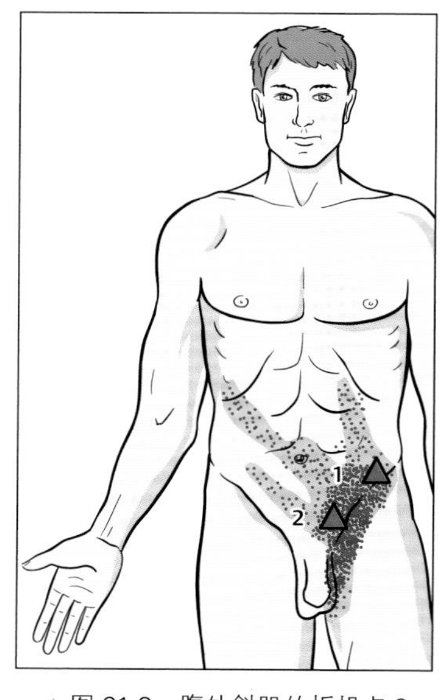


▲图 61.3　腹外斜肌的扳机点 2

## 重要穴位（图 61.4）

**曲骨（CV–2）**

**定位：**在耻骨联合的上缘，前正中线上。

**中极（CV–3）**

**定位：**在耻骨联合上缘上 1 寸。

**关元（CV–4）**

**定位：**耻骨联合上缘上 2 寸（参阅中极）。

**气海（CV–6）**

**定位：**脐下 1.5 寸（参阅中极）。

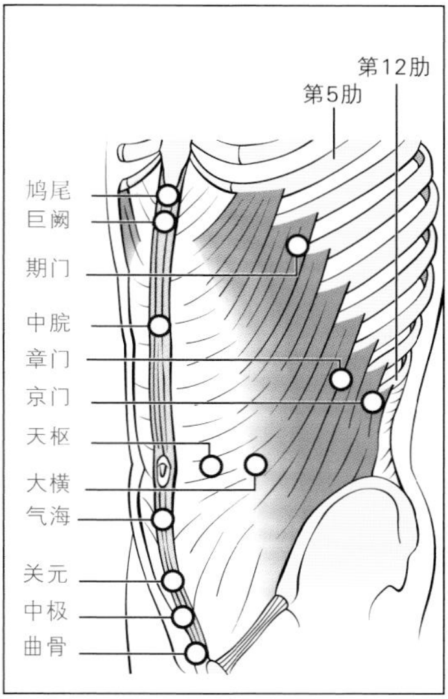

▲ 图 61.4　曲骨、中极、关元、气海、中脘、巨阙、鸠尾、章门、期门、天枢、大横和京门

**中脘（CV–12）**

**定位：**剑突与脐连线的中点。

**巨阙（CV–14）**

**定位：**剑突尖端（鸠尾）下 1 寸。

**鸠尾（CV–15）**

**定位：**剑突尖端下方，前正中线上。

**章门（LR–13）**

**定位：**第 11 肋的游离端。

**期门（LR-14）**

**定位：**在第 6 肋间隙，乳头下方，乳头线上。

**天枢（ST-25）**

**定位：**脐旁开 2 寸。

**大横（SP-15）**

**定位：**脐旁开 4 寸。

**京门（GB-25）**

**定位：**第 12 肋的游离端。

# 62. 髂肌 / 腰大肌

髂肌与腰大肌合称为髂腰肌。

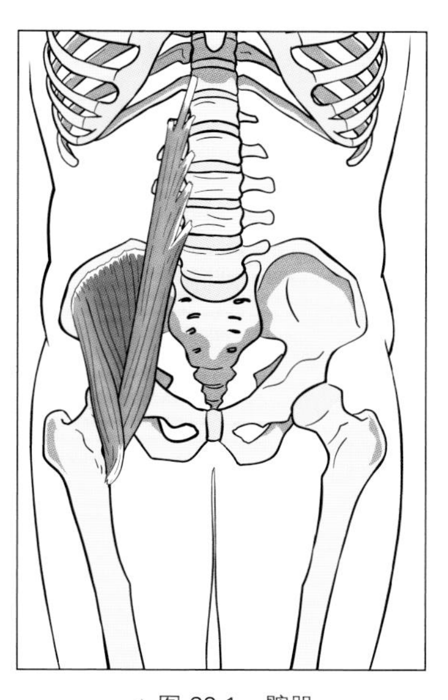

▲图 62.1　髂肌

## 髂肌（图 62.1）

**起点：** 髂窝到骨盆终线，髂前下棘和关节囊前表面肌肉的空隙。

**止点：** 股骨小粗隆。

**神经支配：** 股神经（T12~L3/L4）。

**功能：** 在骨盆和腰椎区域固定的情况下，连同大腰肌是最强壮的髋关节屈肌（髂腰肌）。股骨固定时，侧旋同侧骨盆。

## 髂肌的扳机点

髋关节炎很容易引发该肌肉收缩。髂肌有收缩和形成扳机点的一般趋势（图 62.2）。盲肠及其筋膜受到刺激而引起的内脏传入刺激通常会显著增加这种倾向。这一区域的扳机点常与其他肌肉（如腰方肌、腹直肌和股直肌、阔筋膜张肌）的扳机点一起出现，建议对这些次级扳机点一起进行治疗。

**扳机点的检查：** 患者仰卧，放松，可直接触诊盲肠与髂骨内侧之间的肌肉。然而，这一区域的粘连常使这一过程变得困难，并且在触诊前需要手动松解。一个扳机点位于肌肉的前部，另一个位于髋关节的水平。

**扳机点的治疗：**如果盲肠可以向内侧移动足够远的话，可以尝试在髂肌的扳机点处进行针刺治疗。治疗内脏病变也很重要。复发可以通过肌肉拉伸来预防，包括同侧髋关节的伸展，同时最大限度地弯曲对侧髋关节和伸展股直肌。

## 腰大肌（图 62.3）

**起点：**椎骨的外侧表面脊髓 T12 和 L1~L4 的外侧表面，毗邻椎间盘和腰椎肋突。

**止点：**股骨小粗隆。

**神经支配：**股神经（T12~L3/4）。

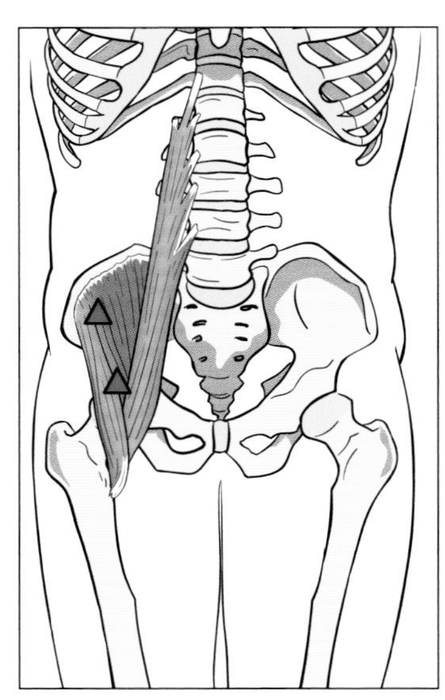

▲ 图 62.2 髂肌的扳机点

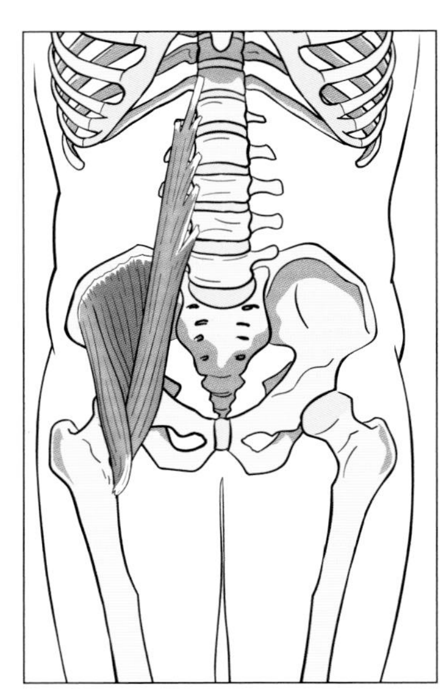

▲ 图 62.3 腰肌

**功能：**与髂肌一起，是髋关节最强壮的屈肌（髂腰肌）。股骨固定时，使腰椎屈曲、侧屈后旋同侧半骨盆。

**附加信息**

腰丛位于腰肌的两个部分之间。

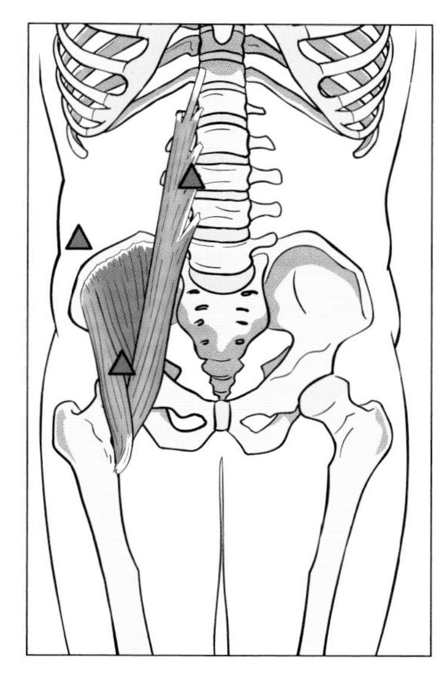

▲图 62.4　腰肌的扳机点

## 腰肌的扳机点

腰肌被分为腰小肌和腰大肌，扳机点常位于腰大肌（图 62.4），与慢性拉伤、腰椎肌位不良、髋关节病相关。内脏传入刺激也有一定作用，主要来自直接覆盖在腰肌上的肾脏或来自左侧的乙状结肠。

因此，髂前病变常位于右侧（骨盆前旋转），髂后病变位于左侧（骨盆后旋转）。这是由髋关节旋转中心的远端移位（右）或近端移位（左），并因此导致左腿变短或右腿变长引起的下肢的功能差异造成的。因此，我们建议治疗不仅仅包括扳机点，还应针对导致骨盆扭转的潜在原因进行治疗。

**扳机点的检查：**腰大肌只有在患者放松时才能进行检查，而且要使用深层触诊。这块肌肉对压力很敏感，没有很确切的扳机点。

**扳机点的治疗：**腰大肌的扳机点通常根本不存在或者很难通过干针刺或注射治疗。因此，推荐采用拉伸方法，如肌筋膜松解。

## 扳机点和放射痛

### 髂腰肌（图 62.5，图 62.6）

**扳机点** 1~3：扳机点 1 位于第 3 腰椎水平的髂腰肌和椎前区域。扳机点 2 位于髋关节正上方。扳机点 3 位于髂肌。疼痛投射至腰椎旁，并可放射至骶髂关节和臀上内侧。另一个疼痛投射区出现在股直肌上方，并放射至髂前上背部脊柱前拉。

## 重要穴位

这种肌肉在解剖学上不能直接针刺，可行手法治疗。

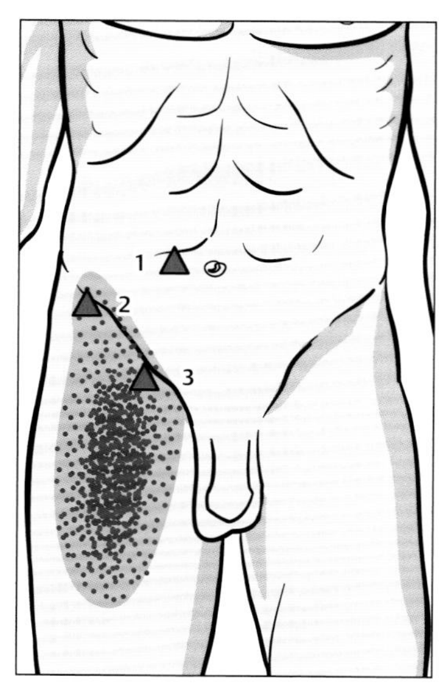

▲ 图 62.5 髂腰肌的扳机点 1~3（1）

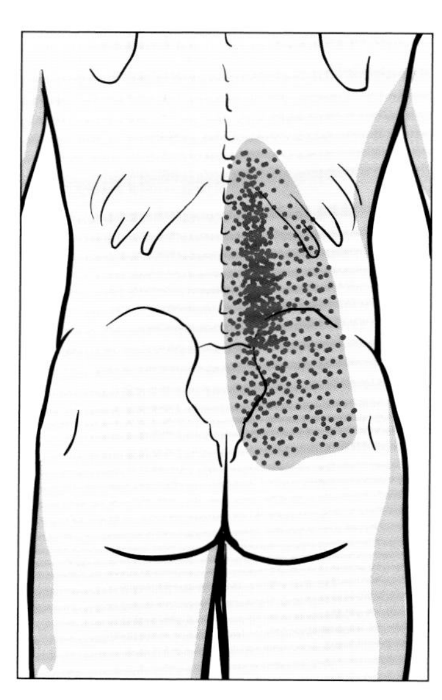
▲ 图 62.6 髂腰肌的扳机点 1~3（2）

# 63. 腰方肌

## 肌肉（图 63.1）

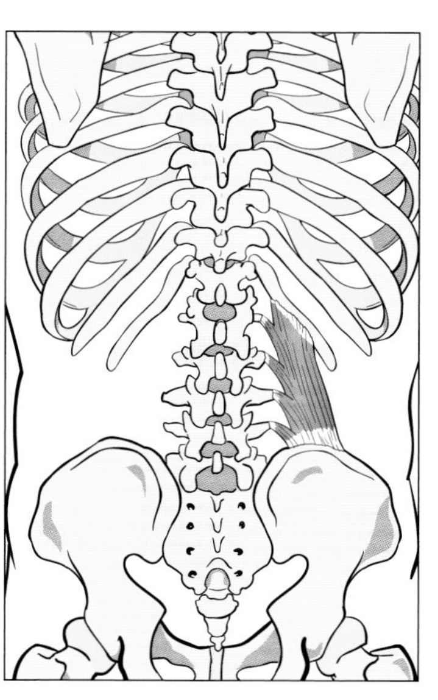

▲图 63.1　腰方肌

**起点：**

- 背纤维：髂嵴和髂腰韧带；
- 腹部分：第 2~5 腰椎的横突 。

**止点：**

- 背侧：第 12 肋，以及第 1~3 腰椎的横突；
- 腹侧：第 12 肋。

**神经支配：**肋下神经和腰丛神经（T12~L3）。

**功能：**使躯干侧屈，在呼吸期间稳定第 12 肋（膈固定点）。

## 扳机点

这块肌肉有 4 个扳机点（图 63.2）， 肌肉的深层和表层各有 2 个。骶髂关节紊乱临床常见。扳机点的激活是由急性应变引起的，也可与事故有关，在功能性脊柱侧凸（由于腿长不等）或原发性脊柱侧凸中由慢性应变引起。相关的扳机点出现在腹部肌肉、对侧腰方肌、同侧髂腰肌和髂肋肌，有时也出现在背阔肌和腹内斜肌。其他扳机点位于臀区，特别是有与神经根 L5 和 S1 相关的神经根刺激症状时。

**扳机点的检查：**第一步是确认是否存在下列导致骨科原因：脊柱侧凸或结构性脊柱侧凸、骨盆倾斜和骨盆扭曲。患者侧卧、放松时，扳机点的触诊才能成功。很少能观察到局部抽搐反应，通常肌肉有明显的紧张带。

**扳机点的治疗：**直接针刺需要使用至少长 60 mm 的针。治疗性局部麻醉也可能是一种选择。针刺通常也能获得成功：从侧方向横突刺入。随后可在患者仰卧、髋关节屈曲约 80° 的情况下通过髋关节内收使肌肉等长收缩后放松对肌肉进行拉伸。

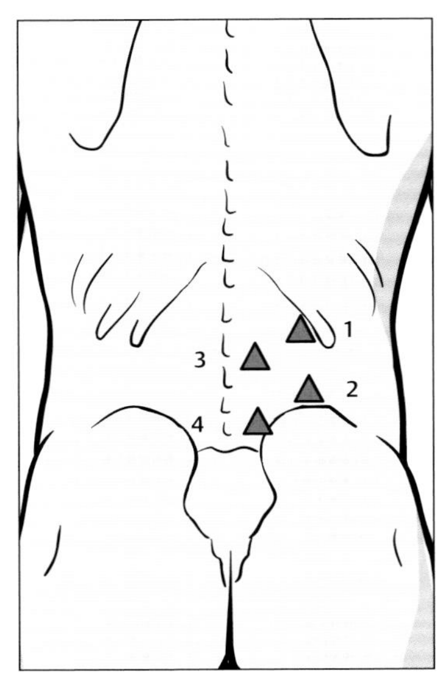


▲图 63.2 腰方肌的扳机点

## 扳机点和放射痛

**扳机点 1 和 2：**浅扳机点 1（图 63.3，图 63.4）位于肌肉外侧端以下约 2 寸，第 12 肋下约 2 寸。疼痛投射区位于臀近端外侧和背部，可辐射至腹股沟和骶髂关节。扳机点 2（图 63.3，图 63.4）位于 L4 水平，支配腰方肌的神经进入肌冈处的上方，髂嵴背外侧。疼痛投射至大转子水平，向腹侧和背部方向辐射。

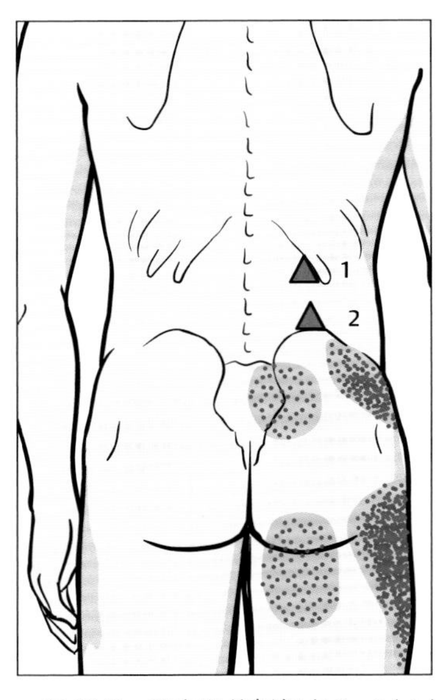


▲图 63.3 腰方肌的扳机点 1、2（1）

**扳机点 3 和 4：**肌肉深层部分的扳机点（图 63.5）位于第 3、4 腰椎水平。其典型疼痛至骶髂关节上方、臀部中下部。

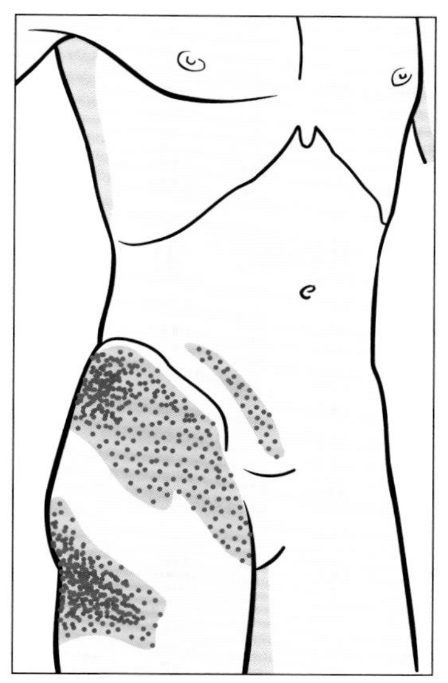

▲图 63.4 腰方肌的扳机点 1、2（2）

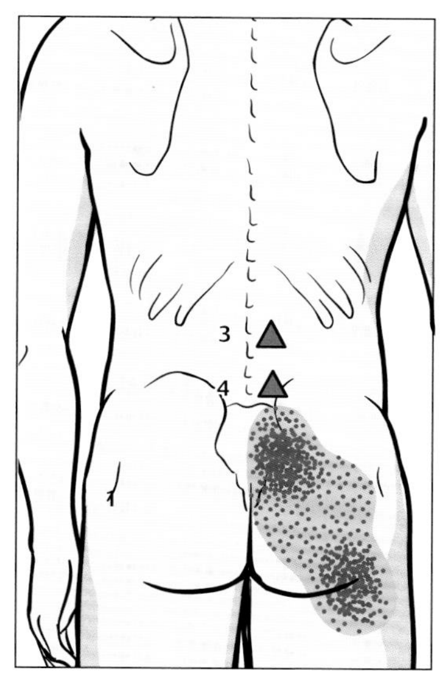


▲图 63.5 腰方肌的扳机点 3、4

## 重要穴位（图 63.6）

### 肾俞（BL–23）

**定位：**第 2 腰椎棘突下，后正中线旁开 1.5 寸。

### 肓门（BL–51）

**定位：**第 1 腰椎棘突下，后正中线旁开 3 寸。

### 志室（BL–52）

**定位：**第 2 腰椎棘突下，后正中线旁开 3 寸。

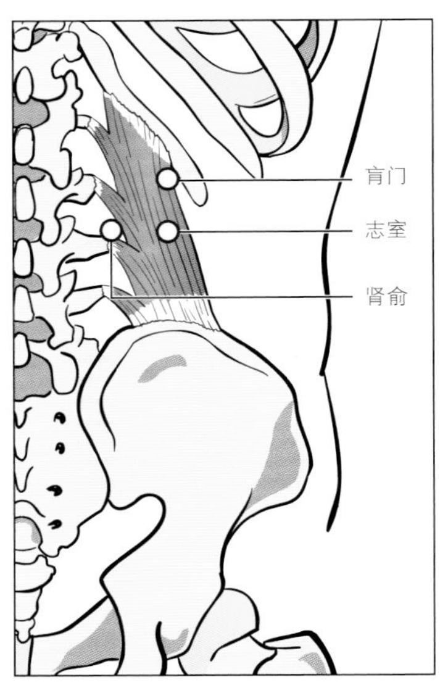


▲图 63.6 肾俞、肓门和志室

# 64. 臀大肌

## 肌肉（图 64.1）

**起点：**髂骨背侧，胸腰筋膜，骶骨和尾骨外侧缘，骶结节韧带。

**止点：**股骨臀肌粗隆，阔筋膜髂胫束，外侧肌间隔。

**神经支配：**臀下神经（L4~S1）。

**功能：**髋关节伸展；上部纤维，外展；下部纤维，内收和旋转。

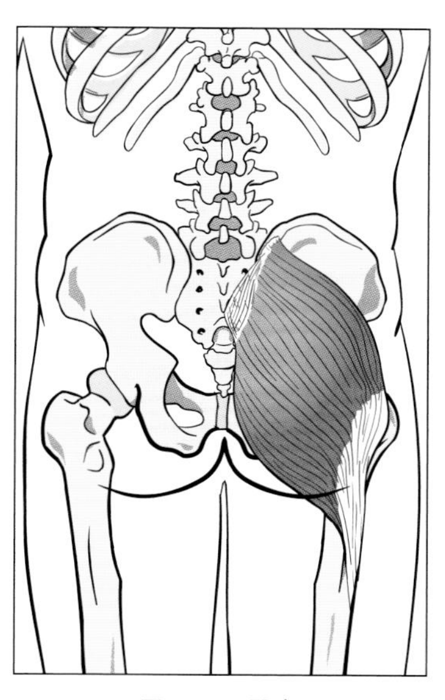

▲图 64.1　臀大肌

## 扳机点

这块肌肉包含 3 个扳机点。这一区域的扳机点通常与臀小肌和坐骨神经支配肌肉的扳机点同时出现，也与深层竖脊肌的扳机点有关。激活通常是由伴有臀大肌张力增高的急性损伤导致的，常见于运动员。

**扳机点的检查：**这些扳机点的位置浅在，很容易被触诊。很少观察到局部抽搐反应，尤其是扳机点 1 和 2。在 Valleix 点处应与坐骨神经的直接压敏性相区别。

**扳机点的治疗：**通过针刺和局部注射麻醉剂可使扳机点失活。随后进行定向伸展、等长收缩后放松。

## 扳机点和放射痛

**扳机点 1：** 扳机点 1（图 64.2）位于一条穿过髂后上棘的垂直线的延伸处，肛裂近端水平，主要投射区沿肌肉内侧和尾缘分布。

**扳机点 2：** 扳机点 2（图 64.3）位于肌肉尾缘水平，臀沟上方 4~5 cm。疼痛投射区也在这个区域，包括整个臀区，以及骶骨尾端和大转子上方。

**扳机点 3：** 扳机点 3（图 64.4）位于肌肉的内尾侧缘，主要投射区向尾骨方向。

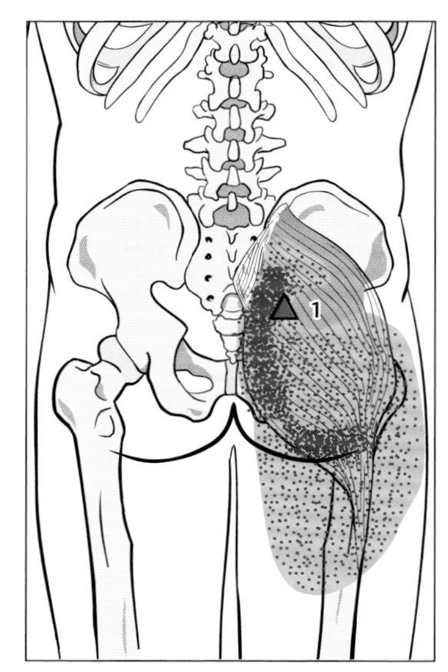


▲ 图 64.2 臀大肌的扳机点 1

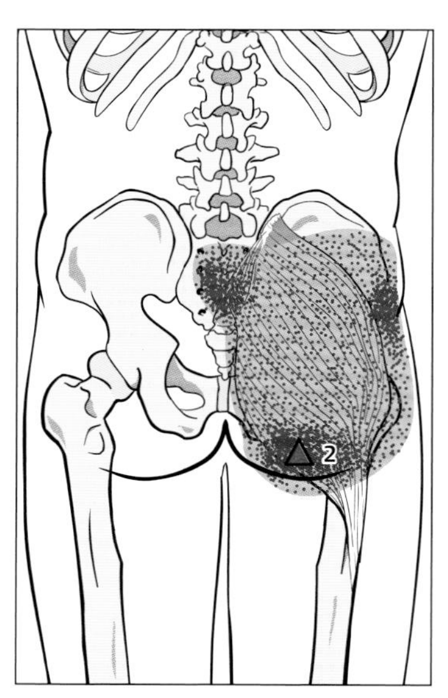


▲ 图 64.3 臀大肌的扳机点 2

## 重要穴位（图 64.5）

### 小肠俞（BL–27）

**定位：** 横平第 1 骶后孔，骶正中嵴旁开 1.5 寸，骶骨和髂后上棘上部区域之间的凹陷处。

### 膀胱俞（BL–28）

**定位：** 横平第 2 骶后孔，骶正中嵴旁开 1.5 寸。

**中髎俞（BL-29）**

**定位：**横平第3骶后孔，骶正中嵴旁开1.5寸。

**白环俞（BL-30）**

**定位：**横平第4骶后孔，骶正中嵴旁开1.5寸。

**承扶（BL-36）**

**定位：**在股后区，臀沟的中点。

**胞肓（BL-53）**

**定位：**横平第2骶后孔，骶正中嵴旁开3寸。

**秩边（BL-54）**

**定位：**横平第4骶后孔，骶正中嵴旁开3寸。

**环跳（GB-30）**

**定位：**在臀区，股骨大转子最凸点与骶管裂孔连线的中、外1/3交点处。

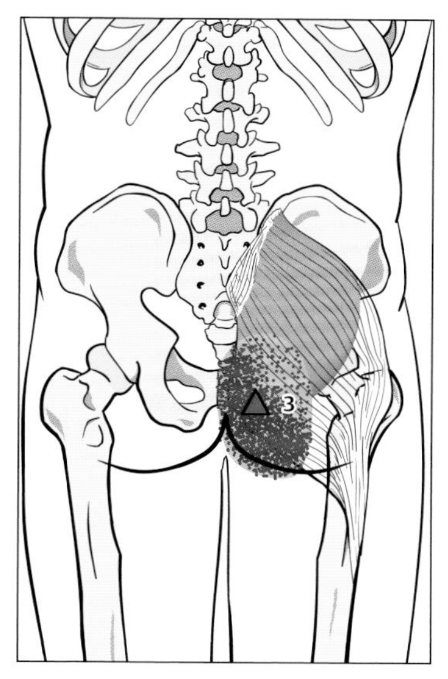


▲图64.4　臀大肌的扳机点3

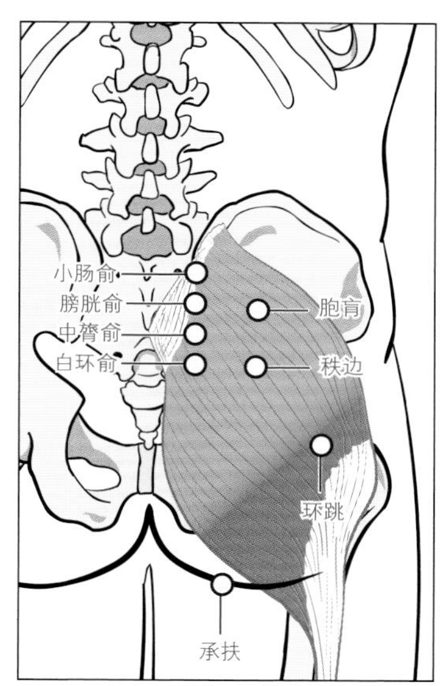


▲图64.5　小肠俞、膀胱俞、中膂俞、白环俞、承扶、胞肓、秩边和环跳

# 65. 臀中肌

## 肌肉（图 65.1）

**起点：**臀前线和臀后线之间的髂骨翼。

**止点：**股骨大转子。

**神经支配：**臀上神经（L4~S1）。

**功能：**髋关节外展；固定支撑腿侧的骨盆；可使非支撑下肢轻微内旋。

## 扳机点

这些扳机点（图 65.2）分布于整个肌肉，多由运动或工作

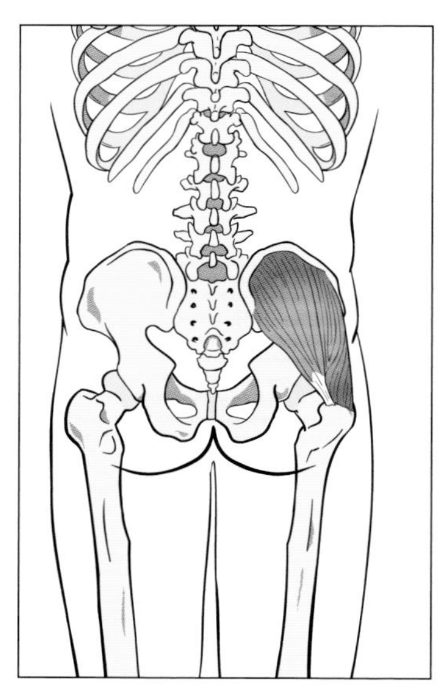

▲图 65.1 臀中肌

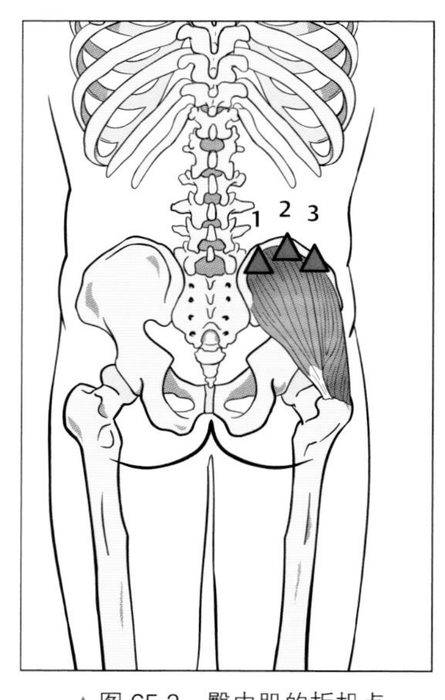


▲图 65.2 臀中肌的扳机点

造成的压力激活，但也可发生在事故之后。骶髂关节功能障碍较常见。

**扳机点的检查：**髋关节屈曲 90° 时，很容易触诊和刺激这些扳机点。同样的位置可用于拉伸缩短的肌肉群。

**扳机点的治疗：**有针对性的刺激和随后的肌肉被动拉伸是非常有效的。应同时进行手法治疗，包括调整受影响的骶髂关节。另外，也可以使用常规针刺或局部麻醉。

## 扳机点和放射痛

**扳机点 1:** 扳机点 1( 图 65.3 )位于臀中肌后部，靠近髂后上棘，可导致骶髂关节周围的放射痛。

**扳机点 2：**扳机点 2（图 65.4）位于臀中肌中部，可导致臀大转子区域的放射痛。

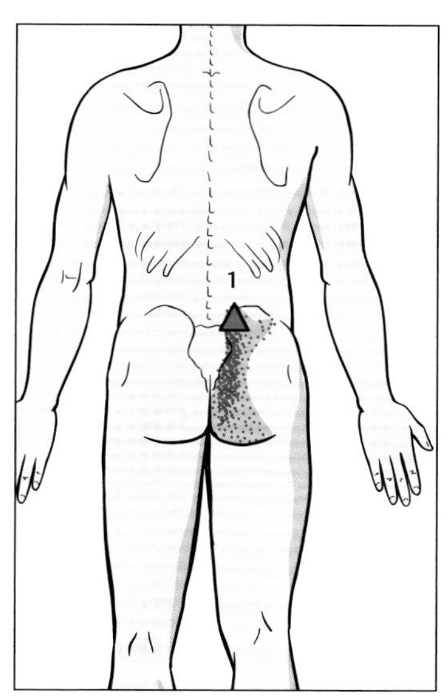


▲图 65.3　臀中肌的扳机点 1

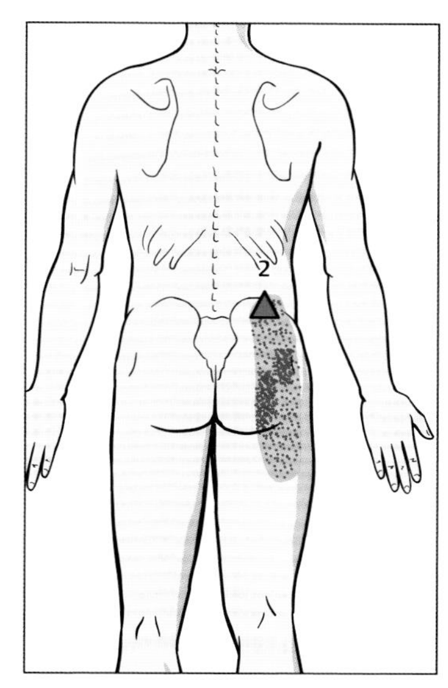


▲图 65.4　臀中肌的扳机点 2

**扳机点3：** 扳机点3（图65.5）位于肌肉前缘，可导致疼痛向同侧骶髂关节放射。

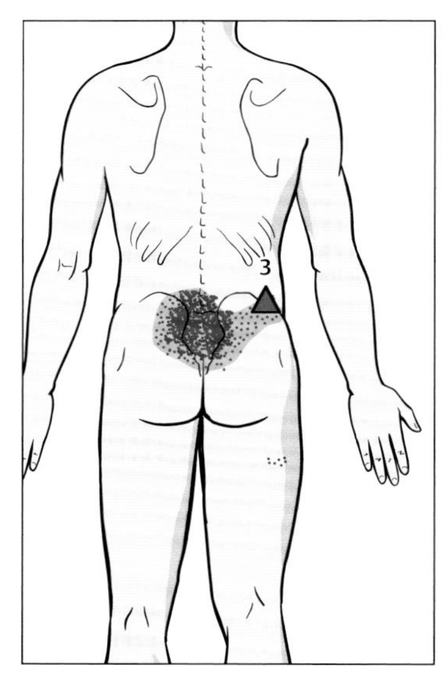

▲图 65.5 臀中肌的扳机点 3

## 重要穴位（图 65.6）

### 腰宜（EX–B–6）

**定位：** 位于第4腰椎棘突下，后正中线旁开3寸。

### 腰眼（EX–B–7）

**定位：** 位于第4腰椎棘突下，后正中线旁开3.5寸。

### 胞肓（BL–53）

**定位：** 平第2骶后孔，骶正中嵴旁开3寸。

### 秩边（BL–54）

**定位：** 平第4骶后孔，骶正中嵴旁开3寸。

### 环跳（GB–30）

**定位：** 在臀区，股骨大转子最凸点与骶管裂孔连线中、外1/3交点处。中医针刺环跳时患者多采取侧卧位。治疗侧的髋、膝关节屈曲，对侧下肢伸直。

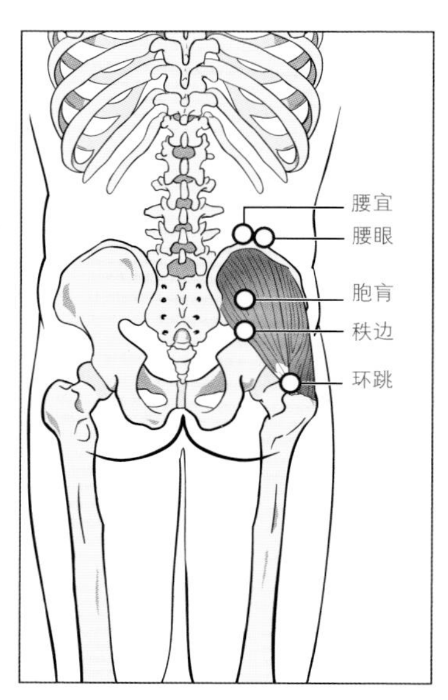

▲图 65.6 腰宜、腰眼、胞肓、秩边和环跳

# 66. 臀小肌

## 肌肉（图 66.1）

**起点：** 臀前线和臀后线之间的髂骨翼。

**止点：** 股骨大转子。

**神经支配：** 臀上神经（L4~S1）。

**功能：** 完全收缩时，使下肢外展。仅肌肉前部收缩，使非支撑侧下肢内旋；只有后部收缩时，使非支撑侧下肢外旋并稍微伸展。支撑侧腿的收缩可稳定骨盆。

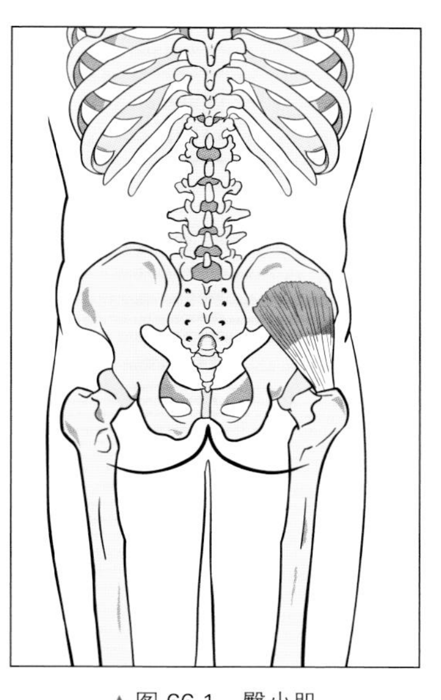

▲图 66.1　臀小肌

## 扳机点

这些扳机点多与臀中肌的扳机点同时出现。

**扳机点的检查：** 臀小肌只有在臀中肌放松时才能触诊，臀中肌的起点更靠近端、更表浅。可在患者侧卧、髋关节屈曲 90° 时进行触诊。

**扳机点的治疗：** 有针对性的针刺刺激肌肉和随后的肌肉被动拉伸并使髋关节处于屈曲和外展 90° 是有效的。局部注射麻醉剂或常规针刺也是一种选择。患者可以很容易地伸展这些肌肉。

## 扳机点和放射痛

**扳机点 1：**这些扳机点（图 66.2）位于肌肉的前部。疼痛放射至臀后区域，或沿髂胫束越过膝部，直到外踝。

**扳机点 2：**这组扳机点（图 66.3）位于肌肉的中后部分。疼痛放射至臀后区域大腿后外侧到小腿后外侧，约在腓肠肌外侧头水平。

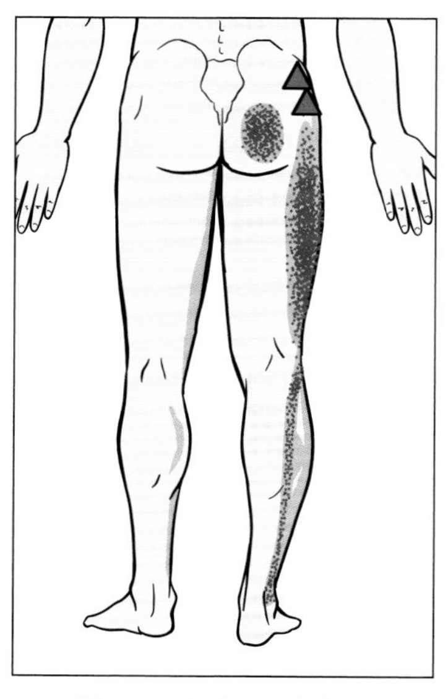

▲图 66.2　臀小肌的扳机点 1

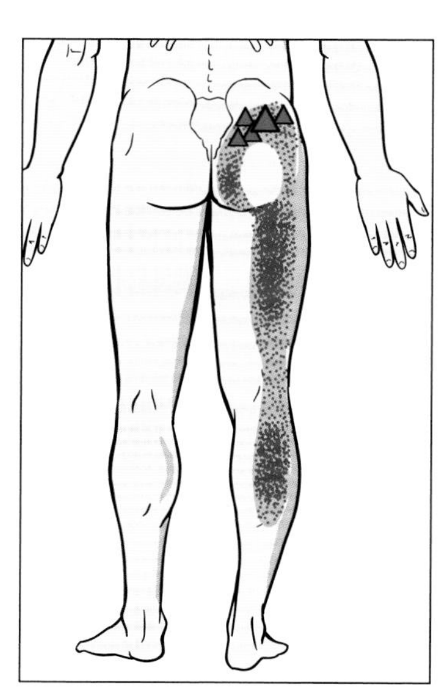

▲图 66.3　臀小肌的扳机点 2

## 重要穴位（图 66.4）

### 胞肓（BL–53）

**定位：**横平第 2 骶后孔，骶正中嵴旁开 3 寸。

**秩边（BL–54）**

**定位：**横平第 4 骶后孔，骶正中嵴旁开 3 寸。

**环跳（GB–30）**

**定位：**在臀区，股骨大转子最凸点与骶管裂孔连线中、外 1/3 交点处。中医针刺环跳时患者多采取侧卧位。治疗侧的髋、膝关节屈曲，对侧下肢伸直。

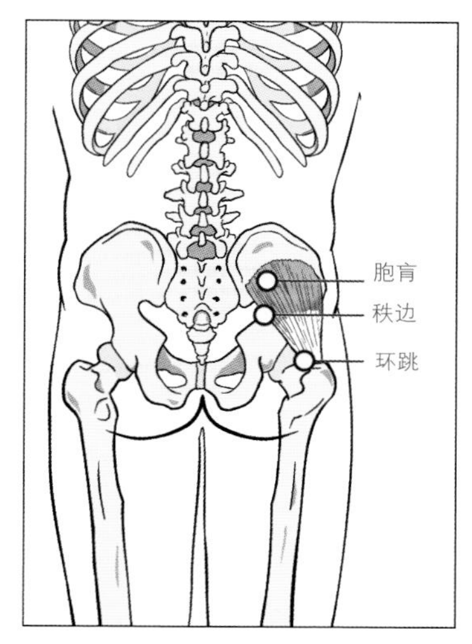


▲图 66.4　胞肓、秩边和环跳

# 67. 梨状肌

## 肌肉（图 67.1）

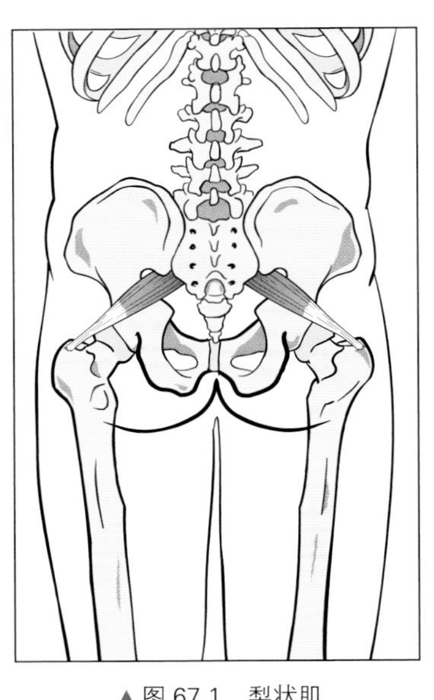

▲图 67.1　梨状肌

**起点：** 骶骨前表面。

**止点：** 股骨大转子的尖端。

**神经支配：** 骶丛（L5~S2）。

**功能：** 下肢外旋，外展。

### 附加信息

在坐骨神经分叉较高的病例中，腓骨神经常穿过梨状肌并受到压迫（梨状肌综合征）。

## 扳机点

梨状肌的 2 个扳机点通常与腰部—骨盆—髋部的慢性疼痛有关，多由慢性腰骶移行区疾病而不是急性损伤激活。肌肉收缩时，坐骨神经（尤其是腓骨部分）卡压的发生率约为 10%，在鉴别诊断中应考虑。活跃的相关扳机点规律分布于下孖肌、上孖肌、闭孔内肌、臀中肌和臀大肌。

**扳机点的检查：** 使髋关节屈曲、内收 90° 的同时使脊柱的其余部分反向旋转，可激活扳机点。患者俯卧，可以在股骨转子背侧与骶骨间的深部触及梨状肌。

**扳机点的治疗：** 这些扳机点可以通过传统的针刺和局部注射麻醉剂灭活。随后可行等长收缩后放松的被动肌肉拉伸，效果良好。

## 扳机点和放射痛

**扳机点 1 和 2：**扳机点 1 位于靠近肌肉止点处，其主要疼痛投射区位于大转子背部。扳机点 2 位于肌肉起点附近，疼痛投射区位于骶髂关节尾端。这两点的疼痛投射区重叠，自臀部至股背侧（图 67.2）。

## 重要穴位（图 67.3）

### 秩边（BL–54）

**定位：**横平第 4 骶后孔，骶正中嵴旁开 3 寸。

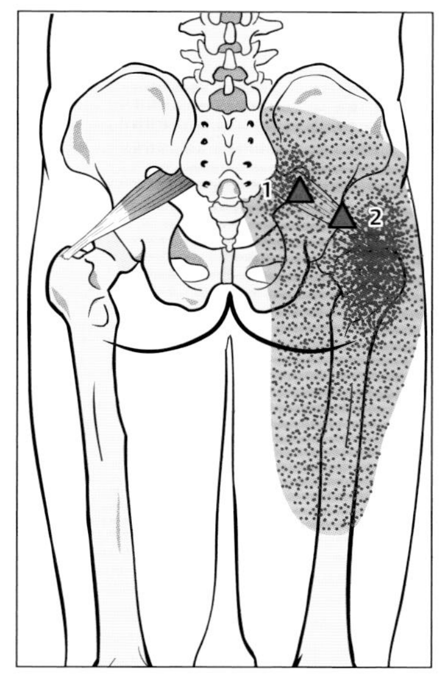


▲图 67.2　梨状肌的扳机点 1 和 2

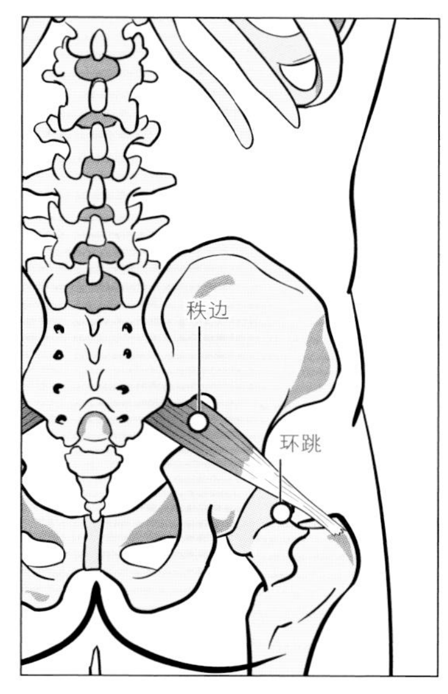


▲图 67.3　秩边和环跳

**环跳（GB–30）**

**定位：**在臀区，股骨大转子最凸点与骶管裂孔连线中、外1/3 交点处。中医针刺环跳时患者多采取侧卧位。治疗侧的髋、膝关节屈曲，对侧下肢伸直。

# 68. 股四头肌

## 肌肉（图 68.1~3）

**起点：**

- 股直肌：一头在髂前下棘，另一头在髋臼和髋关节囊；
- 股内侧肌：转子间线远端部分，股骨粗线内侧唇；
- 股外侧肌：大转子外侧部，股骨粗线外侧唇，转子间线；
- 股中间肌：股骨体前、外侧。

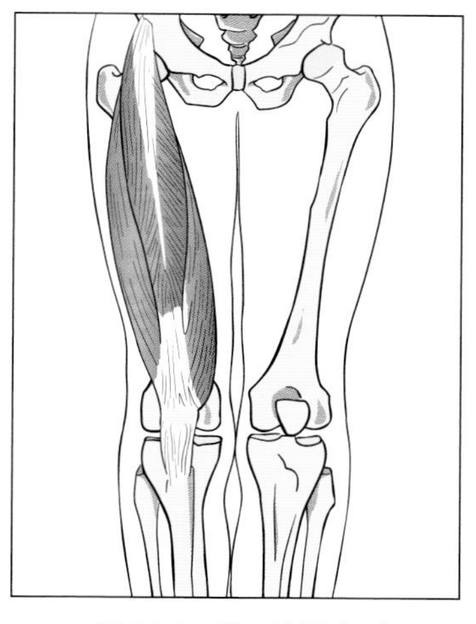

▲图 68.1　股四头肌（1）

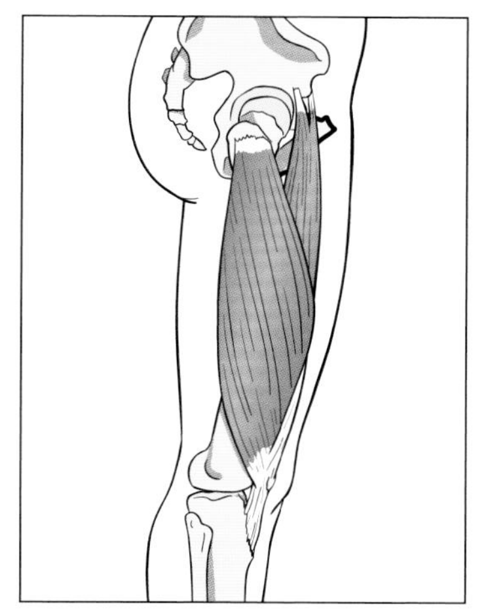

▲图 68.2　股四头肌（2）

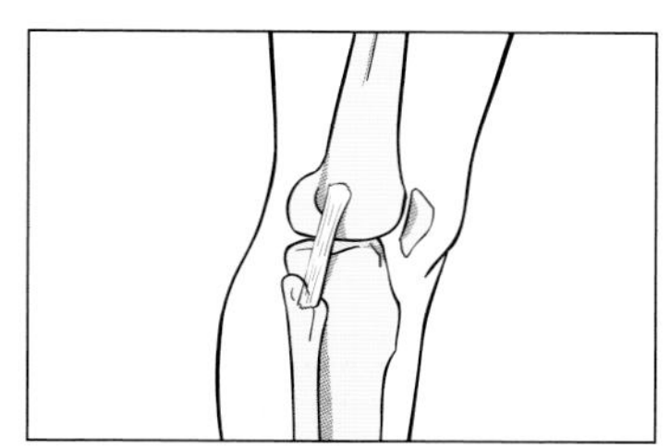

▲图 68.3　股四头肌（3）

**止点：**通过髌韧带止于髌骨基部、外表面和胫骨粗隆。

**神经分布：**股神经（L2~L4）的第二趾神经起于 L4 神经根。

**功能：**膝关节伸展；股直肌可使髋关节弯曲。

## 扳机点

扳机点（图 68.4，图 68.5）在这群肌肉中非常常见。症状主要局限于股部，多数扳机点位于股外侧肌。这些扳机点由体育活动中的急性拉伤激活，特别是在突然的剧烈离心收缩时。股四头肌扳机点通常继大腿背侧肌和比目鱼肌的主要扳机点后出现。然而，当髋、膝关节受影响时，股内侧肌和股外侧肌之间的不平衡也可能导致主要扳机点形成。

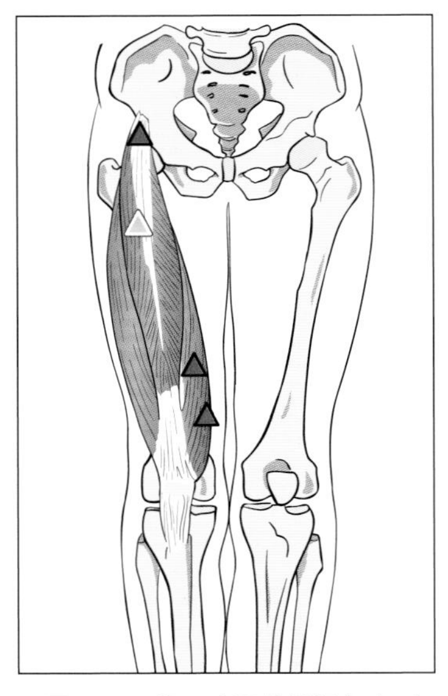

▲图 68.4　股四头肌的扳机点（1）

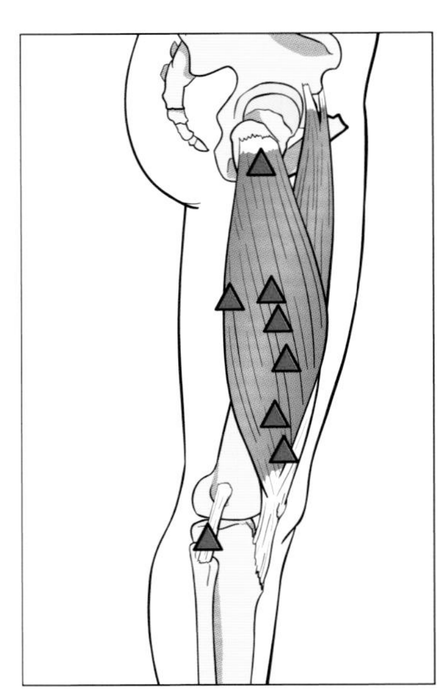

▲图 68.5　股四头肌的扳机点（2）

**扳机点的检查：**髋关节稍外展时，可以用拇指触诊股直肌近端部分。在髋、膝关节微屈和外展的情况下，直接触诊股内侧肌。在检查过程中，应从侧向支撑膝关节，以避免患者主动抱腿。对股中间肌应深度触诊，患者取卧位，腿伸直，髋关节和膝关节处于中立位。在髋、膝关节微屈，从下方支撑膝关节的情况下，直接触诊也可发现股外侧肌的扳机点。

**扳机点的治疗：**干针治疗似乎是最佳的治疗方法。通常会引起紧张带的局部抽搐反应。扳机点针刺或浸润治疗也可考虑。因为肌肉经常收缩，需要指导患者在治疗后充分伸展肌肉。此外，体位放松练习也很有帮助。

## 扳机点和放射痛

### 股直肌

**扳机点 1：**股直肌的扳机点位于肌肉起点附近，髋关节上方。疼痛投射至股前部远端（图 68.6）。

### 股中间肌

**扳机点 1：**股中间肌位于股直肌下方，肌肉各部位均有扳机点，位置不一。疼痛投射至股前部（图 68.7）。

### 股内侧肌

**扳机点 1：**股内侧肌扳机点 1 位于肌腹，髌骨上约 5 cm 处。疼痛投射至膝关节内侧和股部远端内侧（图 68.8）。

**扳机点 2：**股内侧肌的扳机点 2 位于肌肉中央。疼痛沿着肌肉分布，主要向远端投射（图 68.9）。

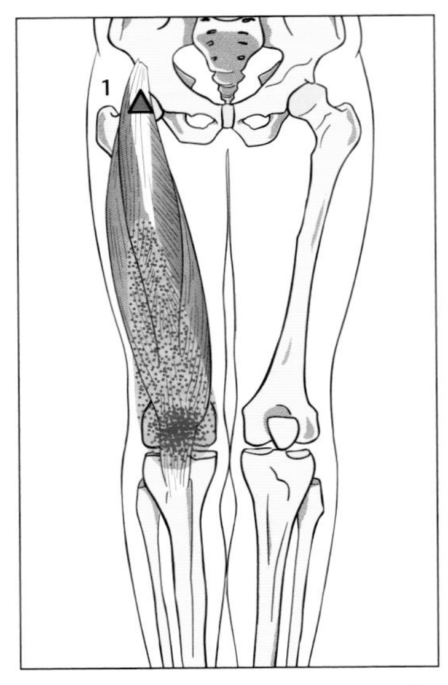


▲图 68.6　股四头肌（股直肌）的扳机点 1

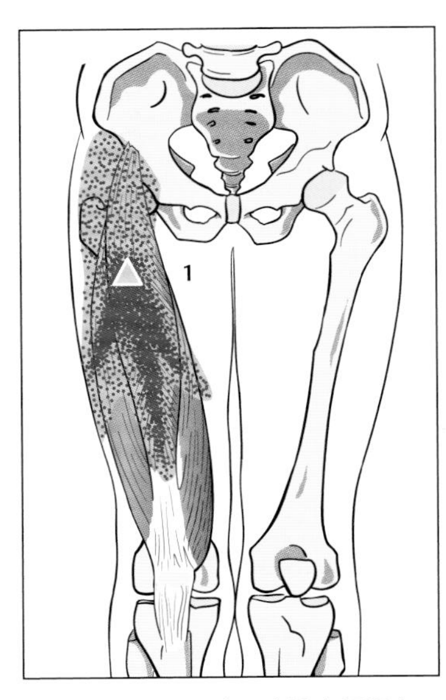


▲图 68.7　股四头肌（股中间肌）的扳机点 1

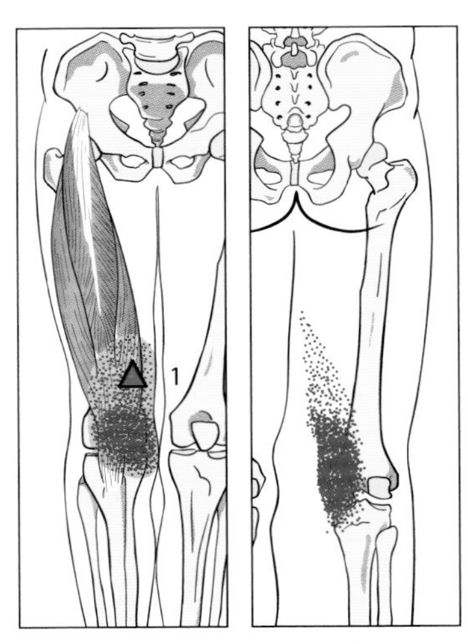


▲图 68.8　股四头肌（股内侧肌）的扳机点 1

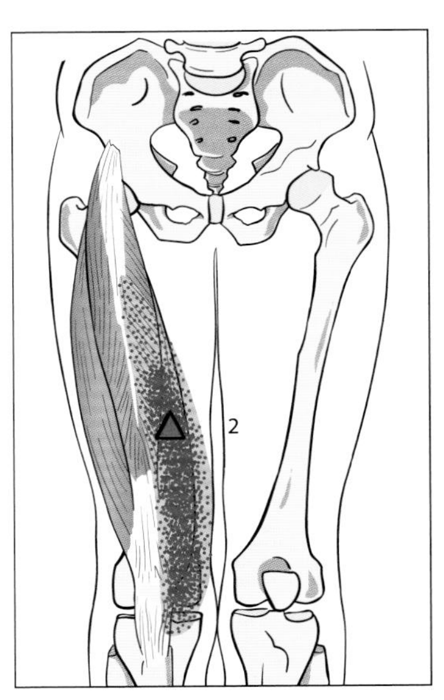


▲图 68.9　股四头肌（股内侧肌）的扳机点 2

## 股外侧肌

**扳机点 1**：股外侧肌的扳机点 1 位于肌腹，髌骨上方。疼痛主要自髌骨外侧向膝关节外侧和股外侧中间远端部分放射（图 68.10）。

**扳机点 2**：股外侧肌的扳机点 2 位于扳机点 1 的背侧。疼痛投射至股外侧肌远端部分，并进一步投射至股外侧部和小腿近端外侧（图 68.11）。

**扳机点 3**：股外侧肌的扳机点 3 位于肌腹中部，靠近背缘。疼痛从大转子投射至腓骨头（图 68.12）。

**扳机点 4**：股外侧肌的扳机点 4 位于肌腹中部（图 68.13）。疼痛沿股骨放射至臀外侧区域和膝关节前外侧区，髌骨没有疼痛。

**扳机点 5**：股外侧肌的扳机点 5 位于大转子正下方，肌肉的起点处。这也是其疼痛辐射区域（图 68.14）。

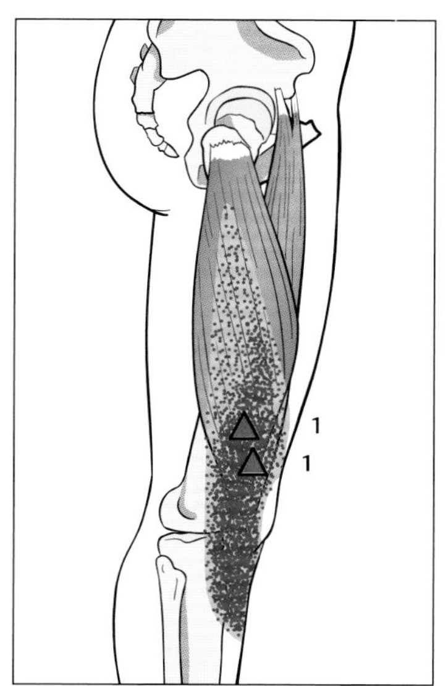


▲图 68.10　股四头肌（股外侧肌）的扳机点 1

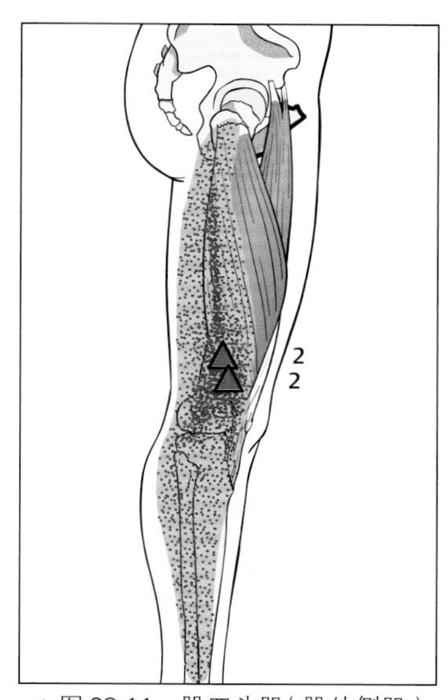


▲图 68.11　股四头肌（股外侧肌）的触点 2

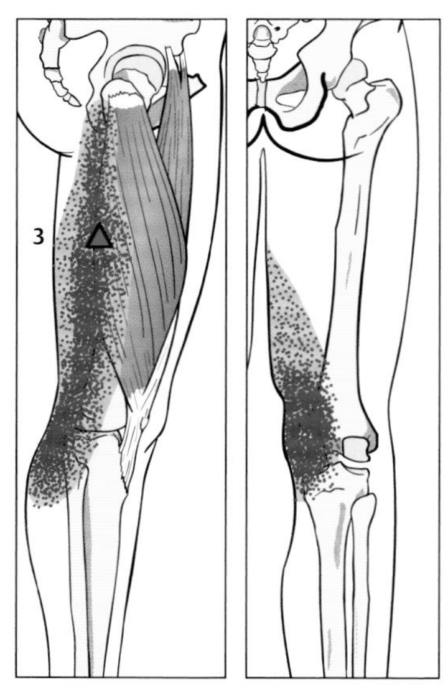


▲图 68.12　股四头肌（股外侧肌）的扳机点 3

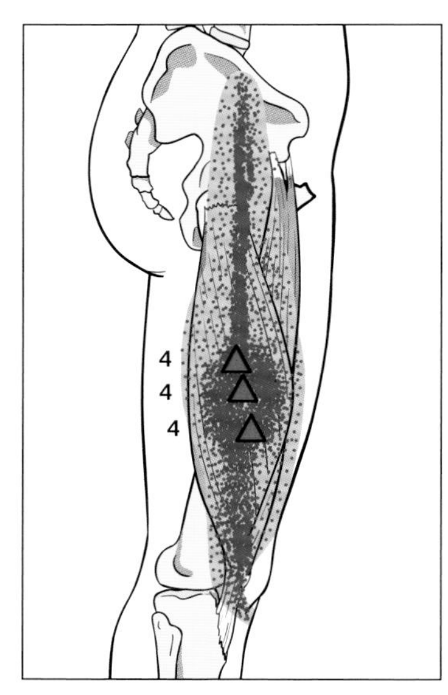


▲图 68.13　股四头肌（股外侧肌）的扳机点 4

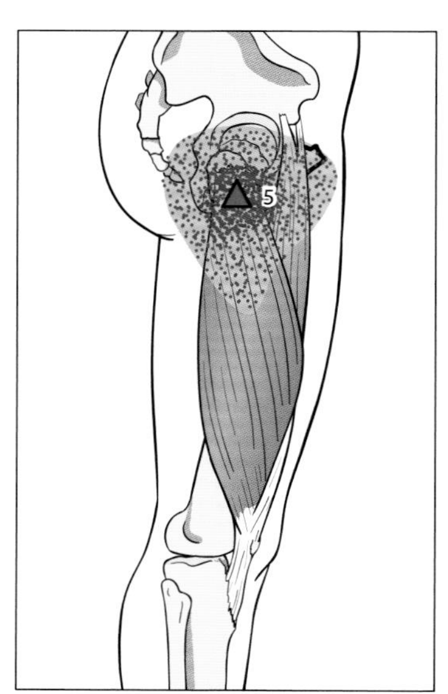


▲图 68.14　股四头肌（股外侧肌）的扳机点 5

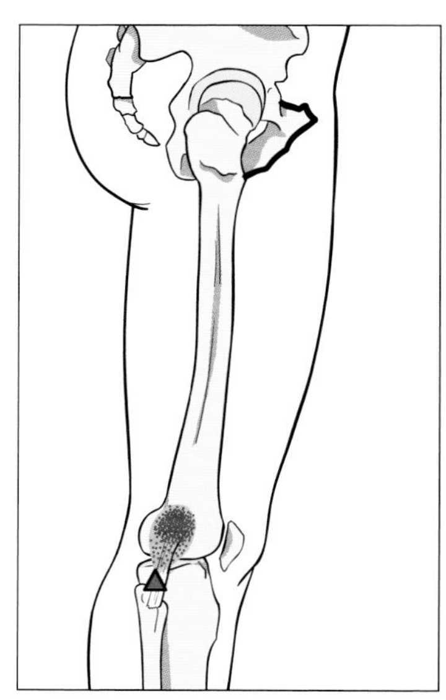

▲图 68.15　股四头肌和膝关节的扳机点

## 膝关节的扳机点

非肌源性扳机点位于膝关节外侧副韧带，疼痛为股外侧髁放射（图 68.15）。

## 重要穴位（图 68.16，图 68.17）

**髀关（ST–31）**

**定位：**在股前区，股直肌近端、缝匠肌与阔筋膜张肌三者之间的凹陷中。

**伏兔（ST–32）**

**定位：**髌底外侧缘上 6 寸，髂前上棘与髌底外侧端的连线上。

**阴市（ST–33）**

**定位：**髌骨外侧缘上 3 寸，髂前上棘与髌底外侧端的连线上。

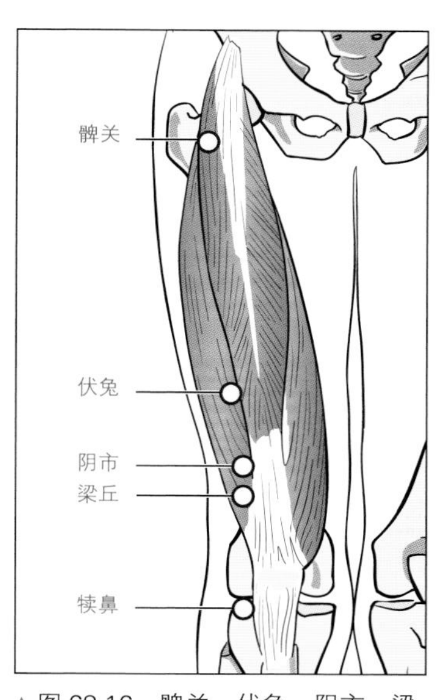


▲图 68.16　髀关、伏兔、阴市、梁丘和犊鼻

**梁丘（ST–34）**

**定位：**膝关节轻微弯曲，髌底外侧缘上 2 寸，股外侧肌凹陷中，髂前上棘与髌底外侧端的连线上。

**犊鼻（ST–35）**

**定位：**膝盖轻微弯曲，在膝前区，髌韧带外侧凹陷中。

**血海（SP–10）**

**定位：**髌骨上极内侧向上 2 寸，股内侧肌隆起处，容易触诊。另一种定位方法是将手掌放在髌骨上，拇指稍外展，血海位于拇指尖前。

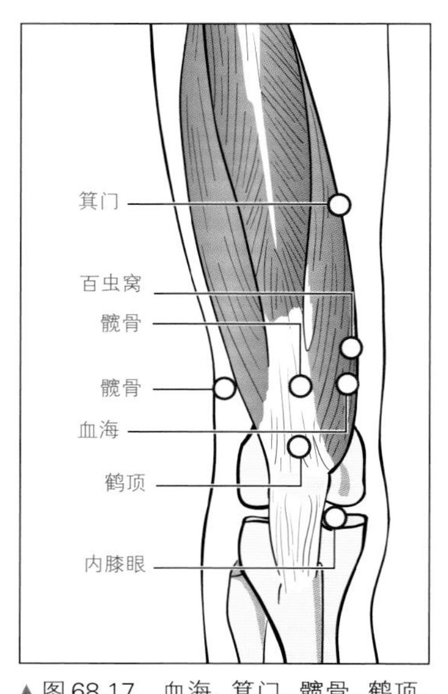


▲ 图 68.17　血海、箕门、髋骨、鹤顶、百虫窝和内膝眼

**箕门（SP–11）**

**定位：**血海上方 6 寸，缝匠肌外侧，股内侧肌与缝匠肌之间的凹陷处，在血海、冲门的连线上。

**髋骨（EX–LE–1）**

**定位：**梁丘两旁各 1.5 寸，一侧两穴。

**鹤顶（EX–LE–2）**

**定位：**髌底中点的上方凹陷中。

**百虫窝，暖窝（EX–LE–3）**

**定位：**血海上 1 寸，股内侧肌区。

**内膝眼（EX–LE–4）**

**定位：**膝关节屈曲，髌韧带内侧的凹陷处，“膝眼”内侧。

# 69. 腿后肌群

## 肌肉（图 69.1，图 69.2）

**起点：**

- 股二头肌长头：坐骨粗隆和骶结节韧带；股二头肌短头：股骨粗线和外侧肌间隔；
- 半膜肌：坐骨结节，近端和后上方外侧；
- 半腱肌：坐骨结节。

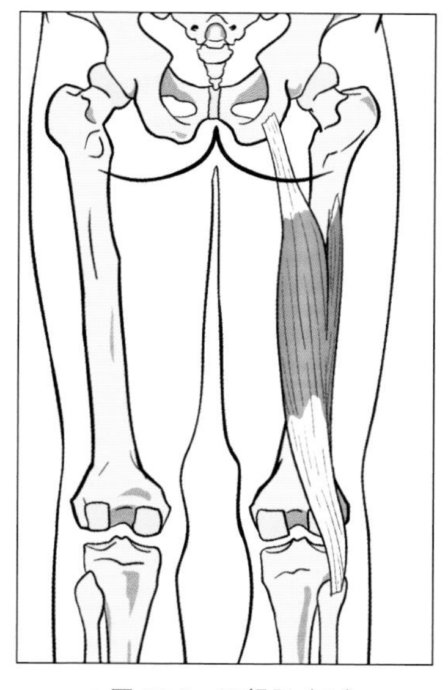

▲图 69.1　腘绳肌（1）

**止点：**

- 股二头肌：腓骨头外侧面和胫骨外侧髁；
- 半膜肌：胫骨内侧髁的后内侧部分；
- 半腱肌：胫骨粗隆内侧。

**神经支配：**

- 股二头肌长头：坐骨神经发出的胫神经（L5~S2）；股二头肌短头：坐骨神经（L5~S2）发出的腓总神经。
- 半膜肌和半腱肌：坐骨神经（L5~S2）发出的胫神经。

**功能：**支撑侧髋关节的有力伸展；使骨盆后倾。作为腰肌的拮抗肌，它是非支撑腿的外旋肌。半膜肌和半腱肌相当于内旋肌。

## 腿后肌群的扳机点

在运动员身上经常会发现这些扳机点，多由急、慢性拉伤引起，例如百米竞速。

**扳机点的检查：**最好在患者仰卧、髋关节尽量屈曲的情况下，对目标肌肉进行触诊。另一方面，治疗在患者取俯卧位时较容易进行。

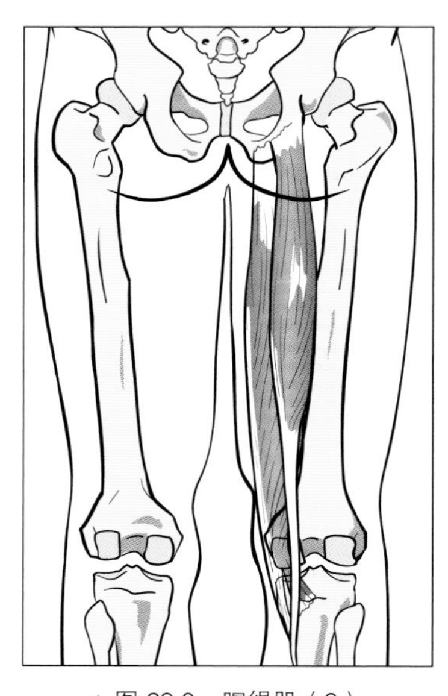

▲图 69.2 腘绳肌（2）

**扳机点的治疗：**这些扳机点可通过针刺使其失活。另外，局部麻醉也是一种选择。随诊治疗包括使患者仰卧，通过伸展下肢和屈曲髋关节来拉伸肌肉。患者也可以通过在仰卧位主动伸膝、屈髋来完成这项任务。

## 扳机点和放射痛

### 股二头肌

这些扳机点（图 69.3）位于肌肉的中、远端 1/3 交界处。疼痛主要放射至腘窝，并可扩展到整个股部和小腿近端。

### 半腱肌和半膜肌

这些扳机点（图 69.4）位于肌肉腹部中部，与股二头肌的扳机点处于同一水平。

疼痛放射至肌肉起点（坐骨结节），并沿整个股后内侧和小腿近端分布。

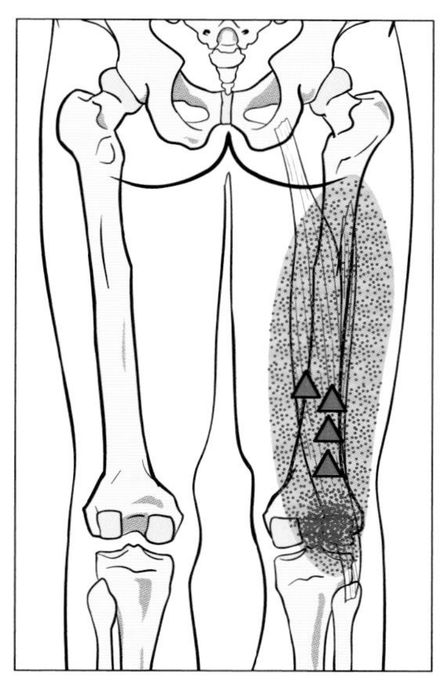

▲图 69.3　股二头肌的扳机点

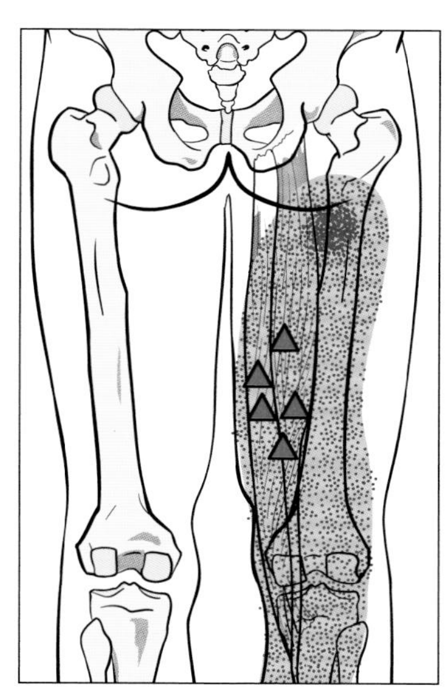

▲图 69.4　半腱肌和半膜肌的扳机点

## 重要穴位（图 69.5）

**承扶（BL-36）**

**定位：**臀沟中点。

**殷门（BL-37）**

**定位：**承扶和委中连线上，承扶下 6 寸（两掌宽）。

**浮郄（BL-38）**

**定位：**腘横纹上 1 寸，股二头肌腱内侧。

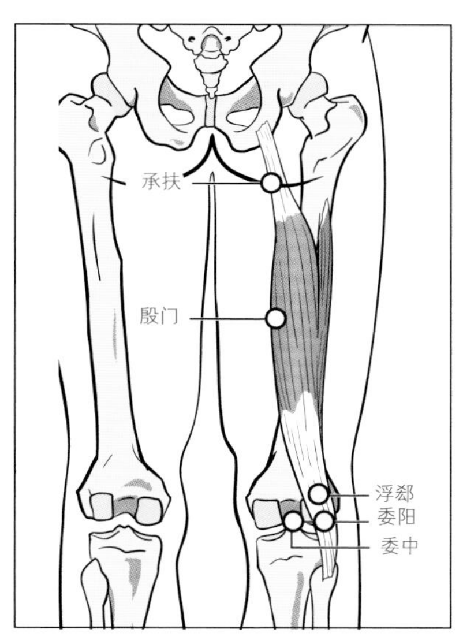


▲图 69.5　承扶、殷门、浮郄、委阳和委中

### 委阳（BL-39）

**定位：**位于腘横纹中点外 1 寸，股二头肌腱内侧。

### 委中（BL-40）

**定位：**腘横纹中点。

# 70. 股薄肌

## 肌肉（图 70.1）

**起点：**耻骨下支。

**止点：**胫骨近端内侧髁下方（缝匠肌和半膜肌的肌腱分别向前和向后延伸，与股薄肌的肌腱结合形成鹅足腱）。

**神经支配：**闭孔神经（L2~L4）的前支。

**功能：**髋、膝关节屈曲，大腿轻微内收；膝关节弯曲时，大腿内旋。

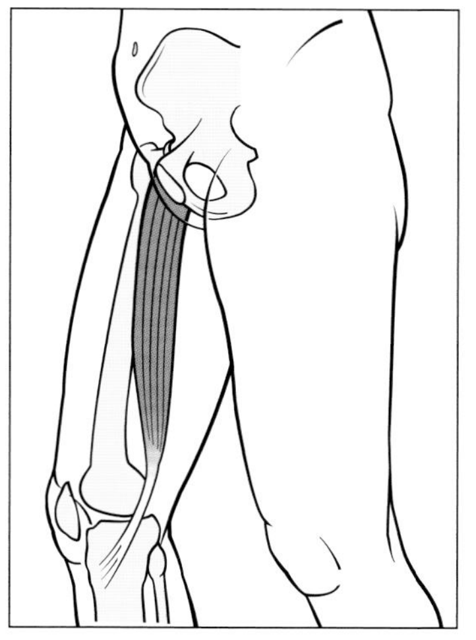

▲图 70.1　股薄肌

## 扳机点

扳机点常位于该区域。很难把这块肌肉与周围结构区分开来，但扳机点很容易定位。

**扳机点的检查：**下肢伸直并外展，可以直接在肌腹触诊。

**扳机点的治疗：**这些扳机点很容易通过针刺失活。随后的治疗包括下肢伸直并外展来拉伸肌肉。这种拉伸技术很容易学，患者可以自己做。

另外，也可以采用常规针刺或局部麻醉。指压疗法（穴位贴敷）可预防复发。

## 扳机点和放射痛

主要扳机点位于肌腹中部（图 70.2）。疼痛放射到耻骨联合和鹅足腱。

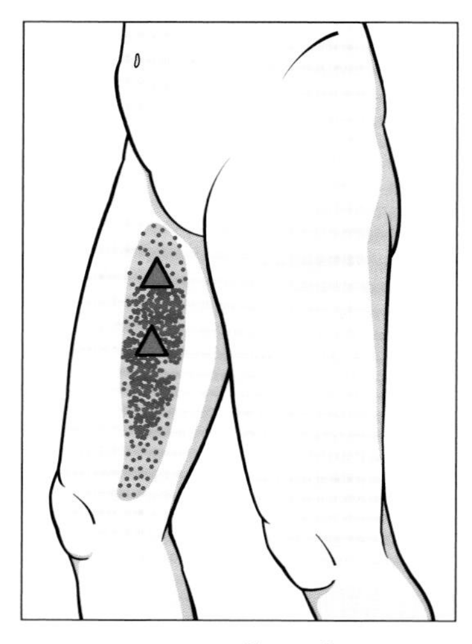

▲图 70.2 股薄肌的扳机点

## 重要穴位（图 70.3）

### 曲泉（LR-8）

**定位：** 曲泉位于阴谷上方腹侧约 1 寸处，半腱肌和半膜肌之间，胫骨内上髁后方。在膝关节微屈曲（由垫子支撑）时，位于腘横纹近端约 1 寸处。

### 足五里（ LR-10 ）

**定位：** 气冲直下 3 寸，在踇长伸肌外缘（气冲在耻骨联合的上边缘，前正中线旁开 2 寸）。

### 箕门（SP-11）

**定位：** 血海上方 6 寸，缝匠肌外侧，股内侧肌与缝匠肌之间的凹陷处，在血海、冲门的连线上。

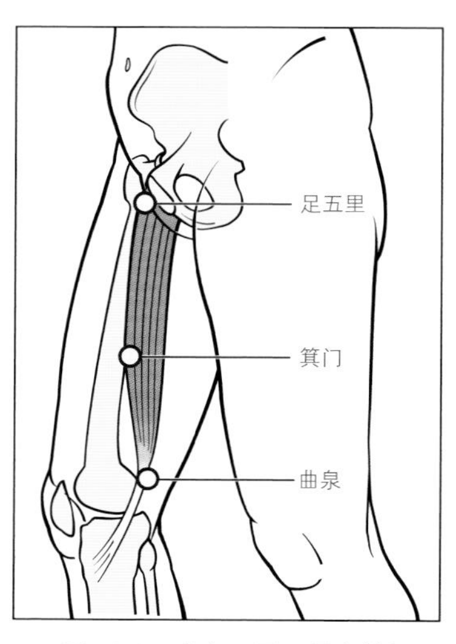


▲图 70.3 曲泉、足五里和箕门

# 71. 阔筋膜张肌

## 肌肉（图 71.1）

**起点：**髂嵴，靠近髂前上棘。

**止点：**股骨中间 1/3 的髂胫束，向下至胫骨外侧髁。

**神经支配：**臀上神经（L4~L5）。

**功能：**髋关节屈曲并外展。此肌是髌侧副韧带的一部分，股四头肌衰竭时起到了加强膝关节的作用，也是有力的髋关节内旋肌。

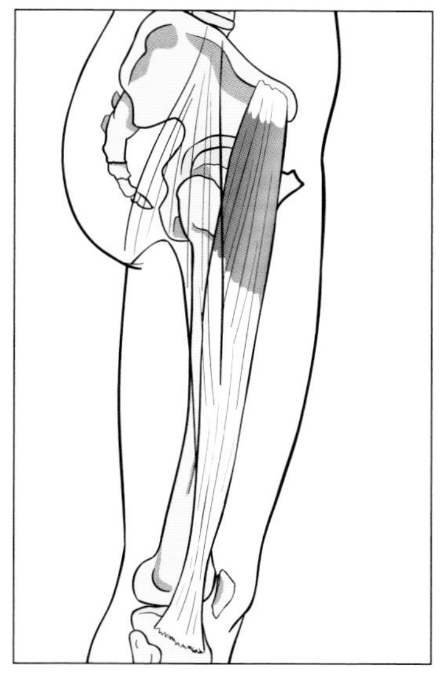

▲ 图 71.1 阔筋膜张肌

## 扳机点

连接骨盆和股骨转子的肌肉功能不足时，此区域内可出现扳机点。多伴有慢性腰骶部症状或髋关节病发作。

这些扳机点经常与转子滑囊炎混淆，因为疼痛的放射是相似的。

**扳机点的检查：**患者侧卧，髋关节伸展、内收和内旋时最易触诊。

**扳机点的治疗：**因为没有损伤主要血管或神经的风险，这些扳机点可以通过针刺或注射局麻药治疗。随后可采用在相同的位置下进行肌肉拉伸训练以防复发。腰方肌或其他髋关节内收肌可能存在额外的扳机点，治疗时应加以考虑。

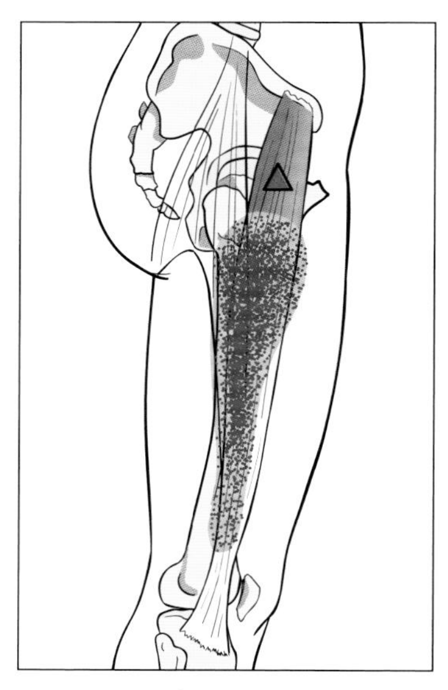

▲图 71.2 扳机点和疼痛投射区

## 扳机点和放射痛

扳机点（图 71.2）位于肌腹近端 1/3 接近肌肉起点处。疼痛沿大转子向股骨中间 1/3 放射，有时也可沿腓骨至外侧脚踝。此种放射痛可能与 L5 症状混淆。

## 重要穴位（图 71.3）

### 居髎（GB–29）

**定位：**髋关节屈曲，髂前上棘与股骨大转子最凸点连线的中点处。

### 风市（GB–31）

**定位：**患者直立站立，手臂下垂并完全伸展。此点位于大腿中指尖端处，约位于裤缝区域，腘横纹上 7 寸。

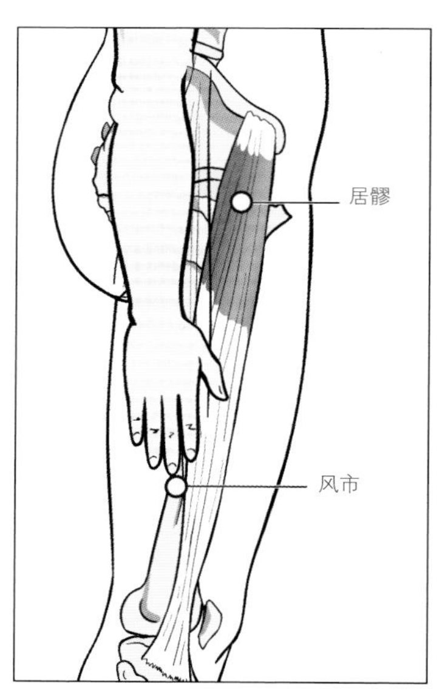


▲图 71.3 居髎和风市

# 72. 腓肠肌

## 肌肉（图 72.1）

**起点：**股内侧髁和外侧髁。

**止点：**跟骨结节内侧。

**神经支配：**胫骨神经（S1~S2）。

**功能：**强力屈膝、屈踝肌，使距跟关节旋后。

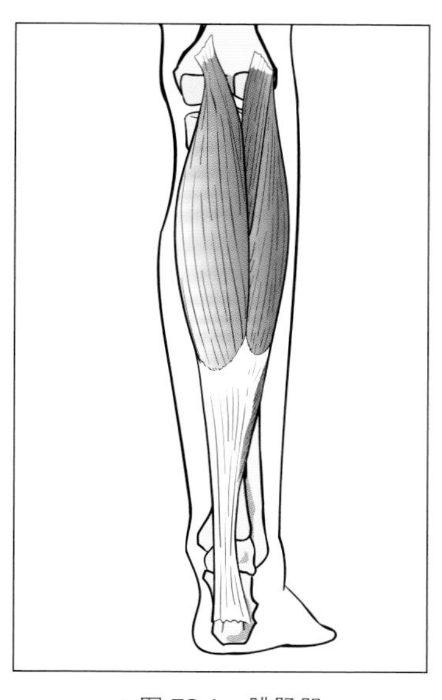

▲图 72.1 腓肠肌

## 扳机点

在运动员中经常会发现这些扳机点，也见于骑自行车的人。患者主诉小腿肌肉拉伤的慢性症状。潜在的扳机点也可能导致夜间小腿肌肉痉挛。

**扳机点的检查：**刺激肌腹近端扳机点区域可引起局部抽搐反应。

**扳机点的治疗：**这些扳机点通过针刺或局部注射麻醉剂很容易灭活。治疗在肌腹进行，建议采用指压法进行后续治疗。

患者自己很容易进行伸展运动。为了使腓肠肌两端的拉伸效果最好，重要的是要确保足部矢状位对线良好。

## 扳机点和放射痛（图 72.2）

**扳机点 1：**扳机点 1 位于肌肉内侧头近端 1/3 的肌腹处。疼痛沿肌肉内侧头向下放射至足部，易与跟骨骨刺痛混淆。

**扳机点 2：**扳机点 2 位于腘窝内的肌肉内侧头，可致局部放射痛。

**扳机点 3：**扳机点 3 位于肌肉外侧头中间 1/3 的肌腹处，可致局部放射痛。

**扳机点 4：**扳机点 4 位于肌肉外侧头，与扳机点 2 处于同一水平，可致腘窝外侧局部疼痛。

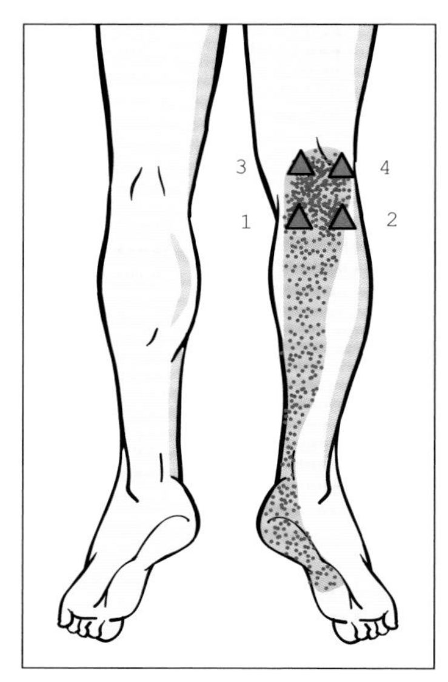

▲图 72.2　扳机点和疼痛投射区

## 重要穴位（图 72.3）

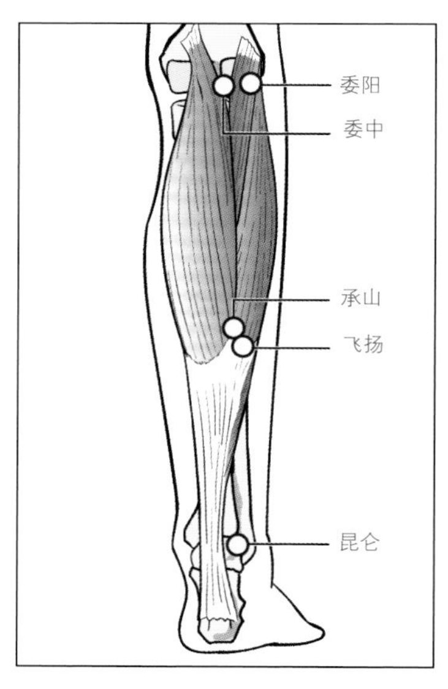

▲图 72.3　委阳、委中、承山、飞扬和昆仑

### 委阳（BL–39）

**定位：**腘窝中点外 1 寸，股二头肌腱内侧缘。

### 委中（BL–40）

**定位：**在腘横纹中点。

### 承山（BL–57）

**定位：**介于委中和昆仑之间；委中下 8 寸，位于腓肠肌两肌腹与肌腱交角处。

**飞扬（BL–58）**

**定位：**承山外下方 1 寸，昆仑上 7 寸。

**昆仑（BL–60）**

**定位：**在踝区，外踝尖与跟腱之间的凹陷中。

# 73. 胫骨前肌

## 肌肉（图 73.1）

**起点：**胫骨外侧髁，小腿骨间膜近侧外侧，小腿深筋膜，外侧肌间隔。

**止点：**第一楔骨内侧足底，第一跖骨的基部。

**神经支配：**腓深神经（L4~L5）。

**功能：**伸展踝关节，足内翻（仰卧）。

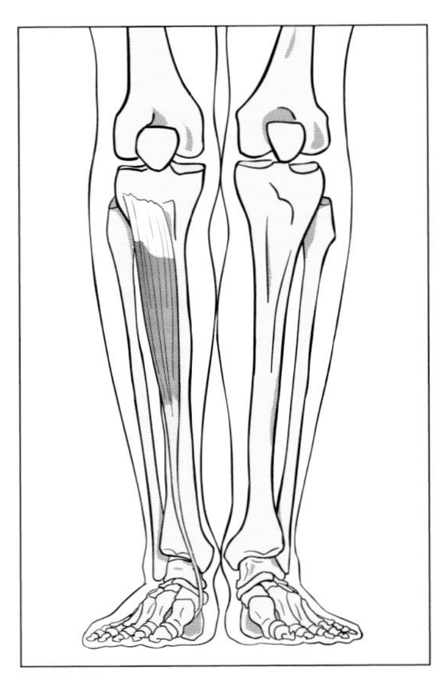

▲图 73.1 胫骨前肌

## 扳机点

这些扳机点常由肌肉扭伤激活，但也会被拉伤（跑步）激活。在这种情况下，鉴别诊断应考虑腓骨骨折或筋膜室综合征。

**扳机点的检查：**这块肌肉容易触诊。扳机点通常很容易由背屈和同时内旋激活。

**扳机点的疗法：**针刺扳机点应该向与胫骨外侧缘成 45° 角的方向进行，以避免损伤胫前血管和腓深神经。

后续治疗包括向疼痛刺激方向拉伸肌肉。

## 扳机点和放射痛

主要的扳机点（图 73.2）位于肌肉近端 1/3。疼痛沿肌肉放射，最高处是踝关节和踇趾背侧。应与腓神经或 L5 神经根的刺激症状相鉴别。

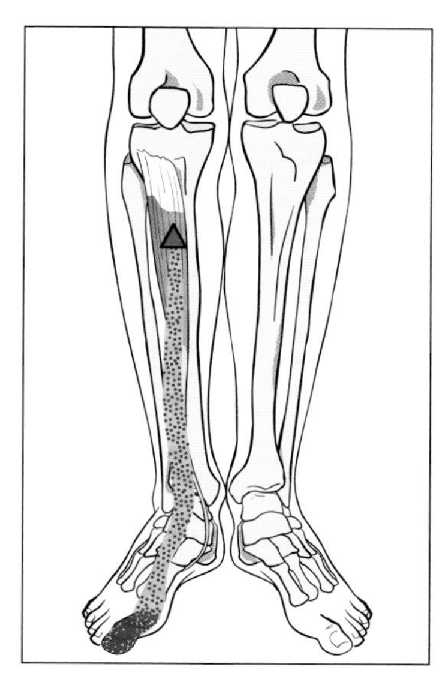

▲ 图 73.2 胫骨前肌的扳机点

## 重要穴位（图 73.3）

### 犊鼻（ST–35）

**位置：** 膝关节微屈，位于髌骨下方、髌腱外侧，即外膝眼（髌骨下的穴位，髌骨的内侧和外侧）处。

外“膝眼”对应点是犊鼻，内侧“膝眼”对应点是内膝眼。

### 足三里（ST–36）

**位置：** 膝关节微屈，距犊鼻约 3 寸。位于胫骨结节下缘水平，胫骨前缘向外旁开约一指宽的胫骨前肌处。

### 上巨墟（ST–37）

**位置：** 足三里下 3 寸，胫骨前缘向外旁开约一指宽的胫骨前肌处。

### 条口（ST–38）

**位置：** 在犊鼻与解溪连线的中点，胫骨前缘内外旁开约 1 指宽，向上距上巨墟约 2 寸。

**下巨墟（ST-39）**

**位置：**条口下方 1 寸，胫骨前缘中线向外旁开约 1 寸处。

**丰隆（ST-40）**

**位置：**条口外侧约一指宽处。

**解溪（ST-41）**

**位置：**连接外踝与内踝的线段中段前方，蹈长伸肌腱与趾长伸肌腱之间，踝关节上方。

**阑尾（EX-LE-7）**

**位置：**胃经穴位，在足三里下 2 寸处。

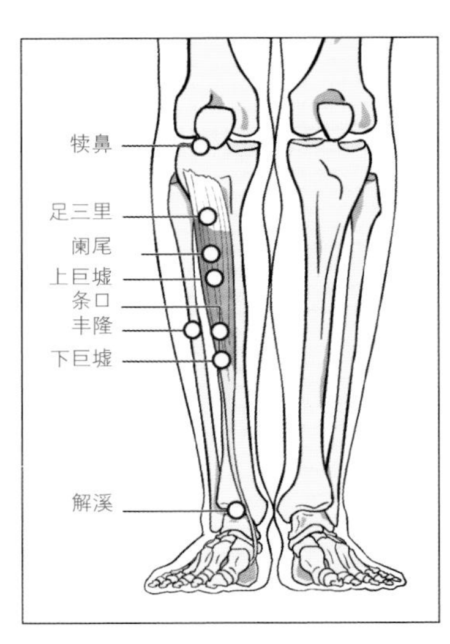


▲图 73.3 犊鼻、足三里、上巨墟、条口、下巨墟、丰隆、解溪和阑尾

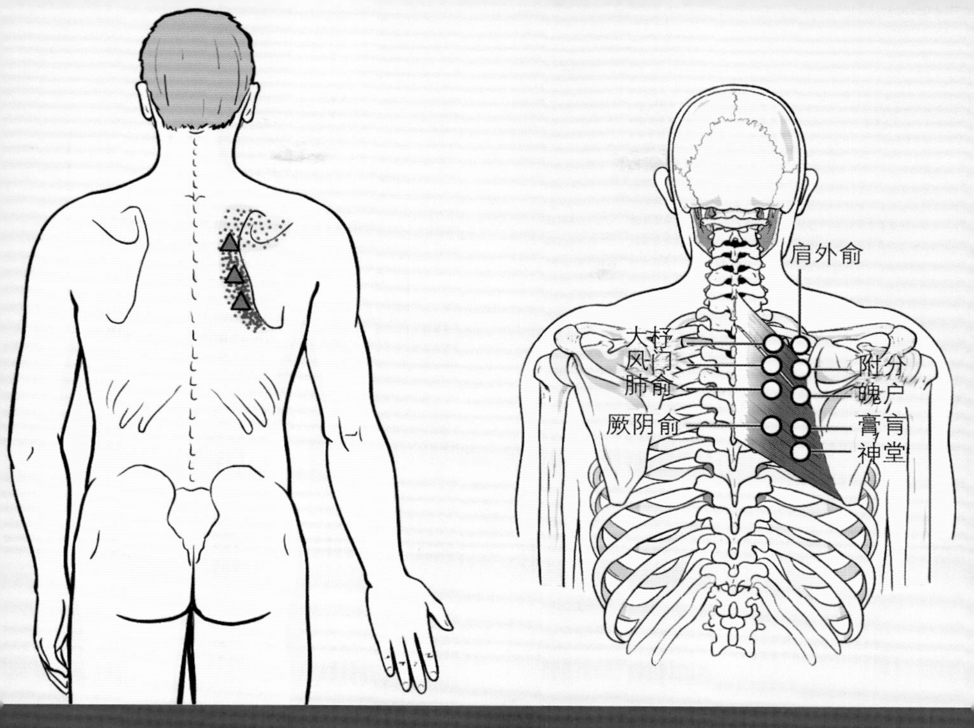


# 第四部分
# 附　录

# 74. 穴位定位

中医针灸穴位的定位主要是通过人体寸来测量的。测量单位“寸”进一步划分为“分”，即 1 寸等于 10 分。

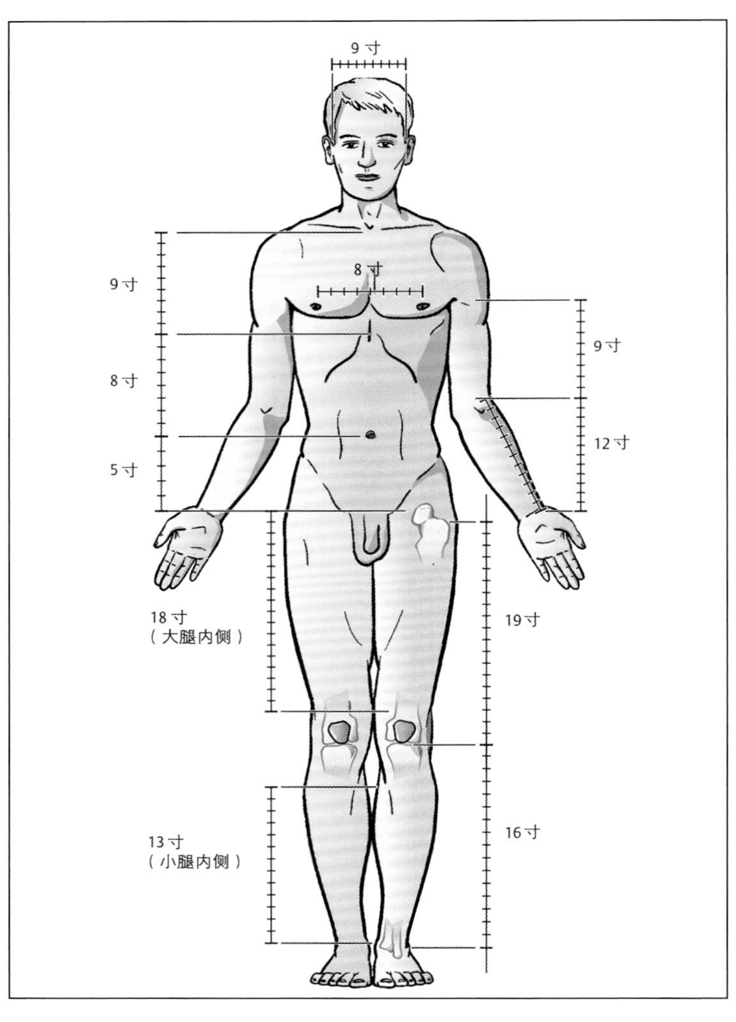

对于不同的身体部位，用寸表示比例测量。例如，肘横纹和腕横纹之间的距离为 12 寸。在前臂，寸的规格根据与总长度的寸数的比例来确定。例如，距腕背横纹 4 寸，意味着该点靠近腕背横纹，位于肘横纹和腕横纹总长度的 1/3 处。

这个比例的方法考虑了身体比例的个体变化，在腹部尤为重要。例如，头部的 1 寸并不适用于身体其他部分，中极（CV-3）位于耻骨联合上缘 1 寸并不意味着中极位于耻骨联合上方患者一个拇指宽度处，而是必须将脐部和耻骨联合上缘之间的总距离分为 5 等份（例如，使用分级橡皮筋作为测量带），该穴位定位于脐与耻骨联合上缘之间总距离的近 1/5 处。只有根据身体寸的比例测量确定方位不可行时，患者的拇指同身寸才被用作测量单位。

## 基于同身寸的比例测量

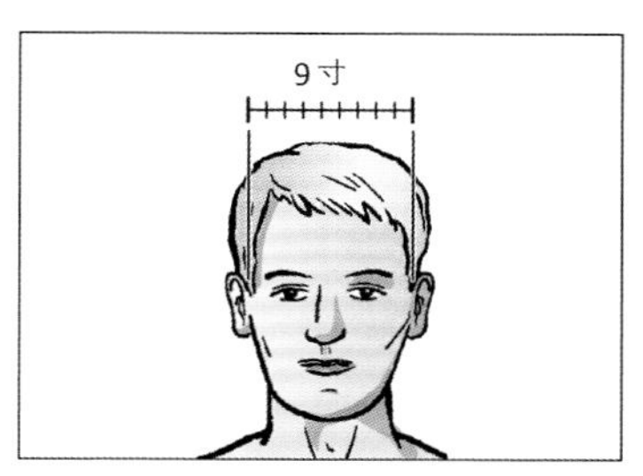


### 头部

两侧头维之间的距离为 9 寸。

### 胸部

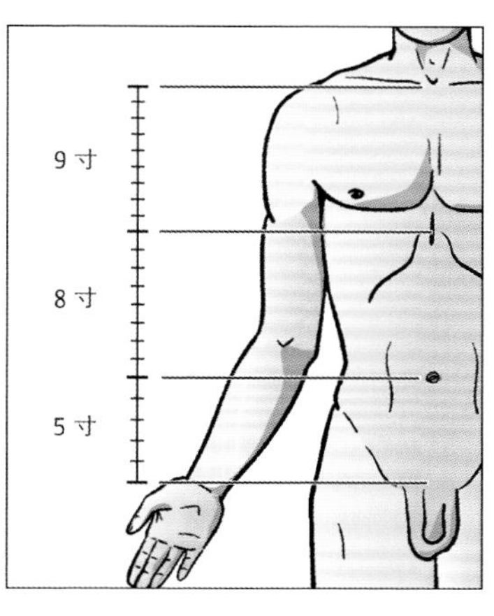


胸骨和剑突基底部之间的距离为 9 寸。胸廓区域的定位是基于肋间隙（ICS）的。在胸骨联合，很容易触及胸骨柄和胸骨体之间连接处。第 2 肋位于连接部的侧面。第 2 肋间隙位于第 2 肋的尾端。两乳头之间的距离为 8 寸。

## 腹部

剑突底部与脐之间的距离为 8 寸，脐与耻骨联合上缘之间的距离为 5 寸。

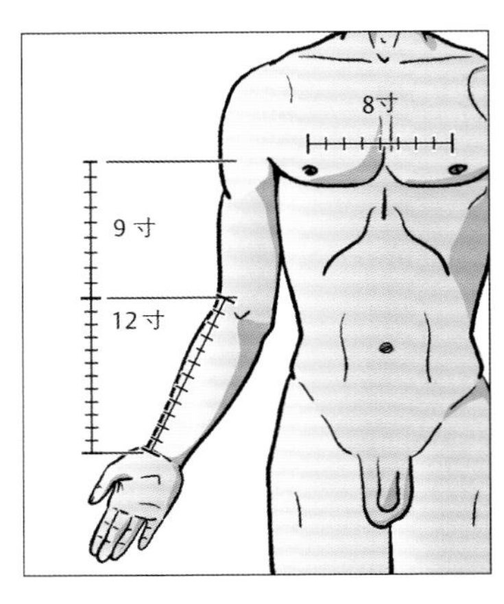


## 上肢部

肘横纹与腋窝上褶之间的距离为 5 寸。肘横纹和腕掌横纹之间的距离为 12 寸。

18 寸（大腿内侧）
19 寸
13 寸（小腿内侧）
16 寸

## 下肢部

**外侧：**大转子最高点与膝关节间隙（髌骨下缘）之间的距离为 19 寸，膝关节间隙与外踝最高点之间的距离为 16 寸。

**内侧：**耻骨联合上缘与股骨内上髁的距离为 18 寸，胫骨内上髁和内踝之间的距离为 13 寸。

## 背侧

耳后两侧乳突之间的距离为 9 寸。肩胛骨内侧缘至后正中线的距离为 3 寸（手臂下垂）。

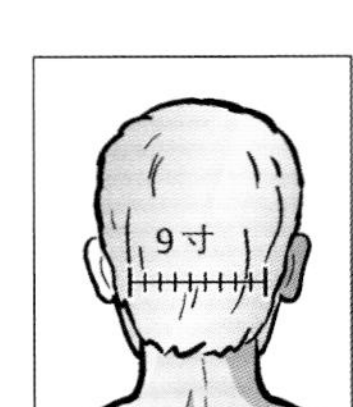


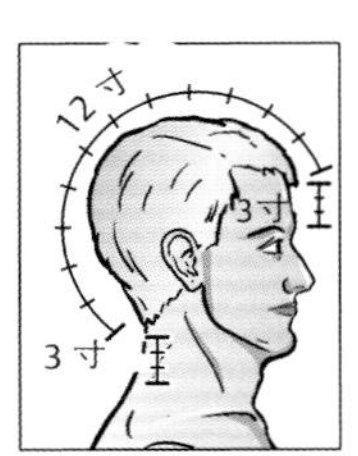

### 外侧

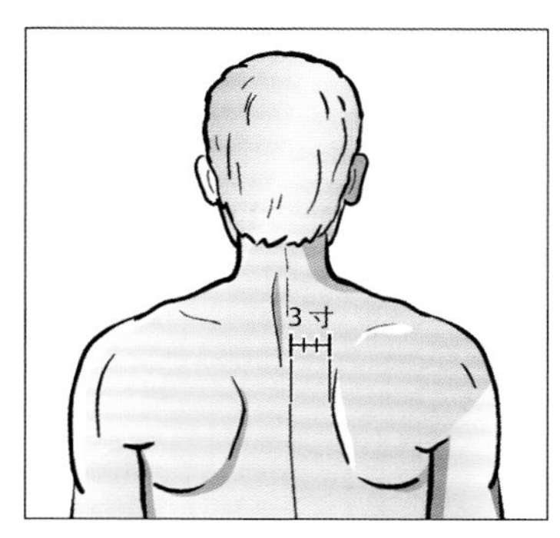


前额发际中部与后发际中部的距离为12寸，眉中部与额部前发际的距离为3寸，第7颈椎棘突下与后发际正中之间的距离为3寸。

## 指寸法规格测量

中指近端指间关节横纹与远端指间关节横纹之间的距离为1寸，拇指最大宽度为1寸。

中指和示指的宽度为1.5寸。

中指、示指和无名指最宽处的距离为2寸。

中指、示指、无名指和小指最宽处的距离为3寸。

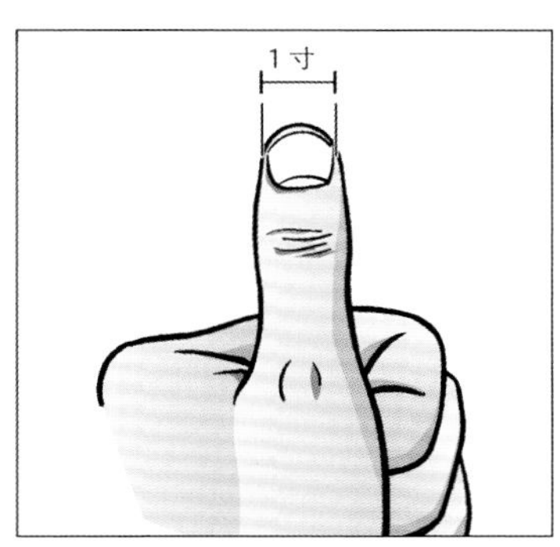


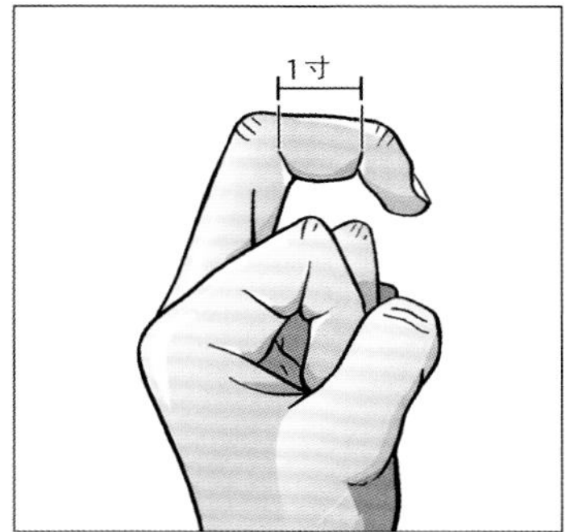


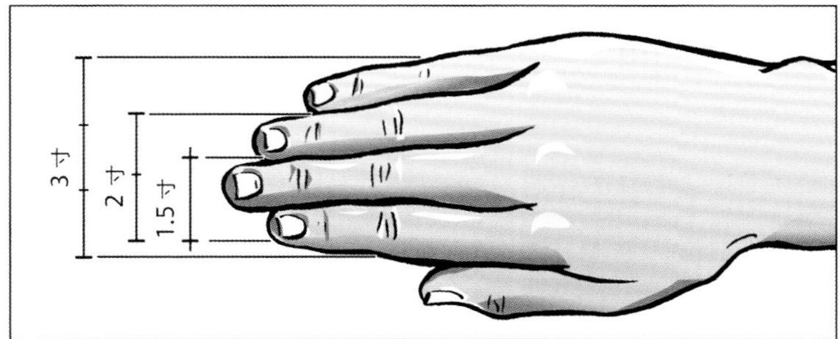

# 75. 参考文献

[1] Academy of Traditional Chinese Medicine. Essentials of Chinese Acupuncture. Beijing: Foreign Languages; 1980

[2] Academy of Traditional Chinese Medicine. An Outline of Chinese Acupuncture. Beijing: Foreign Languages; 1975

[3] Amano M, Umeda G, Nakajima H, Yatsuki K. Characteristics of work actions of shoe manufacturing assembly line workers and a crosssectional factor−control study on occupational cervicobrachial disorders. Sangyo Igaku. 1988; 30 (1):3−12

[4] Andersen JH, Kaergaard A, Rasmussen K. Myofascial pain in different occupational groups with monotonous repetitive work (abstract). J Musculoskeletal Pain. 1995; 3(suppl 1):57

[5] Bachmann G. Die Akupunktur− eine Ordnungstherapie. Vol 1. 3rd ed. Heidelberg: Haug; 1980

[6] Bahr FR. Einführung in die wissenschaftliche Akupunktur. 6th ed. Braunschweig: Vieweg; 1995

[7] Bahr RR, Reis A, Straube EM, et al. Skriptum für die Aufbaustufe aller Akupunkturverfahren. 4th ed. Deutsche Akademie für Akupunktur + Auriculomedizin e.V. München: Eigenverlag; 1993

[8] Baker BA. The muscle trigger: evidence of overload injury. J Neurol Orthop Med Surg. 1986; 7(1):35− 44

[9] Basmajian JV. New views on muscular tone and relaxation. Can Med Assoc J. 1957; 77(3):203− 205

[10] Bergsmann O, Bergsmann R. Projektionssyndrome. Vienna: Facultas; 1988

[11] Bergsmann O, Bergsmann R. Projektionssymptome. 4th ed. Vienna: Facultas; 1997

[12] Bischko J. Einführung in die Akupunktur. Vol. 1. 3rd ed. Heidelberg: Haug; 1989

[13] Bischko J. Akupunktur für mäßig Fortgeschrittene. Vol. 2. Heidelberg: Haug; 1985

[14] Bischko J, ed. Weltkongress für wissenschaftliche Akupunktur. Kongreßband. Part 1. Vienna: 1983

[15] Bischko J. Sonderformen der Akupunktur. Broschüre 21.4.0. aus dem Handbuch der Akupunktur und Aurikulotherapie. Heidelberg: Haug; 1981

[16] Bogduk N, Jull G. Die Pathophysiolgie der akuten LWS−Blockierung. Manuelle Medizin. 1985; 23:77−81

[17] Bolten W, Kempel−Waibel A, Pförringer W. Analyse der Krankheitskosten bei Rückenschmerzen. Medizinische Klinik. 1998; 93 (6):388−393

[18] Bossy J, Maurel JC, Godlewski G. [Macroscopic substratum of acupuncture points]. Bull Assoc Anat (Nancy). 1975; 59(165):357−362

[19] Bucek R. Lehrbuch der Ohrakupunktur. Eine Synopsis der französischen, chinesischen und russischen Schulen. Heidelberg: Haug; 1994

[20] Chen J, ed. Anatomical Atlas of Chinese Acupuncture Points. Jinan: Shandong Science and Technology; 1982

[21] Chen Q, Bensamoun S, Basford JR, Thompson JM, An KN. Identification and quantification of myofascial taut bands with magnetic resonance elastography. Arch Phys Med Rehabil. 2007; 88(12):1658–1661

[22] Chinese Traditional Medical College and Chinese Traditional Medical Research Institute of Shanghai. Anatomical Charts of the Acupuncture Points and 14 Meridians. Shanghai: People's Publishing House; 1976

[23] Cho ZH, Hwang SC, Wong EK, et al. Neural substrates, experimental evidences and functional hypothesis of acupuncture mechanisms. Acta Neurol Scand. 2006; 113(6):370–377

[24] DÄGfA. Akupunktur. Skripten Grundkurs I–III. 1995

[25] Dejung B. [The treatment of "chronic strains."]. Schweiz Z Sportmed. 1988; 36(4):161–168

[26] Dejung B, Gröbli C, Colla F, et al. Triggerpunkt-Therapie. 2nd ed. Bern: Hans Huber; 2006

[27]Dommerholt J, Norris RN. Physical Therapy Management of the Instrumental Musician. In: Gallagher SP, ed. Physical Therapy for Performing Artists. Part II: Music and Dance. Philadelphia: Saunders; 1997

[28] Dung HC. Anatomical features contributing to the formation of acupuncture points. Am J Acupunct. 1984; 12(2):139–143

[29] Egle ET, Hoffmann SO, Nickel R. Psychoanalytisch orientierte Therapieverfahren bei Schmerz. In: Basler HD, et al, eds. Psychologische Schmerztherapie. 5th ed. Heidelberg: Springer; 2003

[30] Elias J. Lehr- und Praxisbuch der Ohrakupunktur. Tenningen: Sommer; 1990

[31] Ettlin TM, Kaeser HM. Muskelverspannungen: Ätiologie, Diagnostik und Therapie. Stuttgart: Thieme; 1998

[32] Flows B. Der wirkungsvolle Akupunkturpunkt. Kötzting: VGM; 1993

[33] Frick H, Leonhardt H, Starck D. Allgemeine Anatomie. Spezielle Anatomie I, II. Taschenbuch der gesamten Anatomie. Vols. 1, 2. 3rd ed. Stuttgart: Thieme; 1987

[34] Gerhard I. Die Ohrakupunktur. Technik und Einsatz in der Gynäkologie sowie Ergebnis bei Sterilitätsbehandlung. Erfahrungsheilkunde. 1990; 39:503–511

[35] Gerhard I, Müller C. Akupunktur in der Gynäkologie und Geburtshilfe. In: Dittmer FW, Loch EG, Wiesenauer M, eds. Naturheilverfahren in der Frauenheilkunde und Geburtshilfe. 3rd ed. Stuttgart: Hippokrates; 2003

[36] Gerhard I, Poostnek F. Möglichkeiten der Therapie durch Ohrakupunktur bei weiblicher Sterilität. Geburtshilfe Frauenheilkd. 1988; 48:154–171

[37] Gleditsch JM. Reflexzonen und Somatotopien als Schlüssel zu einer Gesamtschau des Menschen. 3rd ed. Schorndorf: WBV Biologisch-Medizinische Verlagsgesellschaft; 1988

[38] Gongwang L, ed. Acupoints and Meridians. Beijing: Huaxia Publishing House; 1996

[39] Gray H, et al. Gray's Anatomy. 41st ed. Amsterdam: Elsevier; 2015
[40] Grosjean B, Dejung B. [Achillodynia– an unsolvable problem?]. Schweiz Z Sportmed. 1990; 38 (1):17–24
[41] Gunn CC. The Gunn Approach to the Treatment of Chronic Pain. New York: Churchill Livingstone; 1996
[42] Hasenbring M. Biopsychosoziale Grundlagen der Chronifizierung. In: Zenz M, Jurna I, eds. Lehrbuch der Schmerztherapie. 2nd ed. Stuttgart: Wissenschaftliche Verlagsgesellschaft; 2001
[43] Hecker HU. VISDAK, Visuell–didaktisches System – eine kombinierte Darstellung von Bild und Text auf dem Gebiet der Akupunktur und Naturheilkunde. Anmeldung Deutsches Patentamt München; 1997
[44] Hecker HU, Liebchen K, eds. Aku– Taping. Akupunkturpunkte, viszerale und myofasziale Triggerpunkte. Stuttgart: Haug; 2012
[45] Hecker HU, Steveling A, Peuker ET. Microsystems Acupuncture. The Complete Guide: Ear–Scalp– Mouth–Hand. Stuttgart: Thieme; 2005
[46] Hecker HU, Steveling A, Peuker ET, Kaster J. Practice of Acupuncture. Point Location–Treatment Options–TCM Basics. Stuttgart: Thieme; 2004
[47] Heine H. Anatomische Struktur der Akupunkturpunkte. Dtsch Z Akup. 1988; 31:26–30
[48] Helms JM. Acupuncture for the management of primary dysmenorrhea. Obstet Gynecol. 1987; 69 (1):51–56
[49] Hides JA, Jull GA, Richardson CA. Long–term effects of specific stabilizing exercises for first–episode low back pain. Spine. 2001; 26 (11):E243–E248
[50] Hinkelthein E, Zalpour C. Diagnose– und Therapiekonzepte in 395 der Osteopathie. Heidelberg: Springer; 2005
[51] Hirayama J, Takahashi Y, Nakajima Y, Takahashi K, Yamagata M, Moriya H. Effects of electrical stimulation of the sciatic nerve on background electromyography and static stretch reflex activity of the trunk muscles in rats: possible implications of neuronal mechanisms in the development of sciatic scoliosis. Spine. 2001; 26 (6):602–609
[52] Hubbard DR, Berkoff GM. Myofascial trigger points show spontaneous needle EMG activity. Spine. 1993; 18(13):1803–1807
[53] Hünting W, Läubli T, Grandjean E. Postural and visual loads at VDT workplaces. I. Constrained postures. Ergonomics. 1981; 24 (12):917–931
[54] International Anatomical Nomenclature Committee. Nomina anatomica. 6th ed. Edinburgh: Churchill Livingstone; 1989
[55] Janda V. Manuelle Muskelfunktionsdiagnostik. 3rd ed. Munich: Elsevier; 2000
[56] Jull G, Barrett C, Magee R, Ho P. Further clinical clarification of the muscle dysfunction in cervical headache. Cephalalgia. 1999; 19 (3):179–185
[57] Junghanns KH. Akupunktur in der Geburtshilfe und Frauenheilkunde –ein Naturheilverfahren als "sanfte Alternative." Erfahrungsheilkunde. 1993; 3:114–123
[58] Junghanns KH. Akupunktur in der Geburtshilfe und Gynäkologie Bereicherung der Therapiemöglichkeiten. Therapiewoche. 1992; 43(50):2715–2720

[59] Junghanns KH. Akupunktur in der Geburtshilfe–Behandlungsmöglichkeiten am Beispiel der Ohrakupunktur. Gyn.–Praktische Gynäkologie 1997;434–450
[60] Kampik G. Propädeutik der Akupunktur. 4th ed. Stuttgart: Hippokrates; 2000
[61] Kantoner militärsan. Einheit. Zhen Jiu Xue Wei Gua Tu Shuo Mind. Volksgesundheitsverlag der VR China
[62] Kapandji IA. Funktionelle Anatomie der Gelenke. 4th ed. Stuttgart: Thieme; 2006
[63] Kawakita K, Shinbara H, Imai K, Fukuda F, Yano T, Kuriyama K. How do acupuncture and moxibustion act? Focusing on the progress in Japanese acupuncture research. J Pharmacol Sci. 2006; 100(5):443–459
[64] Kendall F, Kendall E. Muskeln, Funktion und Test. 2nd ed. Stuttgart: G. Fischer; 1988
[65] Kendall F, Kendall E. Muscles, Testing and Function. 3rd ed. Baltimore: Williams & Wilkins; 1983
[66] Kikaldy–Willis WH. Managing Low Back Pain. New York: Churchill Livingstone; 1988
[67] Kitzinger E. Der Akupunktur– Punkt. 2nd ed. Vienna: Maudrich; 1995
[68] König G, Wancura L. Neue chinesische Akupunktur. 6th ed. Vienna: Maudrich; 1996
[69] König G, Wancura L. Einführung in die chinesische Ohrakupunktur. 9th ed. Heidelberg: Haug; 1989
[70] König G, Wancura L. Praxis und Theorie der Neuen chinesischen Akupunktur. Vol. 1, 2. Vienna: Maudrich; 1979/1983
[71] Kropej H. Systematik der Ohrakupunktur. 7th ed. Heidelberg: Haug; 1997
[72] Kuan TS, Hong CZ, Chen JT, Chen SM, Chien CH. The spinal cord connections of the myofascial trigger spots. Eur J Pain. 2007; 11 (6):624–634
[73] Kubiena G, Meng A. Die neuen Extrapunkte in der chinesischen Akupunktur. Vienna: Maudrich; 1994
[74] Kubiena G, Meng A, Petricek E, et al. Handbuch der Akupunktur–der traditionell chinesische und der moderne Weg. Vienna: Orac; 1991
[75] Lang J. Klinische Anatomie des Kopfes. Berlin: Springer; 1981
[76] Lange G. Akupunktur in der Ohrmuschel. Diagnostik und Therapie. Schorndorf: WBV Biologisch–Medizinische Verlagsgesellschaft; 1985
[77] Langevin HM, Churchill DL, Wu J, et al. Evidence of connective tissue involvement in acupuncture. FASEB J. 2002; 16(8):872–874
[78] Lanz TV, Wachsmuth W. Praktische Anatomie. Ein Lehr– und Hilfsbuch der anatomischen Grundlagen ärztlichen Handelns. Berlin: Springer; 1993–1996
[79] Lin TY, Teixeira MJ, et al. Workrelated Musculo–skeletal Disorders. In: Fischer AA, ed. Myo–fascial Pain, Update in Diagnosis and Treatment. Philadelphia: Saunders; 1997
[80] Maciocia G. The Foundations of Chinese Medicine. New York: Churchill Livingstone; 1989
[81] Marx HG. Medikamentfreie Entgiftung von Suchtkranken–Bericht über den Einsatz der Akupunktur. Suchtgefahren. 1984; 30

[82] Maurer-Groeli YA. Weichteilrheumatismus bei Depression. Akt Rheumatol. 1978; 3:123-128
[83] McNulty WH, Gevirtz RN, Hubbard DR, Berkoff GM. Needle electromyographic evaluation of trigger point response to a psychological stressor. Psychophysiology. 1994; 31(3):313-316
[84] Mense S. Pathophysiologie der Muskelverspannungen. In: Ettlin TM, Kaeser HE, eds. Muskelverspannungen. Stuttgart: Thieme; 1998
[85] Mense S, Simons DG, Russell IJ. Muscle Pain. Understanding its Nature, Diagnosis and Treatment. Philadelphia: Lippincott Williams & Wilkins; 2001
[86] Middlekauff HR. Acupuncture in the treatment of heart failure. Cardiol Rev. 2004; 12(3):171-173
[87] Müller-Ehrenberg H, Licht G. Diagnostik und Therapie von myofaszialen Schmerzsyndromen mittels der fokussierten stosswelle ESWT. MOT. 2005; 5:75-78
[88] Nogier PM. Lehrbuch der Aurikulotherapie. Saint-Ruffine: Maisonneuve; 1969
[89] Nogier R. Auriculotherapy. Stuttgart: Thieme: 2008
[90] Ogata A, Sugenoya J, Nishimura N, Matsumoto T. Low and high frequency acupuncture stimulation inhibits mental stress-induced sweating in humans via different mechanisms. Auton Neurosci. 2005; 118(1-2):93-101
[91] O'Sullivan PB, Phyty GD, Twomey LT, Allison GT. Evaluation of specific stabilizing exercise in the treatment of chronic low back pain with radiologic diagnosis of spondylolysis or spondylolisthesis. Spine. 1997; 22(24):2959-2967
[92] Paoletti S. Faszien. Munich: Urban & Fischer; 2001
[93] Petricek E, Zeitler H. Neue systematische Ordnung der NeuPunkte. Heidelberg: Haug; 1976
[94] Peuker E, Cummings M. Anatomy for the acupuncturist-facts and fiction; 1: The head and neck region. Acupunct Med 2003; 21: 2-8; 2: The chest, abdomen, and back. Acupunct Med 2003; 21: 72-9; 3: Upper and lower extremity. Acupunct Med. 2003; 21:122-132
[95] Peuker ET, Filler TJ. The innervation of the external ear. Clin Anat. 2001:14
[96] Peuker ET, Filler TJ. Forensische Aspekte der Akupunktur - Eine Übersicht vor dem Hintergrund anatomischer Grundlagen. Ärztezeitschrift für Naturheilverfahren. 1997; 38:833-842
[97] Peuker ET, Filler TJ. The need for practical courses in anatomy for acupuncturists. FACT. 1997; 2(4):194
[98] Plummer JP. Anatomical findings at acupuncture loci. Am J Chin Med. 1980; 8(1-2):170-180
[99] Pongratz DE, Späth M. Morphologic aspects of muscle pain syndromes- a critical review. Phys Med Rehabil Clin N Am. 1997; 8 (1):55-68
[100] Pöntinen PJ, Gleditsch J, Pothmann R. Triggerpunkte und Triggermechanismen. 3rd ed. Stuttgart: Hippokrates; 2005
[101] Pothmann R, ed. Akupunktur- Repetitorium. 3rd ed. Stuttgart: Hippokrates; 1997
[102] Rampes H, Peuker ET. Adverse effects of acupuncture. In: Ernst E, White

A, eds. Acupuncture: a Scientific Appraisal. Woburn, MA: Butterworth–Heinemann; 1999

[103] Raspe H, Kohlmann T. Die aktuelle Rückenschmerzentherapie. In: Pfingsten M, Hildebrandt J, eds. Chronischer Rückenschmerz. Bern: Huber; 1998

[104] Raspe H, Kohlmann T. Kreuzschmerzen (3): Rückenschmerzen– eine Epidemie unserer Tage? Dtsch Arztebl. 1993; 90 (44):2165–2172

[105] Rauber A, Kopsch F. In: von H. Leonhardt, B. Tillmann, G. Töndury, et al, eds. Anatomie des Menschen. Lehrbuch und Atlas. 20th ed. Stuttgart: Thieme; 1987

[106] Richardson C, Jull G, et al. Therapeutic Exercise for Spinal Segmental Stabilization in Low Back Pain: Scientific Basis and Clinical Approach. London: Churchill Livingstone; 1999

[107] Richter K, Becke H. Akupunktur. Tradition, Theorie, Praxis. 2nd ed. Berlin: Ullstein–Mosby; 1995

[108] Richter P, Hebgen E. Trigger Points and Muscle Chains in Osteopathy. Stuttgart: Thieme; 2008

[109] Rohen J. Topographische Anatomie. 10th ed. Stuttgart: Schattauer; 2000

[110] Rohen J. Funktionelle Anatomie des Menschen. 5th ed. Stuttgart: Schattauer; 1987

[111] Rohen J. Funktionelle Anatomie des Nervensystems. 4th ed. Stuttgart: Schattauer; 1985

[112] Rosen NB. Myofascial pain: the great mimicker and potentiator of other diseases in the performing artist. Md Med J. 1993; 42 (3):261–266

[113] Rubach A. Principles of Ear Acupuncture. Stuttgart: Thieme; 2016

[114] Schmidt H. Konstitutionelle Akupunkturpunkte. Stuttgart: Hippokrates; 1988

[115] Schnorrenberger CC. Die topographisch–anatomischen Grundlagen der chinesischen Akupunktur und Ohrakupunktur. 6th ed. Stuttgart: Hippokrates; 1994

[116] Schnorrenberger CC. Lehrbuch der chinesischen Medizin für westliche Ärzte. Die theoretischen Grundlagen der chinesischen Akupunktur und Arzneiverordnung. 3rd ed. Stuttgart: Hippokrates; 1985

[117] Schwind P. Faszien– und Membrantechnik. Munich: Urban & Fischer; 2003

[118] Shah JP, Danoff JV, Desai MJ, et al. Biochemicals associated with pain and inflammation are elevated in sites near to and remote from active myofascial trigger points. Arch Phys Med Rehabil. 2008; 89 (1):16–23

[119] Shah JP, Phillips TM, Danoff JV, Gerber LH. An in vivo microanalytical technique for measuring the local biochemical milieu of human skeletal muscle. J Appl Physiol (1985). 2005; 99(5):1977–1984

[120] Sikdar S, Shah JP, Gilliams E, Gebreab T, Gerber LH. Assessment of myofascial trigger points (MTrPs): a new application of ultrasound imaging and vibration sonoelastography. Conf Proc IEEE Eng Med Biol Soc. 2008; 2008:5585–5588

[121] Silverstein BA. The prevalence of upper extremity cumulative trauma disorders in industry. Ann Arbor: University of Michigan; 1985

[122] Simons DG, Travell JG, Simons LS. Myofascial pain and dysfunction.

Baltimore: Williams & Wilkins; 1999

[123] Sobotta J, Becher H. Atlas der Anatomie des Menschen. Vol. 2. In: Ferner von H, Staubesand J, eds. Brust, Bauch, Becken, untere Extremität. 19th ed. Munich: Urban & Schwarzenberg; 1988

[124] State Standard of the People's Republic of China. The Location of Acupoints. Beijing (VR China): Foreign Languages; 1990

[125] StraußK, ed. Akupunktur in der Suchtmedizin. 2nd ed. Stuttgart: Hippokrates; 1999

[126] Strittmatter B. Ear Acupuncture. A Precise Pocket Atlas Based on the Works of Nogier/Bahr. 2nd ed. Stuttgart: Thieme; 2011

[127] Stux G, Stiller N, Pomeranz B. Akupunktur– Lehrbuch und Atlas. 6th ed. Berlin: Springer; 2003

[128] Taylor LS, Porter BC, Rubens DJ, Parker KJ. Three–dimensional sonoelastography: principles and practices. Phys Med Biol. 2000; 45 (6):1477–1494

[129] Thali A, et al. Die Rolle psychosozialer Faktoren bei protrahierten und invalidisierenden Verläufen nach Traumatisierungen im unteren Wirbelsäulenbereich. Bellikon: Suva–Klinik; 1993

[130] Tillmann B. Farbatlas der Anatomie. Stuttgart: Thieme; 1997

[131] Tittel K. Beschreibende und funktionelle Anatomie des Menschen. 14th ed. Stuttgart: G. Fischer; 2003

[132] Töndury G. Angewandte und topographische Anatomie. 5th ed. Stuttgart: Thieme; 1981

[133] Travell JG, Simons DG. Myofascial Pain and Dysfunction. Vol. 1, 2. Baltimore: Williams & Wilkins; 1992

[134] Turo D, Otto P, Shah JP, et al. Ultrasonic tissue characterization of the upper trapezius muscle in patients with myofascial pain syndrome. Conf Proc IEEE Eng Med Biol Soc. 2012; 2012:4386–4389

[135] Überall MA, et al. DGS–Praxisleitlinie Tumorbedingte Durchbruchschmerzen. www. dgspraxisleitlinien. de

[136] Umlauf R. Zu den wissenschaftlichen Grundlagen der Aurikulotherapie. Dtsch Z Akup. 1989; 3:59–65

[137] Van Nghi N. Pathogenese und Pathologie der Energetik in der chinesischen Medizin. Vol. 1, 2. Uelzen: Medizinisch–Literarische Verlagsgesellschaft mbH; 1989/90

[138] Walsh EG. Muscles, Masses and Motion–The Physiology of Normality, Hypotonicity, Spasticity and Rigidity. Oxford: McKeith Press, Blackwell; 1992

[139] Webster BS, Snook SH. The cost of 1989 workers' compensation low back pain claims. Spine. 1994; 19 (10):1111–1115, discussion 1116

[140] Xinnong C. Chinese Acupuncture and Moxibustion. 3rd ed. Foreign Languages Press; 2009

[141] Yelin EH, Felts WR. A summary of the impact of musculoskeletal conditions in the United States. Arthritis Rheum. 1990; 33 (5):750–755

# 76. 图片来源

图 2.1, 2.2, 3.1, 3.2, 4.1, 4.2, 5.1,5.2, 6.1, 6.2, 7.1, 7.2, 7.3, 8.1, 8.2,8.3, 9.1, 9.2, 9.3, 10.1, 10.2, 11.1,11.2, 12.1, 12.2, 12,3, 13.1, 13.2,14.1, 15.1, 15.2 引自：Steveling A,Hecker HU, Peuker ET. RepetitoriumAkupunktur. Stuttgart:Hippokrates; 2010.

图 39.1 引自：Richter P, Hebgen E. Triggerpunkte und Muskelfunktionsketten. 3rd ed. Stuttgart: Haug; 2011, p. 136.

图 39.2 引自：Agarwal K, ed. Ganzheitliche Schmerztherapie. Stuttgart: Haug; 2013, p. 104

图 39.3 引自：Dejung B. Triggerpunkt–Therapie. 3rd ed. Bern: Huber; 2009.

图 39.4 和图 39.5 引自：Gautschi R. Manuelle Triggerpunkt–Therapie. 2nd ed. Stuttgart: Thieme; 2013.

图 39.6 引自：Hecker HU, Liebchen K, eds. Aku–Taping.

Stuttgart: Haug; 2012, p. 30, 图 2.5.

其他图片引自：Hecker HU, Steveling A, Peuker ET, Kastner J, Liebchen K. Taschenlehrbuch der Akupunktur. 3rd ed. Stuttgart: Hippokrates; 2007.

# 腧　穴

# 耳　穴

# 扳机点

T



X



Y



Z

# 索　引

G



H



J



K

T


同步化模型 182


W



X

Original title: Pocket Atlas of Acupuncture and Trigger Points by Hans-Ulrich Hecker/Angelika Steveling/Elmar T. Peuker/Kay Liebchen

版权登记号：图字 15-2018-119

绘图：
Rüdiger Bremert, Munich, Germany;
Helmut Holtermann, Dannenberg, Germany;
Martin Wunderlich, Kiel, Germany